经方治痹

张荒生　**主审**

熊源胤　编著

协助整理

白牧可	陈丽川	程　伟	甘　源
李　勇	阮崇洁	上官晓宇	王　智
王　甜	王文炎	万碧江	吴青青
肖　倩	许　莹	张　巍	周国运

人民卫生出版社
·北京·

版权所有，侵权必究！

图书在版编目（CIP）数据

经方治痹 / 熊源胤编著 . —北京：人民卫生出版社，2020.8

ISBN 978-7-117-30301-9

Ⅰ. ①经… Ⅱ. ①熊… Ⅲ. ①痹证 – 经方②痹证 – 中医疗法 Ⅳ. ①R289.2 ②R255.6

中国版本图书馆 CIP 数据核字（2020）第 141772 号

人卫智网	www.ipmph.com	医学教育、学术、考试、健康，购书智慧智能综合服务平台
人卫官网	www.pmph.com	人卫官方资讯发布平台

经 方 治 痹
Jingfang Zhibi

编　　著：熊源胤
出版发行：人民卫生出版社（中继线 010-59780011）
地　　址：北京市朝阳区潘家园南里 19 号
邮　　编：100021
E - mail：pmph @ pmph.com
购书热线：010-59787592　010-59787584　010-65264830
印　　刷：保定市中画美凯印刷有限公司
经　　销：新华书店
开　　本：710×1000　1/16　　**印张：**17　　**插页：**4
字　　数：287 千字
版　　次：2020 年 8 月第 1 版
印　　次：2020 年 9 月第 1 次印刷
标准书号：ISBN 978-7-117-30301-9
定　　价：60.00 元

打击盗版举报电话：010-59787491　E-mail：WQ @ pmph.com
质量问题联系电话：010-59787234　E-mail：zhiliang @ pmph.com

张荒生简介

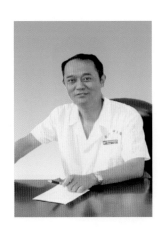

　　张荒生,1954年生,湖北武汉人,主任医师,博士研究生导师。长期从事中医风湿病的临床及科研工作,尤其在中医经方治疗疑难风湿病方面积累了丰富的临床经验,辨证论治见微知著,组方用药特色鲜明,形成其独到的治痹学术思想。先后评为第五、六批全国老中医药专家学术经验继承工作指导老师,培养学术继承人4名,博士研究生2名,硕士研究生7名。2000年创建武汉市中医医院风湿科并已发展成为国家中医药管理局重点专科,研发的"痹痛定胶囊"和"热痹清颗粒"已成为医院自制药的拳头品种,每年惠及数千患者。张荒生先生系中华中医药学会第五、六届理事会理事、湖北省中医药学会副会长、武汉市中医药学会风湿病专业委员会主任委员、《世界中西医结合杂志》《湖北中医杂志》和《湖北中医药大学学报》编委。2016年国家中医药管理局批准为张荒生先生设立名老中医工作室。

熊源胤简介

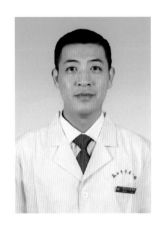

　　熊源胤,博士,副主任医师,副教授,硕士研究生导师,张茞生教授学术经验继承人,临床工作20余年,致力于经方治疗风湿病的研究。担任中国中西医结合学会风湿病专业委员会青年委员和中华中医药学会风湿病专业委员会委员。

序

余诊病疗疾，每有脉证入扣，而病不得解时，必问道于长沙，探寻仲景之方，试以用之，常获效验。怀岐黄之情，与弟子们共研经方，益感其精深博大。

熊源胤博士从余学二十载，善学广识，醉心经方，深研痹疾，颇有所得。今采集百家，荟萃精华，集而成册，编《经方治痹》一书。此书编排合理，语言质朴，所载为我师徒平日临证之心得，用药之体会，所见虽为粗浅，若能启识病一丝之绪，则足慰吾心矣。

此书并广集现代名家疗痹验案，医家们匠心独运，善用经方，疗效确切，其经验弥足珍贵，值得精研深钻。治痹用药的独到经验也得到系统的整理，药物配伍、剂量把握、煎煮方法，罗列详备，极大丰富了经方治痹的内涵，对提升临床疗效大有裨益。

《经方治痹》一书是现阶段经方治疗痹病临床经验的归纳和总结，更为经方治疗痹病提供了思路和方法。历时三年，五易其稿，终成是书。吾喜见中医才俊辈出，他们勇于实践，善于积累，勤于思考，求是求真，实为杏林之望。门人索序于余，今通览全书，感慨良多，怀心爱心喜之情，为序以勉之。

中华中医药学会第五、六届理事会理事　张茂春

庚子年初夏于武汉

前　言

　　张荒生教授为第五、六批全国老中医药专家学术经验继承工作指导老师，长期从事中医药治疗风湿痹病临床科研工作，积累了丰富的经验，形成了自己的处方用药风格。他创建的武汉市中医医院风湿科现已成为国家中医药管理局重点专科，中医特色鲜明，治疗风湿疾病疗效显著，在湖北地区有较高的社会影响力。张荒生教授善用经方治疗风湿痹病，遣方用药颇具特色。为更好地继承总结其临床经验和学术思想，国家中医药管理局批准建立张荒生名医工作室。名医工作室成员均为张教授的亲传弟子，长期侍诊，耳濡目染，深感中医经方的独特魅力，遂致力于系统梳理经方在痹病治疗中的相关文献，探寻经方治疗痹病的规律，总结张荒生教授运用经方治疗风湿病的体会和经验，历时数载，而成此书。

　　经方治疗风湿痹病疗效显著，《伤寒论》中的桂枝汤、小柴胡汤、麻黄细辛附子汤等均可治疗多种痹病。《金匮要略》中有专篇讨论风湿病的治疗，如《中风历节病脉证并治》和《血痹虚劳病脉证并治》篇，其所列方剂如桂枝芍药知母汤、乌头汤、黄芪桂枝五物汤等均为治疗良方。这些方剂历经千年锤炼，反复临床，疗效确切。本书上篇以治疗风湿病的常用经方作为研究对象，收集现代医家运用这类方剂治疗风湿病的临床经验。"经方治痹"部分以医案的形式，生动展现了医家运用经方诊疗风湿痹病的过程，并在医案后附有按语，体现医家的辨证思路、用药经验和临证体悟。该部分所列疾病以西医学风湿病疾病名称为主，对于医案中未列出西医病名的医案则以中医传统疾病命名。所选医家多为中医界的大家名流，耆宿巨擘，亦有现代风湿学界的知名专家学者，其经验弥足珍贵，足资借鉴。不同医家运用同一经方可治疗诸多风湿疾病，这说明虽然疾病不同，临床表现各异，但所用方剂相同，由此可知，其中必有相通之处，必有相同的证蕴含其中，这是我们需要探索的方向，即方证相应指导临床用方。"经方体悟"部分归纳概括了该方治疗痹病的辨证要点，分析临床运用该方治疗风湿病的核心症状，同时总结张荒生教授及笔者运用经方治疗痹病的心得体会，以供读者参考。文后附有临床医案一则，展现张荒生教授运用该经方治疗风湿病的特色。

本书下篇为药物研究部分。所选药物均同时见于《神农本草经》和《伤寒杂病论》,并皆有治疗风湿痹病的作用。"名家治痹"部分收集了诸多现代著名医家运用该药治疗痹病的经验。从药物的用量配伍、使用指针、煎煮方法等方面,全面展示了医家的用药心得。"治痹体悟"部分总结了张荒生教授的用药经验,治陈寒痹着,非重剂无以起沉疴;疗邪滞肌腠,须轻药方可祛实疾,体现其谙熟药性,精于配伍,用药如用兵的用药特色。

本书以经方研究为线索,探讨了经方治疗痹病的规律,总结了张荒生教授运用经方治疗风湿病的临床经验。衷心感谢名医工作室全体成员为本书编写付出的辛勤劳动;感谢张荒生教授亲自审阅和批改全文;感谢人民卫生出版社编辑老师精心指导。由于我们的学识水平有限,恐有挂一漏万之处,恳请同道斧正赐教。

熊源胤

2020 年 2 月 8 日

目　　录

上篇　经方研究

下篇　药　物　研　究

上篇　经方研究

第一章　桂枝汤类方

一、桂枝汤

（一）经方原文

《伤寒论·辨太阳病脉证并治》(12)

太阳中风，阳浮而阴弱，阳浮者，热自发，阴弱者，汗自出，啬啬恶寒，淅淅恶风，翕翕发热，鼻鸣干呕者，桂枝汤主之。

桂枝汤方

桂枝三两（去皮）　芍药三两　甘草二两（炙）　生姜三两（切）　大枣十二枚（擘）

上五味，㕮咀三味，以水七升，微火煮取三升，去滓，适寒温，服一升。服已须臾，啜热稀粥一升余，以助药力。温覆令一时许，遍身漐漐微似有汗者益佳，不可令如水流漓，病必不除。若一服汗出病差，停后服，不必尽剂。若不汗，更服依前法。又不汗，后服小促其间。半日许，令三服尽。若病重者，一日一夜服，周时观之。服一剂尽，病证犹在者，更作服。若汗不出，乃服至二三剂。禁生冷、粘滑、肉面、五辛、酒酪、臭恶等物。

（二）经方功效

解肌祛风，调和营卫。

（三）经方释义

桂枝汤是治疗太阳中风证的主方，治疗恶风发热、汗出头痛、鼻鸣干呕、脉浮缓等症，其病机为营卫不调，卫强营弱，肺气不利，外邪干胃。重点着眼于"营卫不和"，仲景解释为"阳浮而阴弱""荣弱卫强"，二者相互发明，阐明深意。桂枝辛甘发散，解肌祛风，温通卫阳。芍药酸苦微寒，酸收敛液，固护营阴。桂枝配等量芍药，可解表通阳，滋液敛阴，营卫同治。发汗之中寓敛汗之意，和营之中有调卫之功,散中有收,汗中寓补,散收开合,严谨有度。姜佐桂枝以解肌,枣佐芍药而养营,气血同调,并行不悖。炙甘草味甘,配伍桂枝芍药,有辛甘化阳、酸甘化阴之用。桂枝汤药虽五味,但制方缜密,法度有章,可奏解肌祛风、调和营卫、燮理阴阳之功。

(四)经方治痹

1. 类风湿关节炎 患者,男,66岁。类风湿关节炎十余年,全身关节痛,腰腿疼痛,四末凉,畏冷,口水多,痰多,大便偏稀,舌淡苔薄,脉弦大。姜良铎[1]辨证为营卫失和、津液失约,治以调和营卫为法,方拟:桂枝10g,炒白芍12g,炙甘草9g,生姜3个,大枣3个,益智仁9g,茯苓20g,山药12g,五味子10g,炒白术15g。经治疗后,患者四末凉、畏寒减轻,口水多减少,痰少,全身关节痛、腰腿疼痛显著减轻,大便正常。

2. 强直性脊柱炎 患者,男,35岁。下腰背强痛10余年,加重伴发热15天。刻下症:下腰背强痛,夜间甚,转侧不利,时伴低热,体温最高37.9℃,恶风寒,乏力。舌质淡红,苔薄白,脉浮缓。血沉和C反应蛋白升高,CT提示骶髂关节虫蚀样改变。西医诊断:强直性脊柱炎。中医诊断:痹病(寒湿痹阻,经脉失养)。治以调和营卫,散寒止痛,以桂枝汤加减,方药组成:桂枝10g,白芍10g,大枣10g,生姜3片,甘草10g,羌活10g,防风10g。服药3天,低热退,腰背痛减,恶风减。舌脉如前。上方加减,方药组成:桂枝10g,白芍10g,大枣10g,生姜3片,甘草10g,羌活10g,防风10g,葛根30g,当归10g,鹿角10g,防己10g,全蝎6g。服药1周,腰背疼痛减轻,无发热,略感怕凉。

强直性脊柱炎多见于年轻男性,多因先天不足、肾气亏虚所致。因其发病部位为督脉及膀胱经经脉循行之处,故运用桂枝汤治疗既可固表,又可祛风散寒止痛;既可调和营卫气血,又可疏通经络,使气行血畅则痛自止;同时可以疏通太阳膀胱经脉,缓解强直性脊柱炎之经气不利的疼痛。周乃玉[2]指出此类疾病病机为素体脏气不足,感受外邪,符合桂枝汤证卫表不固、感受实邪之病机特点,故选用桂枝汤疏风散邪、调和营卫治疗。

3. 筋痹 患者,女,39岁。四肢肌肉疼痛已四五天。两上肢从肘关节至腕关节处,肌肉抽搐样痛,以手按摩,疼痛始缓,稍停片刻,又发抽掣,肌肉跳动,两手无措。两膝以下踝关节处,肌肉亦疼痛。局部皮肤无红肿灼热,无风湿病史。起病于浆洗之后,六脉和缓不疾,舌苔薄白而润。用桂枝汤加味:桂枝10g,白芍10g,炙甘草6g,生姜3片,大枣3枚,桑枝15g,牛膝12g,3剂药后,自觉疼痛、四肢肌肉跳动明显减轻,舌苔薄润,脉象和缓,遂守原方再进4剂,1个月后随访未见复发。

四肢肌肉痛,多责之于风湿痹证,一般用活血祛风药治疗,陈瑞春[3]临床上观察到营卫不和、气血不足者,亦可致肌肉疼痛,用桂枝汤调和营卫,佐以通经活络,能够取效。桂枝汤本有调和营卫之功,肌肉疼痛多为营气不足,以其原方加入通络活血药辅佐之,有其独特功效。

4. 痛痹　患者,女,39岁。患者昨日劳累后汗出感受风寒,出现右肩关节疼痛,后伸、上举活动受限,平素怕冷,胃部偶有不适,纳眠尚可,二便如常。舌质淡,苔薄白,脉缓。中医诊断:肩痹(卫阳不固,风寒外袭)。方药:玉屏风桂枝汤加炙麻黄、羌活、秦艽、威灵仙、伸筋草、姜黄。服药1周后,患者右肩关节疼痛明显减轻,活动改善。故守前方去姜黄,加茯苓、石菖蒲、豆蔻,继服5剂,疼痛及活动不利等症消失。

彭江云[4]对玉屏风桂枝汤的应用有独到之处,常用其治疗卫阳不固,卫气虚弱,营卫不和,外邪侵袭诸症,并取得显著的临床疗效。玉屏风桂枝汤由玉屏风散与桂枝汤合方加味而成,方由黄芪、防风、白术、桂枝、白芍、细辛、川芎、生姜、大枣、甘草等组成。适用于表虚之人,感受风寒,症见恶风汗出,身楚倦怠,流涕,咳嗽,咳痰无力,关节疼痛,皮肤瘙痒,舌淡苔白,脉缓或浮虚者。彭氏依据《诸病源候论》"邪客于足太阳之络,令人肩背拘急也"的观点,认为患者平素阳虚,急性起病,乃卫阳不固,易感受风寒,风性数变,寒为阴邪,其性凝滞,风寒遏阻气血,经络不通,故肩关节疼痛。用玉屏风桂枝汤,益气固表,助卫阳,通经络,加羌活、秦艽、威灵仙、伸筋草祛风除湿、消肿止痛;姜黄活血行气,通经止痛。

(五)经方体悟

桂枝汤为治疗太阳中风证之主方,柯韵伯谓之为"仲景群方之魁,乃滋阴合阳,调和营卫,解肌发汗之总方"。该方可散风寒,和营卫,调脾胃,通经脉,外感内伤之病均可治疗,临床亦可用于营卫不和的痹证治疗。此证患者多伴有汗出、恶风、脉弱等症。患者突出表现为易汗出,较常人汗出为多,或者皮肤经常处于潮湿的状态。畏风寒,即使轻风亦感不适。临床可见许多风湿病急性期的患者,虽然关节肿胀疼痛较为明显,但仍恶风寒,周身微汗出。这时不可被关节肿热而局限,径投清热除湿之品,应在全面辨证的基础上,抓住营卫不和的基本状态,以桂枝汤为基础方加减治疗可获佳效。若寒凝经脉,可予附子、乌头和干姜等辛热之品，即附子汤合桂枝汤；若湿热痹阻，可予生石膏、知母、苍术和黄柏等清热燥湿之品，可与四妙丸或白虎汤合用；若痰瘀痹阻者，可予桃红饮及胆南星、白芥子、地龙、全蝎和蜈蚣等药增强祛痰通络之功。桂枝汤是治疗痹病的基础方，桂枝配伍白芍常用于治疗各种痹病。众多治痹良方如桂枝芍药知母汤、桂枝附子汤、黄芪桂枝五物汤等均根于此方。精研桂枝汤方证，诚有助疗痹之功。

（六）经方验案

患者，女，75岁。四肢关节疼痛5年伴汗出1年。患者5年前逐渐出现四肢关节疼痛，尤其以双膝关节及手指关节为甚，晨起时关节稍感僵硬不适，短时间活动后疼痛即可缓解，上下楼梯时疼痛加剧，外院诊断为骨关节炎。患者形体稍胖，活动后易汗出，1年来常自汗出，尤其以上半身出汗较多，下身出汗相对较少，活动后汗出明显。查体：舌淡红，苔薄白，脉弱，诊断：骨痹（营卫不和，卫表不固）。予以桂枝汤加减治疗，处方：桂枝10g，白芍10g，黄芪30g，白术10g，防风10g，浮小麦30g，煅龙骨30g，煅牡蛎30g，炙甘草6g，生姜3片，大枣12枚（擘）。服用1周后，汗出稍有减轻，前后调理月余，汗出基本控制。

参考文献

[1] 姜良铎.姜良铎医案选[M].北京：中国中医药出版社，2011：392.

[2] 陈爱萍，张秦.周乃玉应用经方治疗风湿病发热证医案分析[J].北京中医药，2016，35（4）：398.

[3] 陈瑞春.陈瑞春论伤寒[M].北京：中国中医药出版社，1996：203-204.

[4] 赵杼沛，彭江云.彭江云教授应用玉屏风桂枝汤经验介绍[J].云南中医中药杂志，2012，33（4）：5-6.

二、乌头桂枝汤

（一）经方原文

《金匮要略·腹满寒疝宿食病脉证治》

寒疝腹中痛，逆冷，手足不仁，若身疼痛，灸刺诸药不能治，抵当乌头桂枝汤主之。

乌头桂枝汤方

乌头

上一味,以蜜二斤,煎减半,去滓,以桂枝汤五合解之,得一升后,初服二合,不知,即服三合;又不知,复加至五合。其知者,如醉状,得吐者,为中病。

桂枝汤方

桂枝三两(去皮)　芍药三两　甘草二两(炙)　生姜三两　大枣十二枚

上五味,㕮,以水七升,微火煮取三升,去滓。

(二) 经方功效

解表和营,温里止痛。

(三) 经方释义

历代医家认为寒凝血滞、营卫不和是本方证的主要病机。寒气内结,阳气虚衰,不能通达于四肢,故手足逆冷,寒冷之极,则见麻痹不仁。外寒之邪,痹阻肌表,阳气被郁,营卫不和,故见身体疼痛。病属阴寒内盛为主,兼有外寒束表,表里皆寒,内外俱病。如单以解表或温里及针刺之法是难以奏效的,故以乌头桂枝汤峻猛之剂,表里两解,散寒止痛,调和营卫。方中乌头大辛大热,温经散寒,以祛痼寒;桂枝汤调和营卫,发散表邪,更助乌头温通血脉;蜂蜜与乌头同煎,一者可减其毒,缓其性;再者起温运中宫作用,助乌头以散里寒。本方治里为主,治表为辅,表里兼治,共奏温中散寒解表之功,是治疗寒凝血滞、营卫不和的重要方剂。

(四) 经方治痹

1. 坐骨神经痛　患者,男,42岁。左下肢痛酸重木2年。患者系渔民,又因涉水捕鱼,宿疾复发,左下肢从髋至足背间歇性剧痛,痛沿坐骨神经循行部位,甚或呈放射性剧痛和麻木,下肢不能伸直,行走难,足着凉地如触电一般难受,舌淡白薄苔,脉沉细,证属寒瘀湿痹,投"寒瘀湿痹汤"治疗:生川乌(均切厚片,粉末弃之,不需先煎)10g,桂枝、炒白术各30g,白芍50g,甘草15g,干姜10g,威灵仙30g,白酒250g。酒水各半浸泡2小时后,加水同煎60~70分钟(久煎毒减),每日煎服2剂。治疗3日后,患者诸症消失。嘱购全当归、老鹳草每日各30g水煎服,以善后巩固。

原发性坐骨神经痛多呈放射性剧痛和麻木,患肢不能伸直,审舌淡苔薄白,脉沉细,且每晨剧痛较重,盖寒主收引,故患肢不能伸直,究其剧痛,病多在筋,晨起痛重亦属寒瘀证候,朱良春[1]选用乌头桂枝汤合甘草附子汤化裁,拟定"寒瘀湿痹汤"治疗该病疗效显著。乌头桂枝汤,乃桂枝汤得乌头则温里、温表之功力更大。大剂量白芍补中能泻,收中能散,柔中能疏,敛中能利,凡坚积、血痹、二便不利、筋脉挛急疼痛,对证用之,无不获效。使用大剂量白芍在乌头桂枝汤中发挥缓痉挛、通经脉的佳效,也赖酒水同煎,白酒辛甘大热,可活血行气,壮神御寒,扩张血管,促进血液循环。

2. 血栓闭塞性脉管炎 患者,男,31 岁。左足疼痛加重,夜不能寐,间歇性跛行,患者面色萎黄,精神疲惫,食欲不振,腹胀便秘,左下肢肌肉萎缩,左大趾干硬,趾端破溃,趾甲厚脆,局部颜色苍白,左跗阳脉极弱。寸口脉沉而弱,舌质淡白。6 年前有下肢受冻史。辨证为寒凝血滞、脾阳虚衰。治以温阳祛寒,温经活血,温补脾阳。处方:一方:制川乌头 10g,桂枝 9g,白芍 9g,蜂蜜 20g,生姜 9g,大枣 4 枚。二方:厚朴 12g,干姜 9g,桂枝 10g,附子 10g,大黄 6g,炙甘草 6g。三方:当归 20g,丹参 20g,桃仁 10g,红花 10g,地龙 10g,桂枝 10g,土鳖虫 6g(研末冲服)。四方:党参 13g,白术 12g,茯苓 12g,炙甘草 6g,陈皮 10g,半夏 9g,木香 6g,砂仁 6g,藿香 6g,生姜 9g,大枣 4 枚。上方按顺序各服 1 剂,反复 4 轮。二诊时,患者食欲增加,腹胀便秘已除,精神转好,大趾端溃疡仍未愈合,此虽阳气渐复,但气血尚衰,治以温经通脉,补养气血,又投人参养荣汤。5 方反复 10 轮。三诊时,患者左大趾硬皮已脱,趾端溃疡愈合,已能从事劳动,继以补益气血、温通经脉,巩固疗效。

门纯德[2]运用乌头桂枝汤配合当归四逆汤治疗血栓闭塞性脉管炎临床效果满意。寒凝血滞型脉管炎,患者肢端怕冷,触之冰凉,遇冷疼痛加重,夜间疼痛剧烈,甚至出现坏疽,肢端溃烂脱落。门氏认为此为阳虚寒凝,气血瘀阻,而阳虚寒凝为本,气血瘀阻为标,治疗应"先温后通",温补阳气与活血化瘀并治。但需注意,温阳需本阳与标阳兼顾,活血化瘀需与补气养血同行。故先以乌头桂枝汤温阳祛寒,继以当归四逆汤温通四末,在此基础上施以"活血汤"(经验方)活血化瘀,以养荣汤补气养血善后。以上四方轮回服用,阳气渐复,寒凝渐消,瘀血化而新血生。若单独服用乌头桂枝汤,则恐有化燥伤阴之嫌,乌头中毒之虑;只用当归四逆汤则药力单薄,难以收效。若一味活血化瘀而不补阳温经,则舍本逐末,更难见疗效。

3. 风湿热 患者,男,56 岁。周身关节疼痛已历 4 年有余,诊断为风湿性关节炎。平素畏寒怯冷,疼痛游走不定,每遇寒冷则疼痛加剧,两腿可见红斑结节,查血沉 70mm/h,抗 "O" 正常,舌苔薄腻,舌质偏淡,脉细。证属风寒湿痹,乃风湿活动而体质偏虚者,治宜温经通络。处方:制川乌(先煎)10g,桂枝(后下)8g,全当归 10g,淫羊藿 15g,寻骨风 20g,豨莶草 20g,徐长卿 15g,生甘草 5g。服药 8 剂后,患者关节疼痛较平,仍觉疼痛走窜不定。红斑结节明显减少,此乃佳象,舌苔白腻,脉细。上方加炙蜂房 10g,炙全蝎(研末分吞)2g。继服 6 剂后,复查血沉已降为 21mm/h,周身关节痛趋定,腿部红斑结节消失,再服 10 剂痊愈。

朱良春[3]善用川、草乌配以桂枝、细辛、独活等温燥之品而获佳效。川乌温经定痛作用甚强,朱氏临证时,凡寒邪重者用生川乌,寒邪较轻而体弱者用制川乌,强调其用量宜逐步增加,一般成人每日量由 3~5g 开始,逐步加至 10~15g,且与甘草同用,既不妨碍乌头的作用,又有解毒之功。草乌治疗痹痛之功效较川乌为著,重证可同时使用。用时须将乌头先煎半小时以减其毒性。朱氏指出"乌头对于关节疼痛,确有疗效,但局部灼热红肿,或兼有发热、口渴等症状,而属于热痹者,则皆非所宜",并初步验证,对寒痹患者用川乌、桂枝、淫羊藿等品,似有降低抗 "O"、血沉之效。

4. 幼年特发性关节炎 患者,男,7 岁。持续发热 11 个月,诊断为变应性亚败血症,多方治疗乏效,发热不退。诊见高热 40.7℃,但有时降至 35℃ 左右。满身有红疹,四肢关节疼痛较甚。面萎,食少,舌淡胖,脉洪大无力。证系寒凉太过,冰伏其邪。先予甘草附子汤小剂试服,不料两剂后,其家属欣喜告曰:热势大挫,关节疼痛亦减。于是坚定投用辛温重剂,药用桂枝、炙甘草各 6g,白芍 15g,生姜 3 片,红枣 4 枚,川乌头 10g,蜂蜜 25g。以蜜先煎乌头 20~30 分钟,再将乌头入水煎,30 分钟后纳入桂枝汤同煎。进退 16 剂,体温恢复正常,诸症悉退,未再发。

门纯德[4]曾谓虽然病热,但阴寒之体,不避辛温,而切不可陈陈相因,株守"以寒治热"之教条。门氏善用温阳法治疗杂病,乌头桂枝汤即为主方之一。表寒逆冷四肢不仁者,如风湿性、类风湿关节炎用之可取良效。

5. 痛痹 患者,男,44 岁。双下肢肌肉关节剧痛 1 年余。患者双下肢肌肉关节剧痛,凉冷加重,双脚麻木,腰酸,眠差,夜尿多,每晚 4~6 次。舌紫黯,苔白腻,脉沉。辨证:寒湿下注。治法:温阳散寒,除湿止痛。处方:乌头桂枝汤加减。制川乌、制草乌各 9g(先煎 2 小时),麻黄 9g,桂枝 9g,白芍 15g,当归 15g,鸡血藤 30g,络石藤 30g,首乌藤 15g,五加皮 9g,薏苡仁 60g,牛膝 9g。7

剂后疼痛大减,加减服用 20 剂,疼痛基本消失。后改水丸服半年,痛麻木凉等症状消失。

患者痹痛因于寒湿,故全小林[5]以乌头桂枝汤温阳散寒、通络止痛为主方治疗,疗效显著。其中川乌、草乌则根据疼痛的轻重,用量在 15~60g,且需先煎 2 小时以上,以减轻毒性;白芍缓急止痛;麻黄、桂枝使寒从腠理而出;重用生薏苡仁使湿从下出;寒湿日久成瘀,用当归、鸡血藤、络石藤、首乌藤以活血通络止痛;牛膝以补肾。全方共奏散寒除湿、通络止痛、温阳补肾之功。

(五)经方体悟

乌头桂枝汤原为治"寒疝腹中痛,逆冷,手足不仁,若身疼痛,灸刺诸药不能治"而立,从条文看,虽为治"寒疝"两解表里寒邪之方,但从病机和症状分析,又与风寒湿邪侵入人体致肌肉、筋脉、关节痛麻重着之痹证极为相似,故此方亦可用于顽固性寒湿痹病的治疗。本方中桂枝汤可调和营卫,解肌发表;乌头,可单用制川乌或制草乌,亦可川草乌头同时使用,具有较好的温经祛寒、通络止痛功效。乌头桂枝汤可使营卫和而腠理密,阳气通而痹阻宣,寒湿除而痹痛止,诚为治疗顽固性寒湿痹痛的良方。本方与桂枝加附子汤组成接近,均是桂枝汤加减而成,一加乌头,一加附子,所治之病亦有区别,桂枝加附子汤功在调和营卫,补阳敛汗;乌头桂枝汤重在解表和营,温里止痛。乌头长于散寒止痛,附子功在温经回阳。对于沉寒痼冷兼有表寒者,病深难愈,一般药物很难奏效时,须采用乌头桂枝汤治疗。方中乌头(制川乌、制草乌)的使用尤为重要,量少则效乏,量大又恐中毒。故在临床使用时,当从小剂量开始,逐渐增加用量。川乌、草乌均可运用于本方,鉴于川乌毒性较草乌略小,可先予川乌治疗,再视病情进退,考虑使用草乌或川草乌同时使用,以提高疗效。减少乌头毒性的关键重在久煎,如配伍蜂蜜、防风、甘草亦有减毒的作用,可做临床参考。

(六)经方验案

患者,男,61 岁。周身关节疼痛 5 年,加重 1 月。患者长期在冷库工作,感受寒邪较甚。近 5 年来自觉周身关节疼痛,四肢不温,畏寒明显,尤以双肩、肘、膝关节较甚,膝关节冷痛尤为突出,夜间亦须着护膝方能入睡,关节屈伸不利,患者诉有冷风往膝关节内吹的感觉。曾在多家医院接受风湿类疾病的相关检查,均无阳性结果。经针灸、理疗和中药等治疗,均无明显改善。1 月前,因感受风寒以后,患者诸症皆加重,冷痛感觉明显,严重影响生活遂来就诊。舌质淡,苔白稍腻,脉沉。诊断:痛痹(寒湿痹阻)。予以乌头桂枝汤加味治疗:制川乌 6g,桂枝 15g,白芍 15g,炙甘草 10g,生姜 10g,大枣 6 枚,牛膝 15g,鹿衔草 15g。服用 1 周后,患者冷痛感稍有减轻,精神有改善。遂守上方,增加制川乌用量至 10g,加补骨脂 15g、骨碎补 15g。前后调理月余,患者症状逐渐好转。

参 考 文 献

[1] 邱志济,朱建平,马璇卿.朱良春治疗坐骨神经痛廉验特色选析——著名老中医学家朱良春教授临床经验(48)[J].辽宁中医杂志,2003,30(12):955-956.

[2] 苏润泽.门纯德教授治疗血栓闭塞性脉管炎学术经验[J].中国民间疗法,2010,18(6):8-9.

[3] 陈淑媛,张肖敏.朱良春老中医治疗痹证的经验[J].中医杂志,1980,21(12):15-18.

[4] 卢祥之.顾兆农、门纯德临床经验鳞爪[J].江苏中医杂志,1986,18(12):1-3.

[5] 王青,杨映映,刘彦汶,等.诸寒湿郁久治不愈皆属于瘀——仝小林教授对寒湿郁久致瘀病机探讨[J].吉林中医药,2018,38(4):398-401.

三、桂枝附子汤

(一)经方原文

《伤寒论·辨太阳病脉证并治》(174)

伤寒八九日,风湿相搏,身体疼烦,不能自转侧,不呕不渴,脉浮虚而涩者,桂枝附子汤主之。若其人大便硬,小便自利者,去桂加白术汤主之。

桂枝四两(去皮)　附子三枚(炮,去皮,破)　生姜三两(切)　甘草二两(炙)　大枣十二枚(擘)

上五味,以水六升,煮取二升,去滓。分温三服。

(二)经方功效

温经散寒,祛风胜湿。

（三）经方释义

桂枝附子汤乃桂枝汤类方,于桂枝汤中去和营敛阴之芍药,加桂枝一两,炮附子二枚,以祛风散寒除湿,温经通阳止痛,治疗风寒湿邪痹阻肌表的风湿痹病。风湿之邪留着肌肉,阳虚难化寒湿,故身体疼烦,转侧困难。因疼痛之剧,故言疼烦也。桂枝辛散,通阳解肌,祛在表之风邪;附子辛热,温经扶阳,逐在经之湿邪;生姜散寒走外;炙甘草、大枣养正扶内。本方重用桂枝、附子,有散风止痛之效。本方不用芍药,因阴液未伤故,且芍药不利于行湿。桂枝附子汤是治疗风湿盛于肌表之主方。

（四）经方治痹

1. 类风湿关节炎 患者,男,56 岁。2 年前无明显诱因出现双足底、多处手指关节和掌指关节疼痛。10 月前因关节疼痛发作且加重,确诊为类风湿关节炎。现症见:双肩关节、多处手指关节、双膝关节、双足底部疼痛,晨僵,活动受限,阴雨天气或接触冷水则症状明显加重,疲乏,怕冷,余无明显不适,纳寐可,二便调。舌淡红,苔薄白,脉沉细。证属风寒湿痹,治以祛风散寒、除湿止痛。药物组成:附子 30g(先煎),桂枝 15g,白芍 15g,防风 15g,细辛 3g,川芎 15g,羌活 15g,淫羊藿 15g,薏苡仁 15g,生姜 15g,大枣 10g,甘草 6g。患者诉服药 5 剂后症状减轻,双肩关节、双手腕、多处手指关节、双足底部仍疼痛,活动无明显受限,疲乏,怕冷,余症同前,舌淡红,苔薄白,脉沉细。拟玉屏风桂枝汤治疗,服用 5 剂后,双手腕关节疼痛加剧,活动受限,余处关节疼痛缓解,疲乏,纳可,寐差,二便调,舌红,苔白腻,脉沉细。治以附子桂枝汤加减,组方同一诊。服药 5 剂后,患者疼痛缓解,以玉屏风桂枝汤善后。

初诊时患者多关节疼痛,阴雨天加重,疲乏,怕冷,乃风寒湿邪乘虚侵袭人体,痹阻经络关节,使气血运行不畅,不通则痛;舌淡红、苔薄白、脉沉细为寒湿伤阳之征。故中医诊断为痹病,证属风寒湿痹,治以祛风散寒、除湿止痛,方用附子桂枝汤加减。方中重用附子以温阳散寒、除湿止痛,彭江云[1]认为辨证准确的情况下重用附子疗效较好,但临床使用需注意其毒副作用,一定要先煎、久煎;桂枝、细辛、生姜、淫羊藿助附子温阳散寒;防风、羌活祛风除湿;白芍、甘草和营止痛;大枣、甘草顾护胃气;薏苡仁健脾利湿。组方诸症兼顾,故二诊时患者疼痛基本缓解,唯畏寒怕冷不解,此卫表不固所致,《灵枢·百病始生》曰"风雨寒热不得虚,邪不能独伤人",故以玉屏风桂枝汤加减以益气固表、调和营卫。三诊时患者疼痛复作，夜寐不安、舌红乃虚阳之征，苔白腻、脉沉细为虚寒之象。故仍处附子桂枝汤加减以温阳散寒，祛风除湿。服药后疼痛缓解，继服玉屏风桂枝汤，益气固表、调和营卫以善后。整个治疗过程四诊合参，以辨证施治为中心。症状缓解后以玉屏风桂枝汤顾护卫气，善后调理，以防诸症复作。

2. 强直性脊柱炎 患者，男，29岁。5年前因腰背疼痛，诊断为强直性脊柱炎，近2年来胸背腰疼痛而影响正常行走。刻诊：颈、背、胸、腰、髋疼痛沉重，恶风寒，口淡不欲饮水，大便溏，舌质淡红，苔薄略黄，脉沉。辨为寒湿阳虚夹热证，其治当温阳益气、逐寒止痛，给予乌头汤与桂枝附子汤合方加味，药用：麻黄10g、黄芪10g、生川乌6g、生草乌6g、桂枝12g、附子15g、生姜10g、石膏15g、生天南星12g、白芍24g、地龙12g、大枣12枚、炙甘草10g。12剂，第1次煎煮50分钟，第2次煎煮30分钟。二诊时，患者疼痛略有减轻，又以前方继续服用近80剂后，患者疼痛解除。

王付[2]根据颈、背、胸、腰、髋疼痛沉重、恶风寒的症状辨为寒湿，再根据舌质淡红、苔薄略黄辨为寒夹热，以此选用乌头汤与桂枝附子汤合方加味。方中生川乌、生草乌、附子、桂枝温阳逐寒，通络止痛；生天南星温阳化痰，通络止痛；麻黄、生姜发汗通经，散寒止痛；白芍活血补血，缓急止痛；地龙通络化瘀；石膏兼清郁热，并防温燥药伤阴；黄芪益气固表补虚；大枣、甘草益气和中，顾护脾胃。

3. 坐骨神经痛 患者，女，25岁。久患风湿痹证，先是右侧腰腿痛，经治虽渐好转，但又出现左侧腰腿冷痛而拘急，天气冷时加剧，入暮尤甚，以致夜不能寐。近3个月来，腰腿冷痛月甚，且左腿有麻痹感，终日卧床，不能久坐，步履艰难，需人扶持，行走时左下肢跛躄呈侧弯状，舌淡苔白，脉象细弱。投以桂枝附子汤加味：桂枝10g、熟附子10g、白芍15g、炙甘草10g、生姜3片、大枣5枚、白术15g。服上方3剂，每次药下须臾，即感全身温暖而微汗，腰腿痛稍见减轻，痛点游走，守上方加桑寄生30g、独活10g、防风10g、党参15g。再服二诊方5剂，每次服药后反应如前而汗出较多，白天腿痛明显减轻，入暮仍感痛甚，守一诊方加重白芍为24g，大枣为10枚，更加当归15g、鸡血藤15g、五加皮10g、威灵仙10g。再服三诊方5剂，腰腿痛续减，左腿麻痹解除，脚力渐增，能骑自行车。又服上方5剂，腿力更增，能够行走500米左右，白天腰腿痛很轻微，但入暮痛较明显，下半夜尤甚，守上方再进5剂。由于月经来潮，而腰腿痛甚，守上方加重当归为24g，白芍、鸡血藤、大枣各为30g，甘草为15g，更加桑寄生

30g,独活、防风各10g。再服上方20剂,左腰腿痛渐除。最后仍守上方加黄芪、杜仲、续断、山药、狗脊等,更进20剂而痊愈。

万友生[3]治疗风寒湿邪侵犯肾之外府而内伤肾之中脏的腰痛症,采用桂枝附子汤加味,以扶阳祛散风寒湿邪获得良效。桂枝附子汤、桂枝附子去桂加白术汤和甘草附子汤皆可治疗伤寒风湿为患的疾病,只不过是表里病机各有偏重而已,从临床实际来看,三方时可合用,万氏临证常用桂枝汤加术、附治疗,疗效满意。

4. 腰痹 患者,女,60岁。患者身觉不适,畏寒,头昏,身痛。某日正弯腰时,忽感腰部剧烈疼痛,不能伸直,头上直冒冷汗,遂倒床不起。遂按太阳证风湿论治,十余日痊愈。诊治:腰痛如割,不能转侧,身觉阵阵畏寒发热,手脚麻木。面色青黯,唇乌,舌质微红,苔白滑腻,触双手背微凉,脉浮虚。此为太阳证,风湿相搏,卫阳已虚。法宜温经散寒,祛风除湿。以桂枝附子汤主之。处方:桂枝15g,制附片60g(久煎,一个半小时),生姜30g,炙甘草10g,红枣30g,4剂。上方连服4剂后,诸症悉减。再服4剂,基本痊愈。

范中林[4]认为本例诸症与桂枝附子汤证基本吻合,故按原方投之,仅药量斟酌变化。加重桂枝,发散在表之风寒,通阳化气;配以生姜,使风邪从皮毛而出;加重附子,温经逐寒止痛,助肾阳,而立卫阳之基;佐以草、枣,益中州、和营卫,则三气除而疾自解。

5. 膝痹 万友生[5]临证验案。患者,男,26岁。腰膝痛2年,怯寒,容易感冒,口淡乏味,不渴,食不香,舌苔白润,脉沉细弱。投以桂枝附子汤加味:熟附子三钱①,桂枝三钱,白术八钱,炒白芍五钱,炙甘草三钱,生姜三钱,大枣五枚,骨碎补五钱,桑寄生一两,杜仲五钱,续断五钱。连服五剂,时自微汗出,腰膝酸痛明显减轻,虽阴雨天寒而痛不加剧(过去阴雨天寒必加剧),腿力渐增,但大便软烂不成条,夜难入寐。二诊守上方加生黄芪一两,党参五钱,云茯苓五钱,首乌藤五钱,合欢皮五钱,再进七剂,腰膝酸痛减去大半,胃纳好转,天亮睡醒仍自微汗出。三诊仍守上方更加生龙牡各一两,制乳、没各五钱,木瓜、生薏苡仁各五钱,再服五剂,腰膝酸痛全除,近日虽因事久坐半天也不觉痛,知饥食增(每餐能食四五两②),但仍不很香,脉力渐旺。四诊再守原方服五剂,诸症悉除,只是夜寐较差而已。最后用二诊方十剂,如入红参一两,鹿茸五钱,枣仁

① 编者注:因系引用原著,未予换算。下同。
② 编者注:因系引用原著,未予换算。下同。

五钱,蜜丸长服以巩固疗效。

6. 痛痹　患者,男,51 岁。患风湿性关节炎已 12 年,近时发作颇剧,两膝关节肿痛尤甚,形寒怕冷,腰亦酸痛,行走需扶杖,大便溏薄,纳差,易感冒,苔白润,脉沉弱。投以桂枝附子汤加味:桂枝 12g,附子 12g,杜仲 15g,桑寄生 30g,黄芪 24g,防己 9g,防风 9g,当归 9g,生姜 3 片,炙甘草 6g,大枣 4 枚。初服 7 剂后,患者腰腿疼痛大减,续方 14 剂后,可以去杖行走。

姜春华[6]辨证本例痹证属于阳虚的风湿证,故用桂枝附子汤加味。附子有温经止痛作用,与桂枝同用可散表中风湿。本例痹程已久,气血不足,故用当归补血汤扶正,加防风、防己以祛风湿,加桑寄生、杜仲滋益肝肾。全方解表温里,祛寒止痛,活血通络,养血荣筋,达到逐邪而不伤正、扶正而不恋邪的目的。

(五)经方体悟

桂枝附子汤用于治疗风湿相搏于肌表之痹证,尤其适合风寒湿邪较盛兼有阳虚的患者。本方与桂枝去芍药加附子汤的药物组成完全一样,但桂附之量颇大,与风湿痹病颇为合拍。本方桂枝用量较大,达四两之多,则可祛在表之风湿邪气。附子辛散大热,能走表里,除表里之湿盛。本方的辨证要点为恶风寒,身体疼烦,不能自转侧,不喜冷饮,舌淡红,脉浮虚而涩或脉象微。如有内热的症状,如口苦,喜冷,脉象实大洪数,则本方不宜使用。桂枝去芍药加附子汤中桂附量少,大枣和甘草甘缓之性较甚,长于缓补,对于风寒偏盛的痹病不太适宜。临床则可依据辨证的结果,风邪胜者,加用羌活、独活、防风等。寒邪胜者,加大桂枝、附子的用量或加入乌头,亦可加用细辛等药以提高疗效。腰部酸软疼痛者,加用淫羊藿、巴戟天等。

(六)经方验案

患者,男,48 岁。右肩关节疼痛 1 年,加重 3 天。患者长期骑电动车,常感双膝及肩关节疼痛畏寒,近 1 年来症状加重,右肩关节较甚,活动稍有受限,遇阴雨天则疼痛难忍。曾经口服中药及针灸治疗,症状可以缓解,每因天气变化而病情反复。3 天前,因天气炎热,患者夜间开空调入睡,右肩外露当风,导致疼痛难耐,活动显著受限,动则痛剧。患者鼻塞,微恶风寒,胃纳欠佳,面色㿠白,舌淡红,苔白润滑,脉浮紧,重按无力,诊断为风寒湿性关节炎(风寒痹阻),处方:桂枝 15g,炮附子 10g,羌活 10g,防风 10g,威灵仙 15g,炙甘草 10g,大枣

4枚,生姜3片。服用5剂后,患者疼痛减半,精神食欲转佳,予以上方加减化裁,继服7剂而愈。

参 考 文 献

[1] 肖勇洪,吴云峰,何承业,等.彭江云辨治类风湿关节炎经验[J].山东中医杂志,2017,36(9):780-782.

[2] 王付.乌头汤合方应用札记[J].辽宁中医杂志,2010,37(11):2240-2241.

[3] 王鱼门.万友生医案选[M].北京:中国中医药出版社,2016:67-69.

[4] 刘元苑,林霖,伍悦.赵守真、祝味菊、范中林三家医案[M].北京:学苑出版社,2009:173-174.

[5] 万友生.伤寒知要[M].北京:中国中医药出版社,2016:209.

[6] 姜春华,戴克敏.姜春华经方发挥与应用[M].北京:中国中医药出版社,2012:249.

四、白术附子汤

(一)经方原文

《伤寒论·辨太阳病脉证并治》(174)

伤寒八九日,风湿相搏,身体疼烦,不能自转侧,不呕,不渴,脉浮虚而涩者,桂枝附子汤主之。若其人大便硬,小便自利者,去桂加白术汤主之。

附子三枚(炮,去皮,破) 白术四两 生姜三两(切) 大枣十二枚(擘) 甘草二两(炙)。

上五味,以水六升,煮取二升,去滓,分温三服。初一服,其人身如痹,半日许复服之,三服都尽,其人如冒状,勿怪,此以附子、术,并走皮内,逐水气未得除,故使之耳。法当加桂四两。此本一方二法,以大便硬、小便自利,去桂也;以大便不硬、小便不利,当加桂。附子三枚恐多也,虚弱家及产妇,宜减服之。

(二)经方功效

散寒除湿。

（三）经方释义

白术附子汤为桂枝附子汤去桂加白术而成。由于风邪易于宣散，气化得以通行，小便故利。风邪虽去，湿邪尤盛，痹着于表，困阻于脾，致使脾阳不振，难以为胃行其津液，故见大便硬结之证。方中重用白术，有健脾燥湿之功，附子有温经扶阳之效，炙甘草和中，姜枣调和营卫。本方为治疗风寒湿痹的效方，除湿蠲痹作用尤为显著。

（四）经方治痹

1. **类风湿关节炎**　患者，男，61岁。手足关节对称性肿胀、僵硬、疼痛6月余。诊见：双手足关节肿胀、僵硬、疼痛甚，活动不利，纳呆，畏寒乏力，二便调。双手指关节肿胀，压痛，皮色黯红，双手背、腕、足踝部肿胀明显，舌淡黯、苔薄白，脉弦细。患者平素体虚多劳碌。西医诊断：对称性滑膜炎伴凹陷性水肿综合征。中医诊断：痹证，证属寒湿痰瘀痹阻型。治法：温化痰饮，祛风除湿，通络蠲痹。方选白术附子汤合苓桂术甘汤加味。处方：桂枝、防风、土鳖虫各12g，白芍、茯苓、炒白术、川牛膝、羌活、海风藤各15g，延胡索20g，制附子（先煎）、炙甘草各6g，细辛5g，生姜5片。服用3剂后，患者四肢诸关节肿胀、僵硬、疼痛稍缓解，活动功能改善，仍感畏寒乏力，守方加黄芪15g、鸡血藤20g，继服15剂。复诊时，患者诸关节肿痛渐消，晨起稍僵痛，皮色渐如常，活动功能可。守方去土鳖虫，加威灵仙15g，继服2月，患者关节肿痛消，功能如常，无明显不适。

对称性滑膜炎伴凹陷性水肿综合征是类风湿关节炎的一种特殊类型，赫军[1]认为患者平素气血不足，风寒湿邪痹阻经络关节，"不通""不荣"则发关节肿胀、僵硬、疼痛、活动不利；皮色黯、舌淡黯为寒湿瘀血痹阻之象。治疗以附子、防风、桂枝、羌活祛风胜湿，温通经脉；合玉屏风散益气健脾，补益后天；以海风藤、土鳖虫、威灵仙等祛风胜湿，温通经脉，通达四末，风能胜湿，四末湿邪，唯风药达之；川牛膝引经下行；辅以土鳖虫血肉有形之品，能蠲风湿顽疾之邪；茯苓、甘草、生姜益气健脾，援后天之虚，强健体质，调和诸药，祛湿邪杜绝成痹之源。

2. **腰椎间盘突出**　患者，女，35岁。因腰痛伴右下肢放射痛反复发作5年，加重1周就诊，自诉双下肢发凉，盛夏也需穿长裤防寒，舌红苔白边有齿痕，脉沉细。考虑腰椎间盘突出症，宗仲景白术附子汤方意，祛风除湿，处方如下：制川乌 10g,怀牛膝 10g,细辛 3g,生黄芪 30g,天麻 10g,当归 15g,茯苓 10g,熟地黄 15g,桃仁 10g,红花 10g,杜仲 10g,秦艽 10g,防风 10g,鸡血藤 15g,全蝎 5g,白术 10g。服药 7 剂,患者麻木疼痛缓解,右股部仍有疼痛,去天麻、熟地黄,加用威灵仙 10g、木瓜 10g,10 剂而愈。

郭振江[2]临证习用桂枝附子汤、白术附子汤、甘草附子汤等化裁,治疗风寒湿相搏、痹阻经脉、骨节疼痛的痹病。制川乌、黑附片为郭氏祛散阴寒的首选药物,辛温大热,走而不守,性烈力雄,有补火回阳、通经散结之功,善治一切沉寒痼冷之证。郭氏宗仲景白术附子汤方意化裁治疗腰椎间盘突出症取得良好疗效。

3. 膝骨关节炎　患者,女,64 岁。患者双膝关节疼痛,活动受限,诊断为增生性膝骨关节炎。患者关节肿胀疼痛,活动受限,证属痹证。此患者关节肿胀、缠绵难愈,舌淡苔白,脉沉紧,加之年龄大,气滞血瘀,辨证为寒湿痹为主。治疗主要以散寒除湿、祛风通络为主,方用乌头汤与白术附子汤两方,交替服用 10 剂。处方如下:①制川乌 10g(另煎),炙黄芪 10g,麻黄 10g,白芍 20g,炙甘草 10g,10 剂。②桂枝 10g,制附子 10g(先煎),防风 10g,炒白术 10g,炙甘草 6g,麻黄 10g,五加皮 10g,木瓜 15g,白芍 15g,10 剂。服药后复诊,患者膝关节肿胀、疼痛减轻,但关节仍发僵,舌质转红,脉仍沉,守方续进 10 剂后,双膝关节肿胀消失,疼痛大减,因原方为大热之剂,故善后方改为活血除湿之剂为主。白芍 20g,木瓜 10g,鸡血藤 10g,桂枝 10g,薏苡仁 20g,防己 10g,五加皮 10g,黄芪 10g,甘草 6g。

房少青[3]治疗本病时以散寒去湿、补气养血为主。《医学心悟·痹》说:"治行痹者,散风为主,而以除寒祛湿佐之,大抵参以补血之剂……治痛痹者,散寒为主,而以疏风燥湿佐之,大抵参以补火之剂……治着痹者,燥湿为主,而以祛风散寒佐之,大抵参以补脾之剂……"所以方用乌头汤和白术附子汤交替服用治疗,方中川乌、麻黄、附子、桂枝温经散寒止痛;芍药、甘草理气止痛;黄芪益气固表,通利血脉;防己、木瓜散寒除湿,舒筋活络;牛膝、鸡血藤补血、活血,补益正气,可治久病入络瘀阻的瘀肿疼痛;炙甘草调和诸药,故取得满意疗效。

4. 肩关节周围炎　患者,男,57 岁。右臂经脉疼痛,上及肩胛,下达肘部,兼有大便溏薄,为"漏肩风",五十以后有之,多属血虚不能营养经脉,拟以白术附子汤及当归四逆汤加减:白术 6g,附块 6g,当归 9g,细辛 2.4g,桂枝 6g,川芎 9g,鸡血藤 15g,秦艽 9g,方 14 剂。

姜春华[4]认为"漏肩风"亦属痹证。方用归、芎、鸡血藤养血活血,术、附祛寒湿,附、桂、细辛温阳散寒,加秦艽祛风通络。

（五）经方体悟

桂枝发汗解肌，白术止汗消肿，白术附子汤为桂枝附子汤去桂加术，可见患者有汗多或关节肿胀的病证。本方以药名为方，突出白术、附子的重要性且剂量特大，可知二药是除湿蠲痹的核心药物。诚如胡希恕所言："术、附合用为治寒湿痹痛的要药，加入适证解表剂，用以治风湿关节痛，均有捷效。如桂枝加术附汤、葛根加术附汤、越婢加术附汤等皆为常用之良方。"（《经方传真》）本方治疗寒湿痹证较为合适，尤以湿邪偏盛者为宜，患者关节常常表现为重着疼痛，伴有关节肿胀、活动受限。患者无关节发热、口干口苦、咽干咽痛等热证表现。寒湿较重者，可以酌加干姜、细辛和薏苡仁等散寒利湿之品提高疗效。

（六）经方验案

患者，女，71岁。因周身关节疼痛10年，加重2年就诊。患者近10年来逐渐出现四肢关节疼痛，僵硬不适，晨起较为明显，活动后可改善。患者形体稍肥胖，双膝关节肿胀疼痛较重，屈伸不利，活动后加重，双侧下肢时有水肿。双膝肿胀，阴雨天疼痛加重，腰部疼痛，不能转侧，易自汗，小便利，大便干1年，屡治未愈，舌苔薄白，脉寸关浮。西医诊断：骨关节炎。中医诊断：骨痹病（寒湿痹阻）。治以散寒除湿，温络止痛。处方：白术15g，炮附子10g，补骨脂10g，骨碎补10g，杜仲20g，牛膝10g，鹿衔草15g，土鳖虫10g，生姜3片，炙甘草6g，大枣6个。服用7剂后，患者感全身关节疼痛大减，大便已通畅，自汗止，继服7剂，症状逐渐消除。

参 考 文 献

［1］赫军，李丽华，何宾，等．运用《金匮要略》方辨治风湿痹病验案3则［J］．新中医，2013，45（9）：194-196.

［2］郭勇，郭韧，黄明华．郭振江活用经方治疗骨痹的经验介绍［J］．中国中医骨伤科杂志，2013，21（10）：60-61.

［3］房少青．乌头汤合用白术附子汤治疗骨性关节炎一例［J］．大同医学专科学校学报，2002，23（4）：28.

［4］姜春华，戴克敏．姜春华经方发挥与应用［M］．北京：中国中医药出版社，2012：250.

五、当归四逆汤

（一）经方原文

《伤寒论·辨厥阴病脉证并治》(351)

手足厥寒,脉细欲绝者,当归四逆汤主之。

当归三两 桂枝三两(去皮) 芍药三两 细辛二两 甘草二两(炙) 通草二两 大枣二十五枚(擘,一法十二枚)

上七味,以水八升,煮取三升,去滓,温服一升,日三服。

（二）经方功效

温经散寒,养血通脉。

（三）经方释义

当归四逆汤为桂枝汤去生姜,倍用大枣,加当归、通草、细辛而成,治疗血虚寒凝、经脉痹阻病证。"手足厥寒""脉细欲绝者"当为辨证要点。手足厥寒为手足厥逆的轻症;脉细欲绝者是脉微欲绝的轻症。脉象细为肝血不足、厥阴亏虚的表现;寒邪侵袭,痹阻经络,阳气不通,四肢失于温养,故见手足厥寒。由此推之,肢节疼痛、身痛腰痛等症亦可见于本方证。当归四逆汤以当归为君药,其性辛甘温,补益肝血更有活血通利之功;桂枝配芍药,和营卫而通痹阻;细辛入三阴而温经散寒,佐以通草,通利血脉;甘草、大枣补益中气。本方和厥阴以散寒邪,调营卫以通阳气。治疗手足厥逆,虽不用姜附,亦以四逆名之,本方所治之四逆为血虚寒凝所致,非姜附之四逆也。

（四）经方治痹

1. **类风湿关节炎** 患者,女,40岁。手指关节疼痛僵硬1年,加重2个月。患者1年前由于居处潮湿,感受风寒湿邪,出现手指关节疼痛。2月前上述症状又复加重,伴见手指关节僵硬变形,遇冷尤甚,查其舌质淡黯、苔白,脉细涩,辨为血虚寒凝,脉络不通。治以养血散寒,温通经脉。施以当归四逆汤加减:当归、赤芍、桂枝、通草、甘草、甘松、苏木、降香各10g,伸筋草12g,透骨草15g,细辛3g。连服7剂后,患者手指关节僵硬疼痛减轻,舌脉同前,上方加僵蚕、地龙、忍冬藤、鸡血藤、川牛膝、土鳖虫各 10g，全蝎 1.5g，蜈蚣 1 条，红参 15g，连服 1 月，诸症皆减。

姚树锦[1]以祛寒温通为主，辅以化湿散风通络为法治疗痹证取得良好疗效，临证常用当归四逆汤随证加减辨治。关节肌肉疼痛呈游走性，又有恶风、发热等表证，舌质淡、苔薄白，脉浮缓，则偏于风邪，可用此方加忍冬藤或玉屏风散，以疏风散邪，通络止痛。若关节冷痛沉重，痛势较剧，遇寒痛甚，舌淡苔白，脉弦紧，则偏于风寒，可用此方加制附片、姜黄等，亦可加用附子汤温经祛寒，除湿止痛，加用红参、鹿茸可加强扶正温通之力。若疼痛时休时止，缠绵难愈，舌淡苔腻，则偏于湿邪可加用四妙散，以祛湿散邪。若肌肉关节疼痛剧烈，痛处固定不移，多呈刺痛，舌质黯有瘀点，脉弦细涩，则为瘀血，可加土鳖虫、僵蚕、地龙、全蝎以通络止痛；痛在上肢者，加威灵仙、姜黄；痛在下肢者，加牛膝、木瓜、续断；肌肤麻木者，加鸡血藤；以颈背僵硬疼痛为主者加葛根、鹿角霜、川牛膝以疏通督脉之气；若疼痛较剧，屈伸不利，常合乳香、没药、土鳖虫、细辛、降香等药物。

2. 膝骨关节炎　患者，男，60 岁。腰腿关节疼痛已十余年，痛有定处，遇寒痛增。开始右膝关节较重，左腿及腰痛稍轻。其后患者感关节更加冷痛沉重，下肢伸屈不利，以至不能下地活动。初诊：下肢冷、骨痛、麻木、拘挛、沉重，右腿尤甚，伸屈行动困难，须靠拐杖或搀扶方能移步，面黄滞晦黑，舌质黯红偏淡微乌，苔薄灰白，脉沉细。此为气血皆少，寒湿内搏于骨节所致，属厥阴寒证。法宜养血通络，温经散寒。以当归四逆汤加味主之。处方：当归 10g，桂枝 10g，白芍 10g，细辛 3g，炙甘草 6g，木通 10g，大枣 30g，生姜 10g，苏叶 10g，防风 10g，牛膝 10g，木瓜 10g。上方连服 6 剂，右腿已能伸屈，开始着力缓缓而行，骨节冷痛、拘挛亦减。厥阴伤寒之外证虽初解，多年痼疾松动。但患者年已花甲，六脉沉细无力，舌质仍淡暗无华，久病衰弱之象益显。法宜继用祛阴护阳，温补脾肾。以理中汤加味，缓缓调理之。

范中林[2]分析本例患者病情，寒胜邪重，寒为阴邪，侵入人体，阴经受之，客于筋骨肌肉之间，故迫使气血凝滞，遇冷则痛增。参之面色青黄，舌质乌黯，苔现灰白，皆属寒主痛。又患者自觉右腿发凉，骨重难举，麻木拘挛，可见寒湿阴邪已深侵入骨，冷痛厥逆，下肢尤甚，参之舌质黯淡，脉象沉细，实为风寒中于血脉，血为邪伤，则营气阻滞，故病属厥阴寒证，以当归四逆汤加味治疗较为合拍。

3. 雷诺综合征　患者，女，61 岁。去冬以来两手清冷，肤色苍白，接触冷水加重,锻炼后身体虽热而两手清冷更甚,为雷诺综合征。舌苔少,舌质淡隐紫,寸口脉细。证属寒凝血瘀,气血失调。治当温经通脉,益气活血。处方:炙桂枝 10g,当归 10g,赤芍 15g,细辛 5g,炙甘草 5g,红花 10g,川芎 10g,路路通 10g,炙水蛭 3g,生黄芪 20g。二诊时,患者因天气转凉,肢端青紫反复,接触冷水加重,肤色苍白,有麻木感,舌苔薄黄,舌质黯,脉细。原方加鸡血藤 15g,丹参 15g,青皮 6g。继服 7 剂后,患者局部皮肤转红转温,舌苔薄黄腻,舌质红,脉细。二诊方加片姜黄 10g。半月复诊,患者因天凉,肢端青紫又见明显,清冷不温,指端苍白,舌苔黄,舌质黯,脉细弦。内阳难御外寒。二诊方加淡干姜 5g、制附片 6g 以温肾阳。服用半月,患者双手苍白清冷有减轻,手指色红不白,凉感不著,双手时有发胀、晨僵,舌苔薄,舌质黯,脉细。药已中的。二诊方加干姜 5g、制附片 6g,大熟地黄 10g。继服 1 月后,患者两手食指苍白麻木虽有改善,但仍有发作,目前虽值冬季,亦无明显手冷,舌苔黄,舌质红偏黯,脉细。二诊方加干姜 5g、制附片 10g,大熟地黄 10g,鹿角片 10g(先煎)。服药半月,患者两手苍白、怕冷现象显减,虽寒冷亦肢端温暖,接触冷水亦不明显发白,舌苔薄黄,舌质黯红,脉细弦。补通兼施,药终获效,当守方善后,巩固疗效。处方:炙桂枝 10g,赤芍 15g,当归 12g,黄芪 25g,细辛 5g,干姜 6g,制附片 6g,炙甘草 5g,大熟地黄 10g,鹿角 10g,炙水蛭 5g,鸡血藤 15g,青皮 10g,红花 10g,川芎 10g。次年冬随访,手足厥冷未发。

当归四逆汤主治阳虚寒凝致厥,手足厥冷、脉细为辨证之关键。本案患者,手足清冷,遇寒加重、寸口脉细正合于此,故周仲瑛[3]投此方施治。在三诊疗效不显情况下,又合四逆汤、阳和汤方义,用附片、干姜温补肾阳,熟地黄温补营血,鹿角片温肾助阳,填精补髓,强壮筋骨,并藉血肉有情之品以助熟地黄养血。小剂量水蛭和血活血而无破血之弊。诸药合用,共奏温经通脉、行气活血之功。本案一诊、二诊未用附片、干姜而无显效,继诊加附片、干姜,续又加鹿角片,层层加码,稳中求进,补而不燥。

4. 大动脉炎 患者,女,50 岁。因左上肢易疲劳,麻木乏力,发凉疼痛,动脉搏动消失 3 个月就诊。经动脉血管造影诊断为多发性狭窄性大动脉炎。近日患者左上肢冷痛加重,颜色青紫,触之发凉,神疲乏力,面色淡白无华,舌质黯淡,苔薄白,无脉症,右上肢血压为 130/70mmHg,左上肢血压测不到。辨证属血虚寒厥之脉痹。治宜温经散寒,养血通脉。方用当归四逆汤加味,药用当归 20g,炒白芍 15g,桂枝 15g,细辛 5g,黄芪 30g,川芎 10g,桃仁 15g,通草 6g,地龙 10g,蜈蚣 1 条,全蝎 3g,炙甘草 5g,生姜 3 片,大枣 5 枚。服 10 剂后,患者左上肢麻木、疼痛、发凉感较前好转,但仍未触及动脉搏动,左上肢血压仍测不出,继以上方加丹参 30g、路路通 10g、红花 6g,服用 14 剂后,患者左侧脉搏恢复,患肢已能测出血压,90/60mmHg,诸症消失。

无脉症多见于多发性大动脉炎,临床症状为手足厥冷,四肢欠温,甚则麻木疼痛,舌淡黯,脉微或无脉。赵新秀[4]认为"脉者血之府也",血虚寒凝,血弱不能充养四肢,寒阻阳气不能温煦四末,气血流行不畅致使肢体痛、冷、麻、软、无脉,遵当归四逆汤治之疗效较好。

5. **产后痹**　患者,女,28 岁。产后不久,居潮湿的地下室,引起全身关节及肌肉酸痛难忍,关节僵硬不利,身重畏寒,月经错后,经前腹痛甚,有黯红色凝血块,少腹凉,脉沉细无力,舌淡苔白。证属产后气血两虚,感受寒湿,治宜扶正祛邪,调和营卫。拟当归四逆汤加味:当归 9g,白芍 9g,桂枝 9g,甘草 6g,通草 4.5g,细辛 3g,生姜 3 片,吴茱萸 4.5g,大枣 8 枚,制附片 6g,苍白术各 6g,茯苓 9g,桑枝 15g,黑小豆 9g,太子参 9g,红糖为引。守方治疗月余,周身有微汗出,身觉轻快,身痛肢酸去十之八九,饮食增加,面色红润,月经来潮较畅。原方配成蜜丸,缓服以资巩固。

蒲辅周[5]擅用当归四逆汤治疗痹证,认为痹证为风寒湿闭阻,初病多偏邪实,病久则本虚邪恋。血虚寒闭、营卫不和致痹者,则用当归四逆汤治之。

6. **着痹**　患者,男,45 岁。面色苍白,形体虚胖,右大腿两侧疼痛,下肢关节疼痛重着,肢体麻木,活动不便,肌肤常麻木感,口淡不渴,苔白腻,脉濡细。病属着痹(湿邪留滞,阻闭气血),治以当归四逆汤及防己黄芪汤加减:当归 9g,桂枝 9g,附子 12g,木通 6g,细辛 6g,黄芪 15g,防己 9g,苍术 9g,薏苡仁 15g,秦艽 9g。14 剂。另服小活络丹。患者服上方 2 个月后,虚肿尽退,肢体能活动,下肢重着疼痛消失。

姜春华[6]指出,对本方的应用,应掌握寒阻经络、血虚气滞之病机,而不必拘泥于手足厥冷,脉细欲绝。姜氏认为本案属着痹,湿邪留滞,气血阻闭,祛湿则必重用防己黄芪汤,养血通络则用当归四逆汤,益气养血又温阳祛湿,二者相使为用,疗效加强。

(五)经方体悟

当归四逆汤为桂枝汤类方,具有调和营卫、通利血脉、温经散寒之功效,治疗营血虚弱、寒凝经脉、气血痹阻所致的手足厥寒、肢节疼痛诸症,其病机关键为"血虚寒凝"。依据当归四逆汤的方证特征,运用该方可治疗多种风湿疾病。

这类患者的常见症状为：手足寒凉，关节疼痛，得温则舒，遇寒加重，面色㿠白或萎黄，舌淡苔白滑，脉细。发病及加重有明显的季节性，冬季多发，夏季缓解。病变部位有发凉发冷特点。当归四逆汤是治疗厥阴血虚寒凝证的主方，厥阴属肝，肝体阴而用阳，主藏血，所以肝虚多以血虚为主，血虚则不能温养经脉，不荣则痛；营卫不和，寒邪外侵，痹阻气血，不通则痛。"不荣""不通"俱在，可致手足畏寒、肢节冷痛的血虚寒凝证。血脉瘀阻，病久不愈，亦可见四肢厥冷、手足僵硬疼痛，皮肤青紫，关节肿胀变形，脉细欲绝或无脉症等。故当归四逆汤证，轻则在经络，为经脉病，手足厥冷，脉细弱；重则经与脏俱病，当以当归四逆汤随证加减治疗。运用当归四逆汤治疗痹病时，即使是久寒顽痹，亦不佐姜附而用吴茱萸、生姜，恐姜附辛热之品，扰动风火，耗伤营阴，当归四逆加吴茱萸生姜汤是也。虽然本方的组成药物仅有七味，但是涵盖了温经止痛、养荣止痛和缓急止痛三法，诚为祛疾之利器，治痹之良方。临床随证加减，可扩大其治疗范围，提高疗效。气血不足者，可加黄芪、红参；肌肤麻木者，加鸡血藤；瘀血较重者，加红花、川芎；肢节疼痛较甚者，加羌活、独活、威灵仙；久痹顽痹者，加蜂房、蜈蚣、土鳖虫、穿山龙。运用本方辨治风湿痹病时，尤须与四逆汤证相鉴别。当归四逆汤治疗营卫不和、肝血不足的外寒证，四逆汤治疗肾阳亏虚、阴寒内盛的里寒证。脉细欲绝为血虚寒束之厥，血少当细，寒主收引亦细，血中温气不足，寒邪拘束，故见脉细不大也。脉微欲绝为亡阳之厥寒，鼓动无力，脉不显曰微。微为阳亡，细为血少。细微之别，关乎全局，尤当慎思明辨。

（六）经方验案

患者，女，42岁。因关节肿痛2年就诊。患者2年前无明显原因出现四肢大小关节疼痛，晨僵1小时，伴有疲劳、乏力感，精神不振，关节畏寒喜暖，肌肉酸胀疼痛。1年前，患者手指遇寒冷刺激出现苍白、发绀、潮红的现象，手背局部皮肤出现硬化。脱发明显，颜面两颧部出现红斑，日晒后颜色加重。在当地医院检查提示：抗核抗体、抗 U_1RNP 抗体(+)，诊断为混合性结缔组织病。予以泼尼松及硫酸羟氯喹治疗，患者乏力、脱发有所缓解，但手指雷诺症状改善不明显，遇到寒冷刺激时发作频繁，冬季尤为严重。患者面色萎黄，精神欠佳，四肢关节冷痛，活动尚可，无关节变形。纳食一般，夜寐欠安，二便正常。舌淡红苔薄白，脉细沉。诊断：脉痹（血虚寒凝）。处方：当归20g，桂枝10g，白芍10g，细辛6g，通草6g，川芎10g，蜈蚣2条，蜂房10g，鸡血藤30g，穿山龙50g，炙甘草6g，大枣6枚。服10剂后，患者精神转佳，饮食较好，夜寐尚安。以上方加减化裁,治疗2月余,患者手指雷诺症状的发作次数显著减少,但手背皮肤硬化改善不明显。

参 考 文 献

[1] 邵燕燕,黄伟,王维英.姚树锦导师应用当归四逆汤的临床经验[J].陕西中医,2005,26(3):245-246.

[2] 范中林医案整理小组.范中林老中医六经辨证医案选[J].中医杂志,1979,20(10):25-30.

[3] 陈四清.当归四逆汤加减治雷诺氏病[J].江苏中医药,2005,26(5):30-31.

[4] 赵新秀.当归四逆汤治疗痹证浅析[J].实用中医内科杂志,2011,25(2):87-88.

[5] 薛伯寿.先师蒲辅周对当归四逆的论述[J].辽宁中医杂志,1982,9(6):4-5.

[6] 戴克敏.姜春华教授运用当归四逆汤验案[J].广西中医药,1987,10(4):27-28.

六、桂枝加附子汤

(一)经方原文

《伤寒论·辨太阳病脉证并治》(20)

太阳病,发汗,遂漏不止,其人恶风,小便难,四肢微急,难以屈伸者,桂枝加附子汤主之。

桂枝三两(去皮)　芍药三两　甘草三两(炙)　生姜三两(切)　大枣十二枚(擘)　附子一枚(炮,去皮,破八片)

上六味,以水七升,煮取三升,去滓,温服一升。本云,桂枝汤今加附子。将息如前法。

(二)经方功效

调和营卫,扶阳固表。

(三)经方释义

桂枝加附子汤为桂枝汤加炮附子而成,治疗过汗伤阳,汗漏不止,太阳表证未除的病证。太阳中风证,发汗为正治之法,但当微汗出为宜,不可汗出如流。今汗流不止,阴损及阳,而致卫表失固,且风寒稽留肌表,故而恶风更甚。汗出涔涔,阴津不足,阳虚不能气化,小便量则减少;经脉不得卫阳温煦,则四肢拘挛,屈伸不利。本方证以汗出多、恶风甚为辨证要点,营卫失调、卫阳不足则是其病机要点。由此推知,患者虽四肢拘急不舒,但手足当温,此卫阳虚衰而非肾阳不足也。方中桂枝汤调和营卫,加炮附子一枚,复阳固表。故可阳气得复,漏汗得止,营卫得调。

(四)经方治疗

1. 系统性红斑狼疮 患者,女,22岁。患者诉恶寒怕冷,时有发热,心悸乏力,皮肤红斑,指(趾)关节疼痛。病人呈满月脸,颜面及四肢可见散在性块状红斑,指(趾)关节轻度红肿,苔薄微腻,脉沉弦紧。诊断为系统性红斑狼疮。辨证为营卫失调,风寒入络,经脉郁阻。处方:附子30g,桂枝15g,白芍20g,生姜3片,大枣5枚,羌活15g,秦艽10g,伸筋草10g,萆薢15g,蜈蚣2条,苍耳子10g,细辛3g。服药4剂后,患者病情缓解,发热解除,关节疼痛减轻,脉沉细弦,苔薄白。二诊守上方加麻黄10g、杏仁10g、白鲜皮15g、车前草15g、蜈蚣3条,又进4剂,关节疼痛基本消失,肿胀减轻,红斑减退大半,唯感饮食欠佳。三诊守一诊处方,附子量增至50g,加全蝎5g、白芥子10g、刺蒺藜15g、砂仁10g、神曲15g,又服4剂,病情基本康复。守一诊处方去秦艽、萆薢,加全蝎5g、刺蒺藜15g、白鲜皮15g、皂角刺15g、砂仁10g、车前草15g。

卜宝云[1]治疗系统性红斑狼疮红斑肾病型的处方为:附子30g,桂枝15g,白芍20g,生姜3片,茯苓20g,泽泻12g,白术15g,猪苓10g,补骨脂10g,续断15g,乌药15g,巴戟天20g,细辛3g。水肿明显加麻黄10g,杏仁5g,木通10g,桑白皮15g,大腹皮10g;蛋白尿加黄芪20g,金樱子10g,苏叶10g,焦山楂20g;血尿加瞿麦10g,木通10g,车前草15g,萹蓄10g;腰痛加桑寄生15g,狗脊15g,杜仲10g,肉苁蓉10g;小便困难者加王不留行20g,金钱草15g,通草10g,路路通15g。

2. 硬皮病 患者,女,18岁。颜面、颈项、四肢皮肤渐进性紧绷半年余。患者诉2个月前诊断为系统性硬化症。初诊时患者颜面、颈项、四肢及肘膝关节以下皮肤紧绷,额纹消失,双手指屈伸受限,双手遇冷变青、变紫,四肢关节疼痛,恶寒肢冷,神疲,纳眠可,二便调。舌淡苔滑,脉沉细。中医诊断:皮痹(肾阳衰微,寒湿痹阻证),治以温阳散寒,除湿止痛。处方:白附片30g,桂枝20g,白芍15g,炙麻黄15g,防风15g,羌活15g,独活15g,薏苡仁20g,桃仁10g,红花 10g,丹参 20g,葛根 15g,生姜 10g,大枣 10g,甘草 10g。二诊时,患者颜面、四肢皮肤紧绷感明显减轻,怕冷、神疲缓解,关节疼痛减轻。舌淡苔滑,脉沉细。原方调整白附片为 50g,继服 10 剂。三诊,患者稍感颈项部皮肤紧绷,皮肤纹理出现,双手皮肤已经能捏起,活动可,偶感双膝关节酸痛,雷诺现象明显好转。口干,牙龈肿痛。舌红,苔薄白,脉弦细。原方基础上去麻黄、防风、薏苡仁,加生地黄、肉桂、怀牛膝,以引火归元,滋阴生津,予 10 剂继服。四诊,患者诉颜面、四肢皮肤紧绷感渐消,弹性较前明显恢复,精神佳,关节无明显疼痛,雷诺现象较前明显减轻。纳眠可,二便调。舌质淡红,苔薄白,脉细。继守前方10 剂,以巩固治疗。

吴洋[2]认为肾阳衰微、寒湿痹阻是本病的病机,予温阳通络法治疗。寒湿痹阻,正气为邪所阻而不能宣行,阳气闭郁,气血凝滞,经络无以温通,而出现局部皮肤肿胀、硬化、萎缩,甚者泛发全身,以及形寒肢冷等症状。方中白附片温阳散寒,除湿止痛,温补脾肾,为君药;桂枝温经通络,助阳化气,白芍养阴柔肝而止痹痛,共为臣药。炙麻黄辛温散寒,利水消肿;防风、羌活、独活祛风通络而利关节;薏苡仁利湿通络;桃仁、红花、丹参活血通络;葛根舒经通络,使筋脉、肌肤得以舒缓,关节得以通利,共为佐药。生姜、大枣温中散寒,健脾胃;甘草调和诸药而为使药。诸药合用共奏温阳通络、除湿止痛之功。

3. 未分化结缔组织病　患者,女,30 岁。双肘、双膝关节冷痛 4 年,全身恶寒、自汗半年。患者 4 年前产后出现恶风明显,受风后肘膝关节冷痛,半年前出现全身乏力、自汗,受风后全身肌肉、关节冷痛。刻下症见:全身恶寒怕风,双肘、双膝关节冷痛,受凉后加重,周身肌肉酸痛苦楚。乏力自汗,稍活动后加重。纳食可,睡眠差,入睡困难,二便调。舌淡边有齿痕,苔薄白,脉虚数。面色白,形体消瘦。诊断:尪痹(阳虚寒凝证)。处方:葛根 60g,桂枝 30g,白芍30g,炙甘草 15g,附子(先煎)30g,鸡血藤 30g,当归 15g,黄芪 60g,防风 12g,生姜 3 片,大枣 5 枚。服上方 2 个月,患者自汗缓解,周身怕冷、酸痛稍减轻,仍恶风,怕冷,酸痛。药已对症,盖痼疾难除,重剂起沉疴,还需守方观变。处方:上方加重附子(先煎)用量至 60g 以祛寒逐风,加白术 30g 为玉屏风散之意,益气以御风。服药 1 月复诊,患者诉自汗已愈,恶风、怕冷缓解大半,仍周身肌肉酸痛,四肢疼痛,遇冷及经期加重。睡眠差,入睡困难。前方白芍用量加至45g,柔肌以止痛,敛阳以安神,葛根用量至 120g 加强解肌之功。

仝小林[3]认为患者产后受风寒,邪气乘虚内侵,留于肌腠,行于肢节,闭阻经脉,阳气内阻,卫气布达失司;又阴邪久留,伤及阳气,故见恶寒、肢冷、肌酸诸症。卫气不能固外，玄府空虚、营卫不和，则见漏汗之症。桂枝加附子汤本为误汗或过度发汗而设，但临床只要有津液代谢中津液丢失过多，造成阳气虚弱，抓住阳虚不固的主要病机，可扩大桂枝加附子汤的临床运用，如汗液过多，尿液过多，唾液过多，或素体阳虚，风寒之邪侵入人体，且时间较长，阳气更虚，临证时凡遇上述病人，用之效果都很好。

4. 血栓闭塞性脉管炎 患者，男，32岁。四肢发凉、变色、疼痛已9年。足趾溃破坏死，剧烈疼痛，确诊为血栓闭塞性脉管炎坏死期。先后服清热解毒合活血化瘀药物，伤口愈合，但跛行仍不减轻。症见：四肢发凉，色呈苍白，足背胫后腘动脉均消失，脉沉细无力，舌白多津，跛行距离50米。两下肢血管壁弹性受损，左下肢微弱，右下肢基本消失，血流量明显减少。此阳虚寒盛，血虚筋挛。治宜温阳通经，化瘀缓急。药用：桂枝12g，白芍30g，当归30g，川牛膝30g，炮附子15g，黄芪60g，生姜15g，大枣12枚，全蝎10g，蜈蚣3条，红花10g。服上方5剂后，患者跛行明显减轻，肢冷好转。

本病临床可见四肢发凉，入冬彻夜不易回温，遇冷加重，得温稍减，兼有疼痛，入夜加重，色多苍白，脉多沉细无力。唐祖宣[4]运用桂枝加附子汤治疗该病所致的跛行痉挛有效，并体会白芍、附片可用至15~30g，以达温经破结之效。

5. 坐骨神经痛 患者，男，61岁。患者1个月前突发左侧腰部及下肢疼痛，不能俯仰转侧，并腰部麻木向下肢放射，疼痛剧烈，痛有定处，遇寒加剧，痛处皮色不红不肿，触之不热，左腿关节不可屈伸，不能行走。舌淡苔白，脉沉弦紧。证属寒凝血脉，经脉阻滞。治宜温经散寒，祛风通络，活血止痛。于己百[5]予桂枝加附子汤合乌头汤加减治疗，处方：桂枝15g，附片15g，干姜15g，制川乌10g，黄芪45g，赤芍15g，当归15g，川芎12g，桃仁12g，红花12g，乌梢蛇30g，地龙30g，全蝎6g，独活15g，怀牛膝15g，续断20g，杜仲15g，生地黄12g，甘草10g。服上方4剂，患者左侧腰部及下肢疼痛明显减轻，麻木已有缓解，左腿关节亦可活动，并能行走。原方有效，为巩固疗效，续服4剂而愈。

6. 痛痹 患者，男，25岁。患者身材高大，体魄雄伟。夏季某日与妻子同房后，因觉燥热而置两腿于窗户之上，迎风取爽。几天后，左腿疼痛，左小腿拘挛而屈伸不利。针药屡治不效。脉弦迟，舌苔水滑。处方：桂枝18g，附子12g，白芍9g，生姜9g，炙甘草6g，大枣7枚，木瓜9g，独活6g。服药2剂后，痛止腿伸而愈。

刘渡舟[6]认为患者房事之后，精泄而内虚，不知慎护，但图凉爽，使风邪乘虚而入。脉弦迟而舌苔水滑，则阳气内虚。外来之风邪，必须从外解而去；阳气内虚,则必兼顾正虚。选用桂枝加附子汤外解风邪,内壮阳气。再加木瓜以利筋骨,加独活以散风气。

7. 膝痹 矢数道明[7]治疗膝关节积液验案。患者,女,29岁。体格、营养、面色均一般,稍呈体质虚弱倾向,结婚已4年但尚未怀孕,脉弱,无舌苔,血压低,为110/70mmHg,主诉去年6月起右膝痛,上下楼梯时痛甚,经医院诊断为关节炎,局部肿胀、积液,严重时1周需抽积液3次,足部发凉,上半年则有上火倾向,肩凝剧烈,有心动悸及气短。今年5月,左手指关节也肿痛,同时风湿症反应呈阳性,并诊断肝脏有问题。由于病程慢性化、有冷症并呈虚证倾向,故投给桂枝加苓术附汤(附子1.5g),服药1个月后,足部冷感消除、身体变暖,心情轻爽,对于12月的寒冷已无须再用脚炉保温,这还是几年来的第1次。疼痛也减轻,服药后未再抽积液。

(五)经方体悟

桂枝加附子汤适合治疗营卫不和所致的肢节疼痛伴有明显汗出的风湿痹病。许多风湿病患者属于营卫不和的体质,周身常常湿润,微汗不断,动则汗出,最恶风寒,即使是微风习习,仍感寒凉不适。由于风湿病患者需要口服非甾体抗炎药以及祛风散寒等发散性较强的中草药,容易导致患者汗出过多,关节疼痛不消而恶风症状更甚。桂枝加附子汤治疗这类营卫不和、阳虚多汗证的痹病患者较为有效。桂附之扶阳温通,芍草之养阴和营,姜枣之健脾益胃,扶阳益阴解表,可谓配伍合理,阴阳兼备。附子用量可从6g逐渐增加,直到患者汗出减少、关节疼痛缓解为止。不可过用辛散之品,如羌活、独活、苍术之品,愈耗卫阳,漏汗不解,痹病不除。

(六)经方验案

患者,女,36岁。因反复腰背痛伴活动受限10年就诊,近10年来,患者出现腰及髋关节疼痛,夜间疼痛明显,疼痛逐渐向脊柱上方延伸,后背亦感疼痛,颈项活动自觉欠灵活。当地医院诊断为强直性脊柱炎。1周前,患者自服网上推荐的中草药配方治疗,该方以辛散祛风湿的中草药为主。患者服用后,自觉乏力,汗出较多,头昏,腰部酸胀不适,颈肩部僵硬,疼痛较甚,髋关节胀痛,汗出较多,恶风寒,小便少,纳食欠佳。舌质淡苔薄白,脉沉细。诊断:大偻(营卫不和,卫阳亏虚)。处方:桂枝10g,白芍10g,炙甘草10g,生姜3大片,大枣5枚,制附片(先煎)10g。上药服7剂,患者乏力感明显减轻,汗出减少,颈项腰背疼痛缓解,小便正常。以该方为基础,另增补益肝肾、壮督通络药物,调理月余。患者全身症状好转,精神转佳,疼痛减轻。

参考文献

[1] 蒋绍义.卜宝云老师应用桂枝汤的临床经验[J].云南中医学院学报,1995,18(2):35-38.

[2] 朱松柏,彭念,王赛,等.吴洋教授辨治系统性硬化的经验探析[J].云南中医中药杂志,2017,38(5):7-8.

[3] 周强,赵锡艳,逢冰,等.仝小林运用桂枝加附子汤治疗结缔组织未分化病验案[J].河南中医,2013,33(6):852-853.

[4] 唐祖宣.桂枝加附子汤的临床辨证运用[J].江苏中医杂志,1981,13(1):35-36.

[5] 邓沂,于善哉.于己百教授治疗坐骨神经痛[J].实用中医内科杂志,1999,13(1):11.

[6] 刘渡舟.经方临证指南[M].北京:人民卫生出版社,2013:5-6.

[7] 矢数道明.汉方临床治验精粹[M].北京:中国中医药出版社,2010:162.

七、桂枝加葛根汤

(一)经方原文

《伤寒论·辨太阳病脉证并治》(14)

太阳病,项背强几几,反汗出恶风者,桂枝加葛根汤主之。

葛根四两　麻黄三两(去节)　芍药二两　生姜三两(切)　甘草二两(炙)　大枣十二枚(擘)　桂枝二两(去皮)

上七味,以水一升,先煮麻黄、葛根,减二升,去上沫,内诸药,煮取三升,去滓。温服一升,覆取微似汗,不须啜粥,余如桂枝法将息及禁忌。

(二)经方功效

解肌祛风,升津舒经。

(三)经方释义

本条论述太阳中风兼经气不舒的证治,突出症状为"汗出"和"项背强"。

太阳病见汗出、恶风,属太阳中风证,而头痛、发热、脉浮缓等症则自在不言之中。太阳病本有头项强痛,若项强连背,拘急不舒,俯仰不能自如,则是"项背强几几"。太阳经脉起于目内眦,上额交颠,循头下项,挟脊抵腰。风寒之邪侵入其间,经气不舒,津液不能输布,经脉失养,故有此证。项背强几几证多与无汗恶风证兼见,今症见汗出,故曰"反",旨在说明本证的辨证关键在于汗出。《伤寒论》中,凡不应见而见,或少见而见之症状,其前多用"反"字加以强调。综观本条病机,为风寒袭表,营卫不调,兼太阳经输不利,故予桂枝加葛根汤治疗。方中的桂枝辛甘温煦,具有解肌发汗、外散风寒之功,以助祛除外邪,同时又有温通经脉、散寒止痛之效,可通利血脉;桂枝配以辛温之生姜,则散寒除痹之功尤甚;白芍味酸,酸敛肝阴,缓急止痛,能有效缓解痹证所致的肢体疼痛,配以甘草酸甘化阴,止痛之力尤著;葛根可解肌祛风,升津舒筋,入膀胱经散太阳之邪,治"项背强几几"之主药。

(四)经方治痹

1. 颈椎病　患者,女,41岁。诉颈项部不灵活,转动不自如已2~3个月,且伴有上肢麻木感,手臂举动不便。脉缓,舌苔薄润。当即以桂枝加葛根汤数剂治疗,患者诉服前方后,颈部略感转动灵活,脉舌均正常。处方:桂枝6g,赤白芍各6g,黄芪15g,秦艽10g,姜黄10g,葛根15g,生姜3片,大枣3枚,炙甘草5g,服20余剂。自觉颈部俯仰灵活,手麻木减轻。

陈瑞春[1]认为该病虽颈椎增生症,表现仍为"项背强几几",病位属太阳经,故以桂枝汤滋阴养阳,加益气活络升津药取得近效。

2. 强直性脊柱炎　患者,男,31岁。强直性脊柱炎病史5年,一周前腰背疼痛加重。刻下见:腰背疼痛,弯腰受限,恶风恶寒,得温痛减,颈部拘紧不舒,午后为甚,周身不适,易汗出,胃纳可,夜寐可,二便正常,舌淡红苔白,脉弦。辨证为肝肾不足为本,风寒痹阻经脉为标。治以祛风通络,解肌舒经,兼以祛痰化瘀。方用桂枝加葛根汤加减,处方:葛根45g,桂枝15g,芍药30g,羌活10g,炙鳖甲30g(先下),穿山甲6g(先下),延胡索15g,续断15g,鸡血藤30g,三七3g(另冲),伸筋草15g,蜈蚣2条,熟地黄30g,甘草6g。患者服用1周后,诉腰背疼痛减轻,颈部僵硬不适逐渐好转,但仍恶风怕冷,胃纳欠佳,行走无力,遂在上方基础上加乌药10g、淫羊藿15g、桑寄生20g、山楂10g。服用半月来诊,患者诉药后腰背、颈项僵痛不适明显减轻,活动情况改善,恶风、易汗症状好转,胃纳可。于前方基础上减蜈蚣、续断。继服14剂,患者诉已无不适症状,继续同前服用。后期治疗在前方基础上加大补肝肾之力,缓则治本,并适当减少温燥之药。

患者素体不足,外感风寒之邪,内外相合而发病。初诊之时正是强直性脊柱炎的急性加重期,应急则治标,选桂枝加葛根汤为基础以祛风通络、解肌舒经以缓解急性症状,又因"久病有瘀""怪病有痰瘀",风湿病病变日久,体内必有痰瘀作祟,应兼以祛瘀化痰。胡荫奇[2]强调在治疗强直性脊柱炎的各期、各型都应重视活血化瘀,常用鸡血藤、赤芍、莪术、川芎等。方中重用葛根以升督脉阳气、行脾胃而升清;芍药用量加倍配甘草以柔筋缓急止痛;桂芍调和营卫;羌活、桂枝祛风散寒胜湿;炙鳖甲、穿山甲以活血化瘀散结,常与活血化瘀药,如三七粉相使而用,以增强功效。鸡血藤、延胡索、伸筋草以活血通络止痛;蜈蚣加强活血通络之力,并善治周身疼痛不适,因其性猛悍,不可久用;熟地黄配白芍既可防止诸药过于辛燥,又可补益精血以充肝肾。急性症状得以控制后,患者逐渐表现出怕冷、胃纳欠佳、行走无力等虚性症状,应加强温补肝肾之力,故加乌药、淫羊藿、桑寄生。

3. 肩关节周围炎 患者,女,25岁。右肩酸胀疼痛僵硬感7年,加重10余天。患者7年前夏季因吹风扇受凉致右肩痛,之后反复发作,近10余天因劳累加重。刻诊:右肩痛,喜温喜按,恶风,手脚怕凉,出冷汗,兼见胃脘胀满,喜温喜按,但喜食凉物,平素性急易怒,寐差梦多,大便时秘,日1次,小便调。舌黯红胖,边有齿痕,苔薄黄,脉沉细。辨证为营卫不和,少阳枢机不利,寒热错杂之证。方予桂枝加葛根汤合柴胡加龙骨牡蛎汤。药用:桂枝15g,葛根50g,白芍15g,柴胡15g,黄芩15g,半夏15g,茯苓10g,生龙骨30g(先煎),生牡蛎30g(先煎),熟大黄10g,党参10g,生姜3片,大枣5枚。7剂,水煎服,日1剂。嘱其药后啜热稀粥,粥后温覆,避风寒,调情志。二诊时患者自诉服药后第2天肩痛明显好转,7剂后,疼痛全消。但因再次感受风邪,右肩痛复发,痛较前轻,伴胀、僵硬、无力,手脚汗出缓,胃部不适消失,精神抑郁,心烦易急,乏力,纳果,寐差噩梦多,大便调,小便黄。舌黯红胖,边齿痕,苔偏少薄白,左寸脉弦滑数,关尺沉,右脉沉细。故在上方基础上,加百合20g,生地黄20g,浮小麦30g,甘草10g,大枣10枚。服药半月后,患者肩痛即消,且情绪稳定,纳可寐安,诸症皆愈。

患者的肩痛为风寒阻滞、营卫失和、经气不利所致。患者右肩痛缠绵日久,拘紧固急,转动不灵,汗出恶风,为风寒外束,经输不利,津液输布受阻,不能敷布,以致经脉失于濡养,不荣则痛。治当解肌祛风,调和营卫,升津舒经。袁红霞[3]予以桂枝加葛根汤治之。桂枝汤可解肌祛风,调和营卫;葛根一可升阳发表,解肌祛风;二可宣通经气,解经脉气血之郁滞;三可生津液,起阴气,以缓解经脉之拘紧。同时,患者平素性情急躁易怒,兼见胃脘胀满,寐差梦多,为肝失条达,气机不畅,胆火上炎,心神被扰所致。故当兼以和解少阳,镇惊安神,合以柴胡加龙骨牡蛎汤治之。二诊时,因情志不调而出现精神抑郁、心烦易急、寐差噩梦多等证,故在原方基础上,加百合地黄汤合甘麦大枣汤。本案以桂枝加葛根汤合柴胡加龙骨牡蛎汤为治疗肩痛的基础方,桂枝加葛根汤可调和营卫,解肌舒经;因肩部为少阳胆经循行部位,柴胡加龙骨牡蛎汤可和解少阳,疏利少阳气机,两方协同,共奏良效。

4. 硬皮病 患者,女,53岁。双手麻木僵硬,伴面部发紧肿胀2年余。诊断为系统性硬化症。现双手硬肿不适,面部肿胀发紧,恶风恶寒,自觉舌发麻,口黏腻,自觉饮食无味,全身各处肌肉酸胀,汗多,乏力,夜寐一般,大便偏干,小便正常。雷诺征(+),舌黯红,苔白腻,脉滑。中医诊断为皮痹(气虚寒湿阻络)。治当补气运脾,祛风除湿。方用桂枝加葛根汤加减,具体用药:桂枝15g,白芍30g,葛根30g,羌活15g,黄芪20g,白术15g,丝瓜络10g,炒薏苡仁15g,路路通10g,白芥子6g,鬼箭羽10g,莪术10g,穿山甲(先下)10g,桔梗10g,甘草6g。患者服药1周后,诉面部发紧肿胀减轻,舌麻、口黏腻感减轻,食欲改善,全身不适、乏力明显改善,雷诺征(+),口眼干涩,喉间有痰,易咳色黄,大便正常。于上方加全瓜蒌30g、胆南星10g、女贞子15g、芍药改15g、葛根改20g、黄芪改15g。患者诉服上方2周后,面部肿胀发紧、口舌麻木症状明显减轻,雷诺现象明显改善,无咳嗽咳痰,近期皮肤皲裂,口干明显。舌红,苔薄白,脉弦细。正值干燥冬季,又久服祛风温燥之品,伤及体内津液,故于上方减胆南星、全瓜蒌、羌活、炒薏苡仁,加当归15g、生地黄20g、佛手10g、白芍改30g。患者服药后7天,皮肤皲裂、口干症状逐渐改善,口面部紧绷感基本不明显,全身恶风怕冷也明显好转,食欲可。

胡荫奇[2]辨证本例患者为气虚寒湿阻络证,属皮痹病早期,病位在脾肺。妙用桂枝加葛根汤既可行脾胃之气而升阳,又可调合营卫、柔筋缓急而缓解皮肤肌肉发紧僵硬感。在治疗皮痹病时,胡氏指出应注意三点:一是若患者体内痰湿明显,葛根、芍药量不可过大,避免生津敛阴助湿,桂枝用量可加大,以温化寒湿;二是治疗风湿病,运用温燥辛通之品相对较多,易耗伤体内阴液,可加养血滋阴之品,如:当归、生地黄、五味子等;三是病变日久,患者易肝气郁滞而进一步加重病情,故可加疏肝理气之品,其中佛手、香橼有理气不伤阴之功,故临床常用。

5. 颈痹 李可[4]运用桂枝加葛根汤治疗颈痹验案。患者,男,50岁。因颈项强痛不能转侧,不能长时间抬头,为减轻痛苦,颈向右歪,致成"斜颈"已半年。左臂及手指阵阵麻木,脉涩,舌淡。患者体质好,别无所苦,遂投桂枝加葛根汤合止痉散和营解痉:葛根60g,桂枝15g,白芍90g,炙甘草30g,全蝎12只、蜈蚣4条(两者研冲服),鲜生姜10片,枣10枚,遵桂枝汤服法,啜粥助汗。上方连进5剂,斜颈消失,疼痛麻木亦愈。

(五)经方体悟

桂枝加葛根汤主要治疗以颈项部肌肉挛急疼痛为主的疾病。本方由桂枝汤加葛根组成,但较之桂枝汤,桂枝、芍药用量各少一两,同时重用葛根四两。葛根可助桂枝汤解表舒筋,以疏通经脉气血之凝滞,并且葛根有升津上达的功效,可解经脉之拘挛。全方具有调和营卫、祛风解肌、升津液、舒经脉的作用。项背强几几,与清阳不得上荣筋脉密切相关,故升提阳气在本证中尤为重要。葛根具有发散升提之性,重在升清而不是生津,可提脾胃水谷之精以布经脉,从而缓解痹痛。葛根用量宜大方可奏效,一般首方即可予30g,如果效果不显,可增加到60g,大量可至90g,方证若合,当效如桴鼓。临证可参考症状辨证加减,如颈项肩背疼痛较甚,可配伍活血化瘀的药物,如鸡血藤、片姜黄、威灵仙等;如伴有头昏头痛明显时,可配伍祛风之品,如羌活、防风、天麻等,取高颠之上惟风可到之意,以提高临床疗效。辨证查体时,应注意桂枝加葛根汤证的患者多有汗出之症,未必是汗出涔涔,但多可见皮肤潮湿、恶风怕冷等症,再结合项背强的症状,就可使用该方治疗。桂枝加葛根汤实乃除痹之妙方,临床辨证重在"项强、汗出、恶风"三症,其中"汗出"是识证的关键。

(六)经方验案

患者,男,32岁。因颈项疼痛伴活动受限2天就诊。患者昨天晨起觉颈项疼痛,活动明显受限,头部转动时疼痛加剧,后背恶风怕冷。患者遂在诊所予以推拿治疗,今天自觉症状加重,颈部完全不能活动,转侧时疼痛较为剧烈,周身潮湿微汗出。舌红苔薄白脉浮。诊断:颈痹(风寒阻络),处方:葛根30g,桂枝10g,白芍10g,羌活10g,防风10g,片姜黄10g,威灵仙15g,鸡血藤30g,炙甘草10g,大枣15g,生姜3片。3剂而病瘳。

参考文献

[1] 陈瑞春.陈瑞春论伤寒[M].北京:中国中医药出版社,1996:161.

[2] 夏淑洁,王义军.胡荫奇运用桂枝加葛根汤辨治风湿病经验[J].时珍国医国药,2017, 28(5):1233-1234.

[3] 史业骞,杜昕,潘淼,等.袁红霞教授应用经方治疗肩痛症验案1则[J].光明中医, 2010,25(3):375.

[4] 李可.李可老中医急危重症疑难病经验专辑[M].太原:山西科学技术出版社,2002: 218-219.

八、桂枝芍药知母汤

(一)经方原文

《金匮要略·中风历节病脉证并治》

诸肢节疼痛,身体尪羸,脚肿如脱,头眩短气,温温欲吐,桂枝芍药知母汤主之。

桂枝四两　芍药三两　甘草二两　麻黄二两　生姜五两　白术五两　知母四两　防风四两　附子二两(炮)

上九味,以水七升,煮取二升,温服七合,日三服。

(二)经方功效

温阳通经,清热益阴,祛风止痛。

(三)经方释义

本条论述风湿历节的证治。本证病情复杂,外有风寒湿浸淫筋骨肌肉,内有湿阻脏腑,且风湿久郁,化热伤阴。证属寒热错杂,虚实相兼,实为风寒湿热邪偏盛,虚为阳气不足,气血亏虚。用药以辛燥温通为主,兼顾滋阴凉润,既顾护阴血,又防燥伤阴。本方是一张治疗阳虚热郁、虚实夹杂的经典方剂。寒湿之邪侵犯关节,导致经脉痹阻,气血运行不畅,故"肢节疼痛";邪气留恋,病久不解,则"身体尪羸";湿出无路,流注下肢,故"脚肿如脱";湿阻中焦,气机不利则短气,妨碍清阳上达则头眩,故方中运用桂枝、麻黄、防风、白术、附子以温经散寒除湿。方中桂枝、麻黄、防风、生姜辛温透表,外散风湿;芍药、知母清虚热而润养精血,缓急止痛;白术、甘草、附子温经除湿以助阳气。全方祛风除湿而不伤正气,温阳宣痹而不伤阴津,养阴清热而不碍阳气。

(四)经方治痹

1. 类风湿关节炎 通过文献检索可见,国内众多医疗单位及科研机构对桂枝芍药知母汤治疗类风湿关节炎做了深入广泛的实验及临床研究,观察病例之多,实验数据之详,在经方治疗专病上是首屈一指的,现选取代表性的验案,以供参考。

患者,男,60岁,罹患类风湿关节炎7年余,刻下症见:双手腕掌指关节疼痛,肿胀不明显,晨僵,左肩关节疼痛,抬举困难,足趾关节疼痛,关节局部明显灼热,口干怕冷,全身散在皮疹,色黯瘙痒,纳不香,夜寐安,二便调,舌红苔黄有裂纹,脉弦。查类风湿因子349IU/ml,C反应蛋白31.7mg/L,红细胞沉降率45mm/h,抗环瓜氨酸肽抗体14.3IU/ml,抗角蛋白抗体(+),肝肾功能(-)。证属寒热错杂证。治宜清热通络,散寒止痛。处方:桂枝10g,白芍30g,知母10g,防风10g,防己10g,麻黄6g,附子10g,苍术10g,薏苡仁30g,土茯苓30g,片姜黄10g,徐长卿10g,全蝎3g,炙甘草3g。服药35剂后患者疼痛较之前明显减轻,停用非甾体抗炎药后,疼痛无反复发作。

汪悦[1]认为桂枝芍药知母汤有祛风逐湿、和营止痛、清热散寒、通络活血、扶正补虚的功效。后世名方如《外台秘要》防风汤、《太平惠民和剂局方》五积散、《兰台轨范》大活络丹等均在此方基础上化裁而成。在临床上汪氏多用此方治疗寒热错杂之类风湿关节炎,且该证在临床最为常见。患者以全身恶寒怕风为主要表现,而局部关节表现为红、肿、痛。所以既要散全身之寒,也要兼顾关节局部的湿热之邪。汪氏强调方中麻黄、附子的使用非常重要,麻黄要用生麻黄,且附子用量要足,不足亦无效。

2. 强直性脊柱炎 患者,女,35岁。背痛晨僵4个月余。舌偏红苔薄,脉细。查体:右"4"字试验(+)。HLA-B$_{27}$抗原阳性,CT示双侧骶髂关节炎Ⅱ级。诊断:风湿热痹(风湿热痹阻,气血不通,筋脉不舒)。治法:祛风通络,清热活血。方以桂枝芍药知母汤加减:桂枝80g,白芍80g,知母80g,黄芪200g,生地黄200g,熟地黄100g,白术80g,鹿角50g,龟胶50g,附片80g,白花蛇舌草100g,半枝莲100g,土茯苓100g,防风80g,三七40g,全蝎40g,土鳖虫40g,

蜈蚣 40g,砂仁 40g,山楂 80g,神曲 80g。上药共为细末,泛丸如黄豆大,日服 24g。

石印玉[2]临床常用本方治疗脊柱关节病、多关节疼痛等,如遇热象明显者常加土茯苓、土牛膝,或白花蛇舌草、半枝莲、连翘等清热解毒中药,可较快解除疼痛;肾虚证者,常加黄芪、熟地黄、山茱萸、肉苁蓉、补骨脂等益气、补肾强筋之品。在应用本方时,可加入祛风除湿之青风藤,以及三七、全蝎、蜈蚣、土鳖虫等活血搜剔经络风邪的药物,以缓解痹痛。

3. 膝骨关节炎 患者,男,54 岁。两膝关节疼痛 7 年。起初轻微,逐渐加重,屈伸不便,虽扶杖行走,也是颠跛蹒跚,遇冷则甚,虽盛夏也需穿棉裤,继发两踝关节酸痛。初诊时,患者两膝及两踝关节疼痛,伸屈时更甚,局部不红肿,两腿脚冰冷,脉迟缓,舌淡苔白。服乌头汤 5 剂,症状毫无改善,改服桂枝芍药知母汤。处方:桂枝一两,白芍、甘草、知母、防风各三钱,麻黄、淡附子各一两,白术五钱。上药为末,半个月内平均分次服完。服药后疼痛大减,下肢松动轻健,行走已不需扶杖,两腿脚冷感也较前减轻,并能挑两半桶水,惟伸屈时仍有中度疼痛。原方再服 3 周后,上述症状消失,照常参加劳动。

桂枝芍药知母汤以桂枝为主药,善于温经通脉,调和营卫;芍药、知母、甘草养阴清热,和血脉,利湿消肿;白术助脾补虚,燥湿去痹;麻黄、附子温阳散寒;防风胜湿祛风,寒热辛苦并用,各有所宜。合为清热、散寒、祛湿、祛风、通络、补虚之方。本方在《金匮》中用作汤剂,赵明锐[3]每多改用为散剂,其原因是:方中麻、桂、附烈性之品颇多,服得过多过急,往往可引起不良反应。此外,本病多是慢性疾患,服散剂较汤剂简便。

4. 坐骨神经痛 患者,男,58 岁。患者右侧坐骨神经疼痛剧烈,从右侧臀部、髋部,向下扩散至小腿外侧和足背均感剧烈疼痛不可触摸,白天疼痛较轻,入夜疼痛加剧,甚则彻夜疼痛难眠,肢体移动时更觉牵引疼痛,且有困重感,胃纳不佳,舌苔白滑,脉象紧涩。辨为痛痹,风寒湿三气杂至合而为痹。今患者临床表现以疼痛为主,痛为寒甚,寒为阴邪,伤人之阳气,收引经脉,凝滞气血,疼痛剧烈,其痛点比较固定,而且又有困重感,外症恶寒无汗,为兼有风湿之象。治以温阳散寒,祛风除湿,方用桂枝芍药知母汤加味:制附片 60g(先煎 2 小时),桂枝 12g,白芍 12g,知母 12g,麻黄 10g,苍白术各 10g,生姜 12g,防风 12g,甘草 6g,连服 10 剂,疼痛大减。

龚志贤[4]强调附片先多加冷水泡半小时后,武火煎 2 小时,若中途水不够只能加沸水,切不可再加冷水,免煎煮不够毒性难以散发,然后再入他药煎半小时,药汤以 1 次服 200~300ml 为宜。第二、三煎,每次煎半小时即可。龚氏用桂枝芍药知母汤治急慢性坐骨神经痛屡获奇效。

5. 未分化结缔组织病 患者,男,64 岁。有多年未分化结缔组织病病史,近因症状加重前来诊治。刻诊:皮肤盘状红斑,双手弥漫肿胀,皮下结节,关节疼痛晨僵,因寒加重,皮肤黯红,口渴欲饮热水,舌质淡红,苔薄白,脉沉弱。辨为阳虚寒凝,郁热浸淫证。治当温阳散寒,清泻郁热。予桂枝芍药知母汤与白虎汤合方,桂枝 12g,白芍 10g,麻黄 6g,生姜 15g,白术 15g,知母 18g,防风 12g,附子 10g,石膏 50g,粳米 15g,炙甘草 6g。服药 30 余剂,患者皮肤红斑、关节肿痛僵硬好转。

王付[5]用方体会,根据肿胀、僵硬、因寒加重辨为寒凝,再根据皮肤黯红、口渴欲饮热水辨为寒夹热,因苔薄白、脉沉弱辨为阳虚,以此辨为阳虚寒凝,郁热浸淫证。方以桂枝芍药知母汤温阳通经,兼清郁热;以白虎汤清泻郁热,兼益脾胃。

6. 干燥综合征 患者,女,55 岁。口眼干燥 5 年伴全身关节疼痛 3 年。患者初起仅唾液减少,眼睛干涩,后逐渐加重,以至不能进干食,需饮水方能吞咽。3 年前出现全身关节疼痛,以手指关节为主,伴双膝、双踝、双肩及腕关节等疼痛,手指关节肿胀变形,其他关节时有肿胀,行走时酸痛无力,诊断为干燥综合征。刻诊:症如上述,兼见畏寒肢冷,四末不温,每遇寒冷或阴雨天加重,但干燥症状稍有好转。遇热或晴朗天气疼痛稍缓,但干燥症状加重,渐至手指屈伸受限,日常生活难以自理,伴头晕目眩,胸闷不舒,口渴不多饮,纳食欠佳,大便溏薄、每天 3~4 次,双下肢微肿,形体瘦弱,舌红有裂纹,无苔而干,脉沉细。患者素体气阴两亏,复因风寒湿邪痹阻肌肉骨节、郁久化热而成诸症。治宜温经祛风除湿,益气滋阴清热。方用桂枝芍药知母汤加减:桂枝 10g,赤芍 12g,白芍 12g,炒白术 15g,炮附子 10g(先煎),防风 10g,干姜 10g,麻黄 6g,生石膏 20g,知母 10g,生地黄 15g,黄芪 20g,五爪龙 20g,乌梢蛇 10g,羌活 10g,制乳香 6g,制没药 6g,炙甘草 10g,7 剂。外治法:制乳香 15g,制没药 15g,威灵仙 20g,伸筋草 20g,透骨草 30g,制川乌 10g,制草乌 10g,防风 15g,防己 15g,煎水,洗手泡足。调理半年,患者口眼干燥明显减轻,关节疼痛缓解,活动自如,舌偏红,苔薄少津,脉弦细。

路志正[6]认为本案初有阴津亏虚之干燥诸症,久病不愈,阴损及阳,风寒湿邪乘虚流注于筋脉骨节,阻滞筋脉,气血运行不畅,而致诸肢节疼痛。风寒湿痹阻,郁久化热伤阴,使干燥诸症逐渐加重。路氏以桂枝芍药知母汤加减以祛风除湿,温经散寒,滋阴清热。加生石膏、生地黄助芍药、知母滋阴清热;黄芪、五爪龙益气健脾祛湿;乌梢蛇、羌活、制乳香、制没药,以祛风通络,活血止痛。诸药合力,使顽症得以缓解。

7. 产后痹 患者,女,26岁。产后1月,患者全身各大小关节疼痛重着,遇寒加重,行走不利,屈伸疼痛,呈游走性,汗多,舌淡苔白,脉沉细滑。辨证为风寒湿痹。投桂枝芍药知母汤加味:桂枝10g,白芍15g,知母6g,干姜6g,防风12g,麻黄10g,白术10g,川草乌各10g(先煎1小时),马钱子1个(油炸),杏仁10g,薏苡仁20g,甘草6g,当归10g,黄芪30g,生熟地黄各10g,黄芩10g,黄柏6g。服药7剂关节疼痛明显好转,汗出减少。再服7剂,症状全部消失。

裴正学[7]认为桂枝芍药知母汤为治疗一切痹证之主方,方中之附子可由川乌和草乌代替,两药用量可达10~15g。方中还加马钱子1个(油炸),加强散寒祛风作用,药猛力专,疗效倍增。故拟疗痹基本方:桂枝10g,白芍5g,知母6g,干姜6g,防风12g,麻黄10g,白术10g,川草乌各10g(先煎1小时),马钱子1个(油炸),杏仁10g,薏苡仁20g,甘草6g。加减:病无定处,风气盛者,加羌、独活各10g;痛著不减,寒气著者加重川、草乌之量至各15g;发热口渴、风热相合者加生石膏、忍冬藤;重着酸麻、湿气盛者薏苡仁量加至30~40g;病久入络,骨节肿大者加桃红四物汤。

8. 历节 患者,女,55岁。9年前右腕有针刺样痛,并逐次波及各个关节,诊断为多发性关节风湿症。腕、膝、踝、手指根部等处均有疼痛,关节部有热感,如同烙铁烙过一样,其后右侧胫骨变形、不能动。平时有动悸、气短、头痛、眩晕、手指僵硬等自觉症状。一度连嘴也不能张开,颚、颞部关节均有痛感。行动极为不便,来本院时是在众多家人扶持下,十分痛苦地勉强来到。对于这类疼痛从手足波及全身的患者,常用处方是薏苡仁汤合桂枝芍药知母汤(附子1.5g)。患者服此方后不久,就感到有好转趋势,因而坚持服用了1年半,病情已明显好转,已可从事厨房工作。服药前的严重时期,既不能躺卧,也不能自己脱、换衣服,因而曾不得已用剪刀剪开衣服方能更换;现在则完全行动自如。在治疗上虽然用了较长时间,但从效果来看还是值得的。

矢数道明[8]指出薏苡仁汤常用病情向亚急性、慢性移行,关节发热肿痛的患者。桂枝芍药知母汤则多用于慢性经过,特别是具有"鹤膝风"症(即膝部肿胀,其上、下部肌肉却萎缩变细,如同仙鹤膝部)、下肢运动及感觉障碍的患者。若兼有上述两类症状时,则可两方合用。

9. 足痹 胡希恕[9]治疗足痹验案。患者,男,19岁。左足肿痛已五六年,近两年加重。经拍 X 线片,证实为跟骨骨质增生。现症:左足肿痛,怕冷,走路则痛甚,口中和,不思饮,苔薄白,脉沉弦。此属太阳少阴合病,为桂枝芍药知母汤方证:桂枝四钱,麻黄二钱,白芍三钱,知母四钱,生姜四钱,川附子二钱,防风四钱,苍术四钱,炙甘草二钱。上药服 7 剂,左足跟痛减,走路后仍痛,休息后较治疗前恢复快。增川附子为三钱继服,1 个月后左足跟肿消,疼痛已不明显。

10. 热痹 患者,男,青年。患者初发热恶寒,关节疼痛,继而高热不退,卧床不起,关节活动困难,全身瘫软。前医诊为湿热痹,服药十余日效果欠佳。患者病情十分严重,仍高烧不退,卧床不能活动,面色憔悴,痛苦难耐,面红唇燥,大便不畅,小便黄,口渴,舌红,体胖大,苔黄腻布满全舌如豆渣状,底部似粉腻状、表面粗糙,脉沉而有力。张灿理[10]认为此证系湿遏热状,滞留不去,经络不通,湿气阻遏,真阳不布,高热者,邪火也,且真阳不布则湿气不化,唯当通阳化湿,以求转机,用桂枝芍药知母汤治疗。处方如下:桂枝三钱,白芍药三钱,麻黄一钱,白术五钱,知母四钱,防风三钱,制附子一钱,生甘草二钱,生姜三片。患者服 1 剂后,病情无恶化之势,自觉有舒适感,舌面粗苔有松动意。病情似有转机,此方之思路对证,遂按前方,将附子加至一钱半,余药不变。继服 1 剂后,病情显示有转机,舌苔松动,体温略有下降,患者自觉舒适,遂将附子增至二钱。继服 2 剂后,患者体温逐步下降,舌面厚苔已开,呈片状剥脱,患者可自行转动肢体,脉象亦渐转平稳。是则真阳已有布达之力,湿热之邪亦逐步转化,后方遂将附子量逐渐加大,盖附子虽可扶阳,而终为辛热之药,为防其劫阴,遂将知母与白芍用量亦加大,继续服用。经服上方,病情已明显好转,附子用量最后加至八钱,知母与白芍药亦相应加大,服至十余剂时,舌上厚苔已成片脱落,体温亦降至正常,患者可下地稍作活动,病情转入恢复期,逐步减少药量,终至完全恢复。

11. 痛痹 患者,女,50岁。四肢酸痛已七八年,遇凉则重。脉沉紧迟,舌苔白。辨证为寒湿痹阻经络,治拟温阳散寒通经。方予桂枝芍药知母汤:桂枝 12g,炮附子 15g,制川乌 15g,麻黄 8g,白芍 12g,白术 12g,防风 10g,知母 7g,生姜 6 片。3 剂,每 3 个小时服 1 煎。药后啜粥,温覆令汗。汗出,停后服。药后已汗,患者四肢酸痛明显减轻,右臂酸痛尚较明显。脉紧已除,脉转弦缓。上方改麻黄为 4g,加穿山龙 15g、海风藤 18g、蜈蚣 5 条、地龙 12g。服用 7 剂后,患者四肢酸痛已除,脉弦缓,方改黄芪桂枝五物汤以扶正善后。

李士懋[11]认为脉沉紧迟,乃寒邪闭郁之象,四肢酸痛,当为寒湿留恋经络所致。已然七年矣,虽非新感,但寒邪未去,仍当汗而解之,使邪祛阳气通,酸痛当除。桂枝芍药知母汤,为寒湿化热、外伤肢节、内冲心胃之治。此方可据证以变通,寒重者重用桂枝、附子、麻黄、防风,更增川乌散风祛寒以通经;湿重者,增白术,或加苍术、薏苡仁等;热重者,增加知母之比例;桂枝、白芍、甘草、生姜以调营卫,可权衡寒、湿、热之轻重,灵活加减变化。二诊汗出寒解,脉紧除,然诸症虽减未已,知寒湿未尽,故仍用上方加通经之品。方虽同但不用助汗之法,故无汗出。可见通经散寒之剂,加助汗之法,即成汗剂;不用助汗之法,则非汗剂。三诊改用黄芪桂枝五物汤,乃邪已祛,拟扶正以固本。

(五)经方体悟

桂枝芍药知母汤是治疗历节病的通用方,其所治病证的特点是患病时间较长,患者形体瘦弱,关节疼痛肿胀变形。由于历节病病程较长,病机复杂,本虚标实,寒热错杂,故仲景在组方上亦面面兼顾,为临床治疗痹病提供了良好的范例。通过组方分析可知,桂枝汤是桂枝芍药知母汤的核心方剂,具有燮理阴阳、调和营卫之功效。麻黄开腠理,防风祛风,附子散寒,白术利湿,知母清热。以上诸药均可看作祛除某方面病邪的代表药物,即药队的代表。如风邪甚者,在祛风的基础上,增加羌活、独活等祛风之品;寒邪甚者,可附子、乌头同用;湿邪甚者,加薏苡仁、防己等;热邪甚者,加生石膏、忍冬藤等。可见桂枝芍药知母汤在组方上,标本兼治,选药精当,风寒湿热诸邪兼除,诚为治痹良方。历节病发病之时多以邪盛为主,缓解期以正虚为多。感邪亦有偏重,寒湿在表者,予麻杏薏甘汤;寒湿在经者,予乌头汤;热邪重者,予白虎加桂枝汤;表虚者,予防己黄芪汤;血瘀湿阻,予当归芍药散;血瘀重者,予大黄䗪虫丸;阴虚者,予防己地黄汤;虚劳者,予薯蓣丸。桂枝芍药知母汤寒热并用,补泻兼施,故可根据患者寒热之多少,虚实之偏盛,准确辨证,灵活加减,或者与治痹诸方合方使用,可扩大应用范围,提高临床疗效。由于历节病多犯关节,取"枝藤达肢"之说,依据藤类药物的特性,针对病因,选择使用藤药可以提高疗效。关节肿热明显者,加用忍冬藤、大血藤、青风藤和桑枝等;筋脉拘挛、不易伸屈者,加络石藤、海风藤;血虚者,加鸡血藤。虫类药物活血通络,善治顽痹久痹,通络之功非草木药物能及,常用蜂房、全蝎、蜈蚣、白花蛇、乌梢蛇、水蛭、土鳖虫等,顽痹当通络,虫药建奇功。

（六）经方验案

患者,女,46岁,因四肢关节肿痛变形8年,加重2周就诊。患者8年前出现关节肿胀疼痛,晨僵明显。当地医院诊断为类风湿关节炎,予以西药治疗,关节疼痛反复发作,逐渐出现关节变形加重。2周前,患者因受凉导致关节疼痛加重,关节肿胀发热,周身汗出,怕风畏寒,神疲乏力,纳少,口干,夜间疼痛较甚。双手及膝关节变形,双手掌指关节及腕关节肿热明显,活动受限。舌红苔薄黄,脉细数。诊断:尪痹(风湿热郁,血瘀络阻)。处方:桂枝10g,白芍10g,炙麻黄6g,防风10g,白术10g,苍术10g,制附子10g,生石膏30g,知母10g,山药10g,忍冬藤30g,青风藤10g,络石藤10g,蜂房10g,全蝎10g,炙甘草10g,生姜3片。治疗1周后,关节肿痛明显改善,畏寒汗出等症消除。守方随证加减,调理3个月,患者病情大为好转。

参 考 文 献

[1] 马顾全,刘晏,汪悦.汪悦教授运用经方治疗类风湿关节炎经验撷萃[J].风湿病与关节炎,2016,5(7):30-33.

[2] 王建伟,石印玉.石印玉运用经方辨治伤科疾病经验[J].上海中医药杂志,2015,49(9):26.

[3] 赵明锐.用桂枝芍药知母汤加减治疗关节痛[J].上海中医药杂志,1965,10(1):30.

[4] 龚志贤.龚志贤临床经验集[M].北京:人民卫生出版社,1984:147-148.

[5] 王付.桂枝芍药知母汤方证探索与实践[J].中医药通报,2015,14(3):18-19.

[6] 高社光,刘建设.路志正教授运用经方治疗风湿类病经验[J].世界中西医结合杂志,2006,1(3):130-132.

[7] 裴正学.裴正学医学经验集[M].兰州:甘肃科学技术出版社,2003:321-322.

[8] 矢数道明.汉方临床治验精粹[M].北京:中国中医药出版社,2010:165.

[9] 冯世伦.胡希恕[M].北京:中国中医药出版社,2001:49-50.

[10] 吴大真,李剑颖,杨建宇.国医大师经方临证实录[M].北京:中国医药科技出版社,2014:42.

[11] 王四平,吕淑静,吴中秋,等.李士懋论汗法[J].中医杂志,2013,54(4):283-285.

九、黄芪桂枝五物汤

（一）经方原文

《金匮要略·血痹虚劳病脉证并治》

血痹阴阳俱微，寸口关上微，尺中小紧，外证身体不仁，如风痹状，黄芪桂枝五物汤主之。

黄芪三两　芍药三两　桂枝三两　生姜六两　大枣十二枚

上五味，以水六升，煮取二升，温服七合，日三服。

（二）经方功效

补益气血，通阳除痹。

（三）经方释义

黄芪桂枝五物汤是治疗血痹证的主方，由桂枝汤去炙甘草，加黄芪倍生姜而成，治疗因气虚血滞导致的肌肤肢体麻木不仁等病症。其病多发生于"尊荣人"，这类人群外表肌肉丰盛，但由于平素缺乏锻炼和劳作，以致筋骨脆弱，腠理疏松，卫外不固。稍事劳动则易汗出，即使感受轻微风邪，亦足以引起血行痹阻。故本方主要针对气血亏虚、感受外邪、阳气受阻、血行不畅所致的痹证治疗。辨证则着眼于"阴阳俱微""身体不仁"的症状，脉象以微为主，表明营卫气血俱不足，不仁者，肌体顽痹，肢节麻木兼有疼痛不适。方中黄芪甘温补气，顾护卫气而为君药；桂枝、芍药解表通阳，滋液敛阴，营卫同治，共为臣药；倍用生姜，兼用大枣，以调和营卫，而为佐药。诸药合用共奏益气助阳、和血行痹之功效。本方益气专取黄芪，取其补外之功。人参补内，甘草补中，故弃而不用。

（四）经方治痹

1. 类风湿关节炎　患者，女，55岁。双手腕、手指及双膝关节疼痛1年。1年前患者于劳累后出现双手腕、手指及双膝关节对称性疼痛、肿胀、活动受限，晨僵明显，诊断为类风湿关节炎。患者症同上述，伴神疲乏力，形体消瘦，面色无华，纳差，舌质淡红，苔薄白，脉沉细。李济仁[1]诊断为痹证，辨证为风寒湿痹。治法:温经散寒,祛湿通络,活血止痛。方以黄芪桂枝五物汤加减。处方如下:黄芪30g,桂枝10g,赤芍15,当归15g,淫羊藿15g,鸡血藤15g,大血藤15g,制川乌10g(先煎),制草乌10g(先煎),雷公藤10g(先煎),苦参9g,焦三仙各15g,青风藤10g。服用14剂后,患者疼痛及关节肿胀减轻,仍有晨僵,活动受限,食欲渐增,舌脉同前。方已奏效,前方加威灵仙15g、三七10g,继服14剂。诸症明显好转关节肿痛消失,时见晨僵,病情逐渐缓解,正气渐复,痹闭已获宣通。原方加减,以善其后,加秦艽15g,继服3个月。

张荒生[2]运用黄芪桂枝五物汤治疗81例类风湿关节炎患者取得较好疗效。张氏临证发现,类风湿关节炎患者除表现为关节肿痛畸形外,常伴有面色萎黄,气短懒言,形体消瘦,唇爪色淡,舌质淡红或有瘀斑,苔薄白,脉细弱或细涩等气血两虚的全身表现,故其认为正气不足为本病发病的根本。机体卫外不固,腠理不密,感受风寒湿邪,外邪痹阻经络,气血运行不畅。习用处方为:黄芪15g,桂枝10g,白芍10g,当归10g,川芎10g,三七15g,三棱15g,莪术10g,片姜黄10g,丹参15g,全虫10g,蜈蚣2条,大枣6枚。本方用黄芪、桂枝补益正气、温阳固表,配伍大量活血化瘀药,强调标本兼顾,扶正不留瘀,祛邪不伤正,使风湿得解,气血得行,瘀去络通,湿去筋舒,则经脉通利,肌肤筋骨得养,痹证可愈。

2. 强直性脊柱炎 彭智平[3]总结全小林运用黄芪桂枝五物汤治疗强直性脊柱炎经验。对于疼痛明显的患者,全氏善用九分散(九分散:麻黄、制马钱子、制乳香、制没药)治疗,确有疗效。

患者,女,25岁,患强直性脊柱炎8年。患者2年前开始腰痛范围加大,晨僵加重。刻下症见:腰骶、双髋关节疼痛明显伴有麻木,晨僵明显,肌肉酸痛。夜寐多梦,多噩梦,性急,易怒,易疲劳,不欲多言,皮肤易瘀斑。关节怕风,汗出多。舌苔厚微腻底瘀,脉沉细弱,右尺偏弱。处方一:黄芪30g,桂枝9g,白芍15g,鸡血藤30g,狗脊30g,杜仲30g,骨碎补30g,补骨脂30g,阿胶珠(烊化)9g,龟板胶(烊化)9g,鹿角胶(烊化)9g,黄柏15g。28剂。水煎服,每日1剂,分早晚两次服。处方二:麻黄0.2g,制川乌0.3g,制乳香、制没药各0.2g,制马钱子0.1g,28剂。上药打为散,用处方一汤剂送服,每次1g,每日3次。患者服药1个月后,睡眠明显好转,腰骶、髋关节疼痛减轻,麻木消失,体力改善,苔薄白,底瘀,脉细弦数。处方一基础上加独活30g、淫羊藿15g,处方二不变,继服1个月,患者感腰骶疼痛、肌肉酸痛皆明显减轻,晨僵减轻几近一半,脉数偏弱。后以水丸善后调理,病情稳定。

3. 硬皮病 患者,女,57岁。双上肢皮肤发硬,眼干口燥10年。曾先后诊断为肢端硬皮病、干燥综合征。双手指皮肤绷紧发亮,色白,手背至上臂、颈、面部皮肤变硬,手部关节僵硬,张口困难,面部表情固定。现双上肢冷痛,眼干涩,唇干口燥,舌体僵硬,舌质干红无苔,脉沉细。中医诊断:皮痹(阴阳两虚,脉络瘀阻)。西医诊断:肢端硬皮病合并干燥综合征。治则:温经通络,益气养阴。方药:黄芪30g,太子参12g,黄精15g,南沙参30g,制麻黄6g,淡附片9g,细辛3g,桂枝9g,白芍30g,鸡血藤30g,水蛭9g,土鳖虫9g。服药30剂后,诸症好转,但仍感双手胀麻不适。前方加羌活9g、片姜黄9g、生地黄15g,28剂,水飞为丸,每次6g,日服3次。药后症状基本消失,皮肤变软。此后2年秋冬季,各随症加减继服丸剂2个月。现双上肢关节活动正常,表情自如,眼润,舌体活动灵巧。

刘洁萍、仝小林[4]认为本案患者发病时间较长,治疗宜重在顾本,以益气养阴温经为主,兼祛瘀通络,以黄芪桂枝五物汤加味。方中黄芪、太子参、黄精、南沙参、白芍益气养阴,补虚益损;制麻黄、淡附片、细辛、桂枝温阳散寒通痹;鸡血藤、水蛭、土鳖虫养血活血,祛瘀通络;加生地黄养血凉血,诸药配伍,共奏温补通调之功。

4. 干燥综合征 患者,女,53岁。劳累后心慌气短13年,口眼干燥3年,确诊为干燥综合征。现口、眼、鼻、皮肤均干燥无津,咽干,食物需用水送。唇甲苍白,双手指肿痛不温,遇冷变白变紫,疼痛加重。精神极差,乏力,心慌,气短,胃痛,双下肢凹陷性水肿。舌淡嫩有齿痕,苔薄白,脉沉细,脉律不齐。辨证为心气不足,气虚血瘀,寒湿阻络。处方:黄芪30g,当归、桃仁、红花、地龙、桂枝、水蛭、党参、麦冬、五味子各10g,丹参、鸡血藤各30g,桑寄生20g。加减服药2月,患者口干眼干消失,能进干食。随症加细辛、羌活、苏木、刘寄奴等药再治半年,诸症均愈,将原方配制丸药常服,以资巩固,迄今稳定。

董振华[5]观察到大部分干燥综合征患者不仅可表现瘀血征象,而且实验室检查存在血液流变学异常,故以活血化瘀为法治疗该病能取得较好疗效。导致血瘀的主要原因包括:因虚致瘀,因燥致瘀和因郁致瘀。

5. 腰椎骨关节炎 患者,女,47岁。右腿疼痛憋困已月余,诊断为腰椎骨质增生。近日,因遇冷病情增重,右腿疼痛如锥刺,日夜难忍。食欲尚可,二便如常,舌苔薄白,脉象沉紧。此为风寒侵袭经络,以寒邪为主之痛痹,治宜散寒祛风,温通经络。处方:黄芪15g,桂枝10g,白芍10g,生姜3片,大枣3枚,当归12g,川芎10g,川牛膝10g,独活10g,桑枝21g,苍术10g,木瓜10g,鸡血藤

10g,秦艽 10g,威灵仙 10g。服上方 2 剂,右腿疼痛、憋困显著减轻,已能安睡,但自觉气紧,苔薄白,脉象沉而迟缓。上方加枳壳 6g、苏梗 10g、陈皮 6g。服上方 2 剂,右腿疼痛完全消除,气紧减轻,但右腿仍有发冷、发麻等不适之感。苔薄白,脉沉缓,上方加黄芪为 18g,继服 2 剂,诸症均安。继服骨质增生丸巩固疗效。

张子琳[6]认为按照中医辨证论治,黄芪桂枝五物汤可以很好地缓解腰椎骨质增生所导致的腰腿痛及麻木的症状。

6. 颈椎病 患者,女,68 岁。患者近年来左上肢麻木时作。1 月前因祖臂入睡,空调开放,晨起左上肢麻木加重,并出现疼痛不能上举。就诊时,左上肢上举不及 90°,扶之抬举则疼痛难忍,舌苔薄白,脉沉弱。脉证合参,系老年气血亏虚,营卫不和,复感冷气,致气血运行不畅形成血痹,证属营卫不和。方用黄芪桂枝五物汤治之。黄芪 30g,桂枝 10g,炒白芍 10g,生姜 10g,大枣 10 枚,羌活 5g,防风 10g,炒白术 15g,炙甘草 10g。服 12 剂,左上肢麻木已除,但疼痛尚未全解。上方加秦艽 10g,继服 10 剂,疼痛明显缓解。遂将上方药物用蜂蜜、鹿角胶制成滋膏剂善后。服用半月,疼痛消失。

《素问·五脏生成篇》云:"卧出而风吹之,血凝于肤者为痹"。此即血痹。其证候主要是局部肌肉麻痹而无疼痛,如为血痹重证,亦有疼痛感。《金匮要略》中黄芪桂枝五物汤为治疗血痹之主方。方取黄芪益气,桂枝温经,芍药养血,姜枣散风祛寒。全方以温煦阳气为主,阳气温和,则血脉自然通畅。毛德西[7]认为本案为血痹之重证,故在原方基础上,加入羌活、防风及秦艽祛风通络止痛,白术、甘草培土使药力达于肢体。后制成滋膏剂服用,温阳而不燥,润脉而不腻,使残留风邪徐徐除之。

7. 产后痹 患者,女,26 岁。产后二十余天,周身关节疼痛,尤以腰骶部及下肢膝、踝关节为甚,腰脊重坠胀痛,得温则略舒,遇寒则加剧,下肢关节屈伸不利,行走困难,头晕头痛,心悸耳鸣,胃纳欠佳,面色萎黄,苔少,舌淡,边有瘀点,脉虚细无力。证属以虚为主,虚实夹杂之变。治宜益气养血,佐以壮腰活络。处方:桂枝 6g,白芍 6g,黄芪 20g,当归 12g,鸡血藤 20g,制附子 10g(先煎),杜仲 15g,骨碎补 15g,川牛膝 6g,生姜 10g,大枣 10g。连服 3 剂。二诊时,症情徘徊,仍嘱再服上方 3 剂,并用鲜山苍子叶 60g,鲜大风艾叶 100g,松节 60g,煎水熏洗,每天 1~2 次。三诊:经过内服、外洗并用,疼痛明显减轻,下肢关节已基本能屈伸。仍守上法治疗。四诊:肢节疼痛基本消除,胃纳转佳,可以入寐,脉细,苔薄白,舌质淡红。拟用养血壮腰之法,以善其后。

班秀文[8]认为产后痹具有以虚为主、虚实夹杂的特点。其治疗之法,总以扶正养血、活络止痛为着眼点,然后分清其偏虚、偏瘀或感受外邪,而采取不同的方法。如症见遍身关节疼痛,肢体酸软,腰骶坠痛,麻木重着,头晕心悸,面色萎黄,舌苔少,舌质淡红,脉细弱无力者,此属产时失血过多,营血不足,诸节空虚、筋脉失养的病变。治宜养血益气,佐以温通止痛,以黄芪桂枝五物汤加制附子、当归、川芎、秦艽治之。如遍身肢节疼痛,以腰骶部酸痛明显,牵及下肢膝、踝关节亦痛,入夜则闪痛,按之痛剧,恶露量少或不下,色紫黯,舌边尖有瘀点,脉沉涩者,此属败血不尽,瘀血内阻,经脉通行不畅之变,治宜养血化瘀、疏通经络之法,以身痛逐瘀汤加鸡血藤、桑寄生、威灵仙治之。如遍身诸节疼痛,关节屈伸不利,或肿胀麻木,重着不举,得热则舒,遇寒加剧,或游走不定,疼痛剧烈,宛如针刺,伴有发热恶寒,舌苔薄白,舌质淡,脉浮紧或细弦缓者,此属产后气血亏损,百脉空虚,风寒湿之邪乘虚侵袭,留滞筋脉关节之变,治宜温经散寒、养血通络之法,以当归四逆汤加黄芪、防风、威灵仙治之。证有所偏,当有加减。如偏于湿,则麻木重着加重,可加苍术、炒薏苡仁;偏于寒则肢节疼痛剧烈,可加用巴戟天、制附子;偏于风,则疼痛游走不定,可加秦艽、防风、羌活之类。

8. 筋痹 患者,男,49岁。左肘部上下半尺许疼痛不适半年,甚或手指麻木,神倦乏力,胃纳如常,脉息软微。拟调气和营,宣通经络。处方:黄芪9g,桂枝9g,当归6g,片姜黄6g,苏梗9g,白蒺藜9g,炒桑枝9g,丝瓜络6g,炙甘草3g,葱茎3枝,清酒30g。服用3剂,患者疼痛已减,指麻亦微,药已有效,宜因势利导,原方加减主之。原方去白蒺藜,加红花6g。再进3剂。

吴考槃[9]认为此病因劳役过度,邪阻局部经络,气血失运所致。《灵枢经》所谓"肺脉入肘中""心脉入肘内""肺心有邪,其气留于两肘"是也。吴氏指出治病之法,无论治寒治热,治气治血,须使邪有出路,为唯一要法。方以黄芪益气,苏梗行气,蒺藜去恶血,当归和血,桂、酒等通经达络,姜黄善治臂痛以引之,葱茎辛散,通宣邪气以出之。服而有效,固其所宜。

患者,男,42岁。劳累出汗,卧出感受风邪,初则上肢肩部沉重,酸痛,不以为意。近二日来,上肢麻木,怕冷,酸痛,右上肢抬举困难,患者面色㿠白,舌淡白而润,脉沉。证属血痹,以黄芪桂枝五物汤加味:黄芪24g,桂枝、白芍、制附子各9g,大枣7枚,生姜5片。连服5剂,上肢疼痛麻木大减,续原方再进5剂,遂愈。

姜春华[10]认为本例为体劳而汗出,正气已虚,风邪侵袭,故见肌肉麻木,若风邪较重,也可发生疼痛,故《金匮要略》记载:"如风痹状。"本例加附子配桂枝温通血脉,祛寒止痛,药证相符,疗效显著。

(五)经方体悟

黄芪桂枝五物汤是治疗血痹的主要方剂,因其疗效显著,常用于痹病的治疗。血痹实为气血亏虚型的痹证,多由于气血不足,气虚阳气不运,血行痹阻,肌肤不得温煦,四肢百骸不得濡养而致。临床使用该方时需要抓住两个要点,一是患者的体质;其次是以不仁为主,兼有疼痛的症状。患者常为黄煌所言"尊荣人"体质,该类人群可见形体肥胖,肌肉松软,动作不灵活,伴有少气懒言,神疲气短,动则易汗出的症状。准确辨识患者的体质,是合理运用本方的前提。朱丹溪也强调辨人用方,本方"肥白而多汗者为宜,若面黑形实而瘦者,服之令人胸满"。患者突出的症状为"肌肉麻木不仁,亦可兼有酸痛"。临床可运用本方治疗以肢体麻木不仁、感觉障碍或异常为主症的疾病,如雷诺综合征、血管闭塞性脉管炎、大动脉炎、皮肌炎等。或者以肢节疼痛无力、运动障碍为特征的疾病,如坐骨神经痛、颈椎病、肩周炎、类风湿关节炎等。方中黄芪用量宜大,初始剂量可用至 30g,大剂量时可用至 60~90g,以提高疗效。生姜的作用也同样不可忽视,原方用六两,为黄芪、芍药、桂枝的二倍。生姜可以促进周围血液循环,服后全身温暖,引起发汗,能够祛风散寒,通血痹。方中桂枝、生姜为外药,芍药、大枣为内药。本方可看作桂枝汤去甘草、重用生姜再加黄芪。去甘草则方剂走里之力减弱。重用生姜,则方剂更趋走表。黄芪走表善补外,吉益东洞谓之主"肌表之水"。黄芪桂枝五物汤以"调养营卫为本,祛风散邪为末"(《医宗金鉴》),扶正以祛邪。临床应用本方时,可以加桃仁、红花、川芎、当归、赤芍、丹参等活血化瘀的药物,以增强疗效。麻木重者加全蝎、僵蚕;风寒痹阻者,肢节酸困疼痛,遇寒加重,腰膝酸冷,舌淡胖,苔白沉弱无力,加乌头、羌活、独活;病在上肢者加葛根、桑枝、片姜黄;病在下肢加牛膝、木瓜等。本方对气血两虚、寒湿痹阻脉络者有较好疗效。若邪实过盛,脉洪大而弦有力,心烦口渴者不宜。病人多怒,肝气不和者也非所宜。服用本方过程中,如患者出现肢体麻木减轻,而疼痛增剧者,多系气冲病灶、脉络将通之佳兆,可守方继服。

(六)经方验案

患者,女,53 岁。因颈项疼痛伴右上肢麻木 1 月就诊。患者 1 月前因感受风寒,出现颈项部疼痛不适,后逐渐出现右上肢麻木感,症状进行性加重,遂来我院就诊。刻下:患者形体肥胖,面白无华,肌肉松软,动则易汗出。患者颈项疼痛,僵硬不适,右侧为甚,后背部牵掣疼痛,伴有右上肢疼痛麻木不适,尤以右侧拇指及食指麻木较甚,夜间症状明显。无头昏头痛等症状。查体:舌淡胖,苔白滑,脉沉。诊断:颈痹(气血不足,风寒阻络)。治以补益气血,温阳通络。处方:黄芪 30g,桂枝 10g,白芍 10g,生姜 6 片,大枣 15g,当归 15g,川芎 10g,葛根 30g,羌活 10g,片姜黄 10g,蜈蚣 2 条。服用 7 剂后疼痛明显减轻,麻木症状缓解。继服半月,疼痛麻木均好转,精神转佳,汗出减少。

参考文献

[1] 李艳,刘永坤. 李济仁教授辨治痹证经验集萃[J].北京中医药大学学报,2007,14(5):21-23.

[2] 张荒生,王艺苑. 黄芪桂枝五物汤加味治疗类风湿关节炎临床疗效观察[J].湖北中医杂志,2013,35(2):18-20.

[3] 彭智平,周强. 全小林辨治强直性脊柱炎经验[J].河南中医,2013,33(7):1040-1041.

[4] 刘洁萍,全小林. 肢端硬皮病治验[J].湖南中医杂志,2003,19(4):29.

[5] 董振华. 活血化瘀法在干燥综合征中的应用[J].北京中医药,2001,20(3):9-11.

[6] 赵尚华,张俊卿. 张子琳医疗经验选辑[M].太原:山西科学技术出版社,1996:220-221.

[7] 毛德西. 痹症辨治4则[J].河南中医,2005,25(11):72-73.

[8] 李莉. 国医大师班秀文学术经验集成[M].北京:中国中医药出版社,2010:500-501.

[9] 吴考槃. 医学求真[M].北京:中国医药科技出版社,1990:184.

[10] 姜春华,戴克敏. 姜春华经方发挥与运用[M].北京:中国中医药出版社,2012:30-31.

十、当归四逆加吴茱萸生姜汤

(一)经方原文

《伤寒论·辨厥阴病脉证并治》(351、352)

手足厥寒,脉细欲绝者,当归四逆汤主之。若其人内有久寒者,宜当归四逆加吴茱萸生姜汤。

当归三两　芍药三两　甘草二两(炙)　通草二两　桂枝三两(去皮)　细辛三两　生姜半斤(切)　吴茱萸二升　大枣二十五枚(擘)

上九味,以水六升,清酒六升和,煮取五升,去滓。温服五服。一方,水酒各四升。

(二)经方功效

养血通脉,温散久寒。

(三)经方释义

本方是在当归四逆汤的基础上加吴茱萸、生姜组成。当归四逆汤及本方均是治疗厥阴病血虚寒凝证的主方。如果患者内有久寒,兼有胃脘疼痛、水饮呕逆者当以本方为宜。当归四逆加吴茱萸生姜汤为经脏两温之方。厥阴为体阴用阳之脏,肝主藏血,忌燥药劫肝阴,虽是久寒,只用吴茱萸及生姜,而不用附子、干姜之属。如是少阴阳虚,姜附干燥之品就较为适宜。吴茱萸性辛热,直达厥阴,温脏而散寒;生姜性辛温,行阳气而达于肌表,更兼以清酒,借其通达之性,引诸药以入经络,通内达外,散久伏之寒。

(四)经方治痹

1. **雷诺综合征**　患者,女性。患者两手发紧、麻木、厥冷、抽搐,发绀,3个月前两手指尖发白,继而青紫、麻木,放入热水中则痛,诊断为雷诺现象,后右手食指末梢指肚发现瘀血青紫小点,逐渐扩大如豆粒,日久不消,最后破溃,溃后日久,稍见分泌物,创面青紫,现已2个月,经外敷药物治疗不效。诊其两脉细弱,舌尖红,两侧有白腻苔,双手置于冷水中经5分钟后指肚变黯,10分钟后指肚即现发绀,15分钟后发绀更加明显,尤以中指为甚。投以当归四逆汤以通阳和营:当归9g,细辛3g,木通1.5g,白芍6g,炙甘草4.5g,桂枝6g,大枣5枚。服药3剂手指遇冷则青紫如前。唯左脉现紧象,前方加吴茱萸4.5g、生姜6g,同时针刺足趾相应部位出血。前方共服16剂,指肚发紫大为减退,右手食指创口愈合,舌两侧之苔渐退,脉稍见有力。守前方又服17剂,手指创口愈合未发,指肚入冷水试验疼痛减轻,脉已渐大,舌两侧白腻苔已不甚明显。唯于晨起口干,右侧腰痛。原方当归、芍药各加3g,又服6剂,停药观察。

岳美中[1]认为此证特点为两手发紧、麻、凉、发绀,甚至形成坏疽、脉细弱等症,当属厥阴病,厥阴经最里,外邪侵入则阴血阻滞,不能荣于四末,故现脉细肢厥之症。当归四逆汤方中以当归为主,以和其周身之血脉;以桂、芍和荣卫之气;佐以细辛通表里上下之经络;使以木通开内外之孔窍;又以大枣补中宫而增血液;甘草和诸药而益中气。综合观之,可谓通阳和营之方。服药 3 剂后诊得脉紧则加吴茱萸、生姜,取其温肝暖下、泻其寒实之邪,如此周身经络皆可通和,无需参芪之补、姜附之峻,而脉微、肢厥、发绀、坏疽等症,均可得以消失。

2. 硬皮病　患者,女,20 岁。患者 7 岁时发病,8 岁被诊断为硬皮病。患者消瘦,脸色苍白,与同年龄者不相称。最显著的是右大腿内侧肌肉完全硬化凹陷,有黑褐色色素沉着,皮下组织萎缩,触到粗糙皱纹,像树皮那样发硬。两足后跟内侧也有硬化和色素沉着而凹陷。右乳房内侧也有一片状硬化和黑褐色凹陷。乳房发育不良。食欲正常,大便 2~3 日 1 次,月经正常,经期稍有疼痛。主诉为每患感冒就出现寒证。长期以来头发中心部位有斑秃。脉弱沉。针对脉沉、寒证、皮肤干燥而予当归四逆加吴茱萸生姜汤和外用紫云膏治疗。以后继续服药半年,患者脸色比初诊时大有好转,皮肤出现光泽,硬皮部位的皮下组织萎缩变软,凹陷也有好转。

矢数道明[2]认为当归四逆加吴茱萸生姜汤中,当归顺血行,补血;桂枝顺气,与当归协同顺气血;细辛温表的寒冷,顺毛细血管血行;木通化气血的停滞;大枣也能顺血行;吴茱萸、生姜治久寒,并指出该方有恢复皮肤营养的疗效。

3. 系统性红斑狼疮　李可[3]运用当归四逆加吴茱萸生姜汤治疗红斑狼疮验案。患者,女,15 岁。患红斑狼疮 3 个月,今冬寒潮时顿觉指趾冷痛、青紫、僵硬,四肢关节痛,不能屈伸,手足背潮红作痒,每日午前,阵阵面色酡红,鼻颊部出现蝶形红斑,过午则渐渐隐去。自幼体弱多病,极易感冒,每冬冻脚,嗜食生冷,口渴即饮冷水。月经延期,脐周绞痛,色黑多块,带多清稀,脉沉细涩,舌淡胖有齿痕。证属先天肾气怯弱,藩篱失固,寒邪由表入里,深伏血分。日久,陈寒痼冷盘踞胞宫,冲、任、带脉俱病。复暴感外寒,致血脉痹阻。遵伤寒治厥阴脏寒之法,用当归四逆汤,内有久寒,合吴茱萸生姜汤;每日午前一阵面赤如醉,真阳有外越之险,更加附子、肉桂,直温少阴。全方重用当归,温润通脉;重用细辛,直通厥阴。合为温内解外、开冰解冻之剂。顽症痼疾,当用重剂:当归 50g,桂枝、白芍各 45g,炙甘草、通草各 30g,细辛 45g,吴茱萸 50g(开水冲洗 7次后入煎),附子 30g,企边桂 10g,鲜生姜 125g(切),大枣 25 枚(擘)。加冷水 1 200ml,黄酒 500ml,文火煮取 600ml,日分 3 次温服,3 剂。上方服 1 剂,指、趾关节冷痛已愈。3 剂服完,肢端青紫亦退,唯觉活动尚不甚灵活。

4. 腰痹 患者,男,43 岁。患者诉晨起腰痛 3 年余,近日加重,每日清晨腰痛难忍,起床下地活动后则逐渐减轻,平素怕冷,神情倦怠,且口干口苦,舌质淡,边尖有齿痕,脉沉迟。中医诊断:腰痛。证属血虚寒凝,肝脉不通。治以温经散寒,通络止痛。处方:当归 30g,桂枝 30g,白芍 20g,生姜 30g,大枣 30g,炙甘草 20g,细辛 20g,吴茱萸 20g,白酒 70ml。服用 4 剂后,患者感腰痛大减,且口干口苦亦明显减轻。因其病情迁延,久病及肾,遂予巴戟天、肉苁蓉、淫羊藿、菟丝子、老鹿角等温肾壮阳、填精补髓之品,3 剂收功。

曾辅民[4]认为患者病程长达 3 年之久,平素怕冷,神差,舌淡有齿痕,乃阳虚寒凝、气血不足之征象。足厥阴肝经布胁肋,在腰部与带脉相连。患者寒湿内阻,寒为阴邪,其性凝滞,阻碍气血运行,加上早晨阳气微弱,肝木之气的升发受阻,故肝经循行部位疼痛不已,正如《内经》所言“不通则痛”。再者,“肝者罢极之本”“肝主筋”,患者气血不足,筋失濡养,不荣则痛。活动以后阳气得以舒展,气血稍得通畅,故痛减。肝与胆相表里,寒凝内阻,胆气上逆则口苦、口干。此乃血虚内有久寒,寒凝肝脉,脉络不通之证。

(五) 经方体悟

本方为当归四逆汤加吴茱萸生姜而成,有温经散寒、养血通脉、温肝暖胃、降浊止呕之功,其辨证要点为“手足厥寒,脉细欲绝,素有寒饮”,主治血虚寒凝、阳虚脏冷、经脉不利之证。痹病患者中,肢节冷痛,形寒畏寒,脉细者较为常见,可予当归四逆汤治疗。如果兼有寒饮停蓄、呕吐上逆者,则加用吴茱萸、生姜,一温厥阴之脏,一温玄府之表,降逆止呕,温脏散寒,可见此处寒饮当为“内有久寒”所致。“脉细欲绝”,此处脉“细”与脉“微”相对,细者,小也,为阴血虚;微者,薄也,为阳气虚。阴血虚,以当归补之,阳气虚,以附子壮之。故当归四逆加吴茱萸生姜汤以当归为君药,以建养血活血、除痹止痛之功。方中细辛用量可依据临床病证之轻重而酌情加减,不须胶着于“细辛不过钱”之说,适当增加细辛用量可提高疗效。吴茱萸辛苦燥烈,患者服后有咽喉干涩的感觉,与吴茱萸辛辣刺激有关,故方中大量使用大枣,可缓解该不良反应,且大枣可补血养荣,以助当归养血之功。临证可用黄酒和水一同煎煮,更有利于药物有效成分的煎出,引导诸药直达病所,以增温通经脉、活血散寒之功效。本方为攻补兼施之剂,而以攻为主,故使用本方时应注意中病而止,不要过剂。寒邪易祛,阴血难复,后期可予以养肝补血之剂以善后。

（六）经方验案

　　患者,女,64岁。因腰痛伴呕吐清水半月就诊。患者半月前出现腰部酸胀疼痛,活动后疼痛加重,下肢无明显牵掣疼痛。患者畏寒,腰部冷痛,自行予以热敷后,疼痛可以缓解。肢体畏寒,手足不温,冬季常发生冻疮。脘腹胀满,时呕吐涎沫清水,嗳气连连,食少体倦。舌淡苔白,脉滑细。诊断:腰痹(血虚寒凝,饮停中脘),处方:当归10g,桂枝10g,白芍10g,细辛6g,通草6g,吴茱萸6g,大枣10个,炙甘草6g,生姜5片。服用1周后,患者腹胀呕吐涎沫明显好转,半月后疼痛明显减轻,腰部活动不受影响。

参 考 文 献

[1] 岳美中,陈可冀.岳美中医学文集[M].北京:中国中医药出版社,2000:411-412.

[2] 矢数道明.医学文选·温知堂经验录[M].南宁:广西医学情报研究所,1987:38-39.

[3] 李可.李可老中医急危重症疑难病经验专辑[M].太原:山西科学技术出版社,2002:202-203.

[4] 李倩.曾辅民运用当归四逆加吴茱萸生姜汤经验举隅[J].广西中医药,2008,31(6):30-31.

第二章 柴胡汤类方

一、小柴胡汤方

(一) 经方原文

《伤寒论·辨太阳病脉证并治》

伤寒五六日,中风,往来寒热,胸胁苦满,嘿嘿不欲饮食,心烦喜呕,或胸中烦而不呕,或渴,或腹中痛,或胁下痞硬,或心下悸、小便不利,或不渴、身有微热,或咳者,小柴胡汤主之。(96)

柴胡半斤　黄芩三两　人参三两　半夏半升(洗)　甘草(炙)　生姜(切)各三两　大枣十二枚(擘)

上七味,以水一斗二升,煮取六升,去滓,再煎取三升。温服一升,日三服。若胸中烦而不呕者,去半夏、人参,加瓜蒌实一枚;若渴者,去半夏,加人参,合前成四两半、瓜蒌根四两;若腹中痛者,去黄芩,加芍药三两;若胁下痞硬,去大枣,加牡蛎四两;若心下悸、小便不利者,去黄芩,加茯苓四两;若不渴,外有微热者,去人参,加桂枝三两,温覆微汗愈;若咳者,去人参、大枣、生姜,加五味子半升、干姜二两。

血弱气尽,腠理开,邪气因入,与正气相搏,结于胁下。正邪纷争,往来寒热,休作有时,嘿嘿不欲饮食。脏腑相连,其痛必下,邪高痛下,故使呕也。小柴胡汤主之。服柴胡汤已,渴者,属阳明,以法治之。(97)

(二) 经方功效

和解少阳。

(三) 经方释义

柯韵伯称小柴胡汤为"为少阳枢机之剂,和解表里之总方",是对该方功效的高度概括。小柴胡汤涉及条文繁多,后世医家注释亦多,认识较为一致的是小柴胡汤证病位在少阳,为半表半里之证,病机为邪入少阳,胆火内郁,枢机不利,正邪纷争。其中,"枢"字为少阳病机之关键,"太阳为开,阳明为阖,少阳为枢"(《素问·阴阳离合论》),少阳病出则向表,入则向里,虚则属阴,实则从阳,正与枢之大意相合。诸家对于本方证中"寒热往来"论述尤多,各执一端。97条"血弱气尽,腠理开,邪气因入,与正气相搏,结于胁下。正邪纷争,往来寒热,休作有时",仲景自注柴胡汤证,对寒热往来做了注释。正是由于这种阴阳盛衰、邪正消长拉锯和转化的不稳定状态,故而出现寒热往来的病理表现。小柴胡汤运用中"但见一证便是,不必悉具"亦是历代医家注释重点。"往来寒热,胸胁苦满,嘿嘿不欲饮食,心烦喜呕,口苦,咽干,目眩,脉弦细,苔白"为小柴胡汤主证,"不必悉具"是仲景强调的重点,实指只要目前疾病病机符合小柴胡汤证,不需要所有症状均出现,"但见一证便是",就可以使用小柴胡汤治疗,此即李培生所言"使用经方,既有定法,又有活法"之意。

(四)经方治痹

1. 成人斯蒂尔病 患者,女,27岁。因感冒后高热不退,咽痛,后出现红色斑丘疹、关节痛症状,查血:白细胞 12.0×10^9/L,血沉 47mm/h,C反应蛋白48.6mg/L,抗核抗体1:160。B超:肝、脾轻度肿大,确诊为成人斯蒂尔病。激素治疗后症状改善。患者自行停用激素,又出现发热、皮疹、关节痛等症状。体温37.8℃,关节酸痛,皮肤粗糙未见皮疹,体倦,夜寐差,时觉烘热,口苦,舌质淡红,苔薄,脉弦,证属邪热蕴结,毒瘀痹阻,治以和解枢机,解毒祛瘀,以小柴胡汤加减。处方:柴胡10g,黄芩12g,姜半夏9g,炙甘草9g,大枣15g,桂枝9g,金银花12g,青蒿30g,七叶一枝花18g,僵蚕9g,凌霄花9g,首乌藤30g,小麦30g,炒白芍30g,桃仁12g,佛手10g。二诊:发热减轻,午后为甚,颧部烘热,关节酸痛,口苦,寐差,体倦有所减轻,舌质黯红,苔薄腻,脉细,拟清解芳化,解毒祛瘀,上方去佛手,加茯苓12g、厚朴花9g、赤芍18g,7剂。三诊:体温正常,午后及夜间热甚,关节酸痛,盗汗,体倦,眠差,舌质黯红,苔薄,脉细,上方去厚朴花,七叶一枝花加至20g,加稽豆衣10g、扁豆花10g,14剂。四诊时患者体温正常,诸症好转,唯手足心热,关节酸痛,上方去稽豆衣、扁豆花、柴胡,加银柴胡10g、桑寄生15g。后以滋阴清解之法调治月余而愈。范永升[1]认为,本病多由正气不足,又外感六淫之邪,日久不愈,郁而化热所致。正气不足,不能祛邪外出,使邪气得以留连,而致邪热内蕴。正气虽虚但尚有抗邪之力,邪气不得以内入,邪正相争,郁热蕴于表里之间。邪胜欲入里并于阴则热重,正胜欲拒邪出于表则热轻。故临床见反复发热,热型表现为弛张热或不规则热。皮疹是本病的另一主要表现,临床上多数患者在病程中出现一过性皮疹,多随傍晚发热时出现,并随清晨热退后而消失。因此,认为邪热蕴结于少阳是本病的病理基础。范氏多采用小柴胡汤加减治疗该病。认为柴胡味苦、微寒,透泄与清解少阳之邪,并能疏泄气机之郁滞,使少阳之邪得以疏散为君;黄芩苦寒,清泄少阳之热,为臣药;柴胡之升散,得黄芩之清泄,两者相伍,而达到和解少阳的目的;半夏、生姜和胃降逆止呕;人参、大枣益气健脾;炙甘草助人参、大枣扶正,且能调和诸药为使。诸药合用使邪气得解,枢机得利,则诸症自除。本病热势常较盛,故多合用金银花、连翘、蒲公英、牡丹皮、大青叶、青蒿等以加强清热之力。本病症状反复发作,患者多有毒瘀互结,对此常加以解毒祛瘀药,如七叶一枝花、白花蛇舌草、僵蚕、蜂房、丹参、桃仁、川芎等。

谢海洲[2]认为本病发热的治疗可分为三期。病初期在太阳。急性期发热早期,寒重,或恶寒与发热并重,伴有头痛,咽痛,口渴或不渴,脉或浮或紧或弦;得汗而解如常人,次日再起,此期当属太阳经。治宜麻黄汤、加味香苏散之类加减。寒热间作在少阳。发热中期,恶寒发热每日2~4次,每日多个高峰,头身痛,咽痛,并见瘰疬肿大,此时寒热往来,多数少阳经受病,宜用小柴胡汤和解。热深入里传入阳明。发热日久不退,病势深入,其表证入里化热,高热无间断,病已传阳明经也。仍有表证未解者,高热而无表证,但无便闭者,白虎汤解之;其高热而无表证,但有便闭者,此结聚之热已坚硬,宜承气类下之。谢氏论述更加细致,对于急性期发热的观察尤为仔细,运用伤寒辨证,切中病机,在发热中期,热邪滞留少阳之际,运用小柴胡汤治疗,尤为合适。

2. 类风湿关节炎 患者,女,49岁。患者关节肿痛1年,间断发热2周。刻下症:双手掌指关节、近端指间关节、双腕、双膝关节肿痛,局部皮温增高,晨僵2~3小时,时有发热,最高体温38℃,时感心烦燥热,脘腹满闷。舌质红,苔黄腻,脉弦滑。西医诊断:类风湿关节炎。中医诊断:痹病(脾肾不足,湿热痹阻)。治则:清热除湿,通络止痛。以小柴胡汤加减,方药组成:柴胡10g,黄芩10g,半夏9g,甘草10g,丹参15g,沙参10g,知母10g,忍冬藤15g,白花蛇舌草30g,桑枝10g,片姜黄15g,黄芪15g,白术10g,白芍20g。服用2周,肿痛明显减轻,发热退,继用上方随证加减,症状逐步缓解。

小柴胡汤常用于治疗发热、脘腹胀满、不欲饮食、精神异常等症。周乃玉[3]对于风湿热痹,关节红肿疼痛,不怕风,时感烦热,甚至伴发热等热象,舌质红苔黄,脉弦滑者,应用小柴胡汤加减治疗常获佳效。该患者中年女性,脏腑之气渐亏,感受外邪,日久化热,湿热之邪交争于表里之间。少阳经居表里之间,可出可入,如枢机也。若枢机不利则发生骨繇之病。小柴胡汤是治疗少阳病本证的主方,组方特点寒温并用,升降协调,有疏利三焦、调达上下、宣通内外、和畅气机的作用。周氏在治疗风湿病时,无论何病何期凡见关节红肿疼痛,不怕风,时感烦热,甚至伴发热等热象,舌质红苔黄,脉弦滑者,均应用小柴胡汤加减治之。

3. 皮肌炎　患者,女,36 岁。患者 1 年前因高热,全身不适,眼睑皮疹,下肢肌肉剧痛无力,诊断为急性皮肌炎,经治疗肌肉疼痛基本痊愈。其后每日低热不止,体温在 37~38℃之间波动,胸胁满闷,心烦,夜寐不安,身体虚羸,频频外感,舌边尖红苔白,脉弦。证属少阳气郁发热之证,治当疏肝解郁:柴胡 16g,黄芩 10g,半夏 12g,生姜 10g,党参 10g,炙甘草 10g,大枣 7 枚,当归 15g,白芍 15g。共服 7 剂,热退身爽,诸症亦安。

刘渡舟[4]断本案为"气郁发热",其辨证眼目有二:一是胸胁满闷,心烦不寐,此为少阳枢机不利、气郁不疏之象;二是舌边尖红,脉弦。低热不退又为肝胆之郁热不得宣畅之所致。治疗这种发热,既不能滋阴壮水以制阳光,也不能苦寒直折以泻壮火,唯宗《内经》"火郁发之""木郁达之"之旨,以疏达发散郁火为法,投小柴胡汤治疗,本方为治气郁发热之代表方剂,因久病之后,发热不止,必伤阴血,故加当归、白芍以养血滋阴,兼柔肝气。

4. 幼年特发性关节炎　患者,男,5 岁。发热伴双下肢关节疼痛月余。病前经常发热,体温曾高达 40℃,用激素及抗生素后发热渐退。近 1 个月来,每日傍晚、午后又复发热,体温 37.5~40℃,热前寒战,双下肢关节疼痛,膝部明显,发热时加重,纳食差,口渴不欲饮,小便黄赤,舌红绛,苔焦黄,脉滑数。诊断为幼年类风湿关节炎,中医诊为热痹。治法:和解少阳,清热利湿。处方:柴胡 20g,黄芩 12g,猫爪草 20g,板蓝根 20g,石斛 12g,土茯苓 20g,薏苡仁 20g,生石膏 30g,独活 20g,牡丹皮 15g,海风藤 20g。服药 2 剂热退,服药 6 剂后复诊,左膝、腕关节时痛,屈伸不利,舌红苔黄脉数。上方去柴胡、黄芩,加蒲公英 20g,金银花 20g,牡丹皮 20g。

张鸣鹤[5]根据小儿生理病理特点,将本病分为邪痹少阳,枢机不利,热毒炽盛、邪痹关节,余毒未尽、气虚血瘀 3 型治疗,取得满意疗效。其中邪痹少阳枢机不利证型多见于幼年类风湿关节炎全身型。症见弛张高热,伴有寒战,口渴汗出,皮疹鲜红,小便黄赤,大便干,关节对称性红肿热痛,舌红,苔黄腻,脉滑数。治法:和解少阳,清热利湿。用小柴胡汤合土茯苓饮加减:柴胡、黄芩、金银花、板蓝根、茵陈、土茯苓、海风藤、甘草。

5. 白塞综合征 患者,女,41岁。患者于8年前确诊为白塞综合征、干燥综合征、自身免疫性肝病。曾服用激素、雷公藤、中药后,症状未见缓解。刻诊症见口腔溃疡,阴部溃破不愈,左眼发红疼痛,口干,泪少,胸闷乏力,头晕,舌有瘀点苔薄,脉弦细。辨证为气阴亏虚,肝经瘀滞,施以疏肝理气、活血和络、养阴清热之法,方用小柴胡汤加减:炒柴胡5g,黄芩10g,黄连4g,天麦冬各10g,南北沙参各15g,郁金10g,枳壳10g,丹参10g,生石膏30g,垂盆草40g,甘草6g。原方加减调理3个月病愈。

金实[6]善用疏、清、化、补四法治疗风湿免疫系统疾病。"疏"即指疏肝解郁,用小柴胡汤使肝木条达。"清"即指清热解毒,清肝泻火,清热凉血,清热燥湿。"化"指芳香化湿,淡渗利湿,活血化瘀。"补"指柔养肝阴,以缓胁痛隐隐、胀痛、头昏等症状。

6. 干燥综合征 患者,女,62岁。患者4年前无明显诱因出现眼干,未予重视。其后眼干逐渐加重,伴口干、乏力,当地医院诊断为原发性干燥综合征。近1年来,眼干症状逐渐加重,春天重,冬天轻。就诊时患者眼干,哭时无泪,畏光,视物模糊,伴口干,吞咽干食不需饮水,乏力,心烦,纳呆,眠差,大便干结,小便调。舌红苔薄黄,脉细数。中医诊断:燥痹(肝血亏虚,肝火上扰)。治以清肝明目,滋水涵木。方选小柴胡汤合二至丸加减。处方:柴胡6g,黄芩10g,炒栀子10g,菊花15g,密蒙花10g,女贞子10g,墨旱莲10g,山萸肉15g,五味子10g,石斛30g,玄参10g,当归15g,白芍30g,黄芪15g,金银花30g,连翘15g,穿山甲10g,丹参15g,炒酸枣仁30g,甘草6g。服用上方2个月后,眼干明显减轻,砂砾感亦减。

冯兴华[7]认为干燥综合征的治疗当以清肝明目、滋水涵木为大法。女子以肝为先天,经历经、孕、胎、产,精血暗耗,肝血亏虚,双目失养而致双眼干涩,视物模糊。另一方面,肝体阴而用阳,藏血而化生和涵养肝气,使之冲和畅达,发挥其正常的疏泄功能。若肝血亏虚日久,失其疏泄之职,致气机郁结,化火上扰目窍,则使眼干加重,甚则目赤肿痛;肝火上扰心神,则见心烦,眠差。因此,辨证施治当以清肝明目、滋水涵木为要。小柴胡汤可疏肝解郁,二至丸可滋阴益肾以滋水涵木,共治患者口干眼干之症。

7. 系统性红斑狼疮 患者,女,22岁。患者3年前无明显诱因出现发热伴面部蝶状红斑,脱发,光过敏,蛋白尿,当时予以激素及免疫抑制剂治疗,蛋白尿得以控制,但发热伴面部红斑症状仍反复发作。1周前患者因外出游玩,过度劳累后,再次出现发热伴面部红斑,刻下症见低热,面部蝶形红斑,伴瘙痒,无破溃,唇红,发枯黄,月经量偏少,周期正常,小便正常,大便两日一行,纳差,睡眠一般,脉滑,舌红苔腻。自诉平素易感冒,常感乏力,畏寒。处方:柴胡20g,黄芩10g,半夏10g,党参10g,甘草10g,当归10g,川芎15g,白芍30g,白术15g,茯苓15g,泽泻15g,荆芥20g,防风20g,干姜10g,大枣20g。15剂。二诊时患者无发热,面部红斑明显消退,无口腔溃疡,饮食睡眠可,小便正常,月经量仍少,周期正常,但仍有疲乏感,畏寒,近期未感冒。原方白芍加为40g。三诊患者病情平稳,面部红斑不显,近期无发热,饮食睡眠可,大小便正常,月经量较前增多,周期正常。自诉最近感冒次数较服药以前减少,畏寒及疲乏感好转。原方白芍加至60g续服。患者服中药1个月病情明显好转后,遂将方中白芍逐渐加量至60g,因白芍具有养血敛阴柔肝之功效,现代药理研究此药更是具有调节免疫功能的作用,对稳定狼疮病情、减轻西药毒副反应有较大作用,唯一副反应是易引起腹泻,故在患者能耐受的情况下应加大白芍用量。

黄煌[8]认为系统性红斑狼疮患者或因先天禀赋不足,或因后天失于调养而致机体亏虚之状。继而外感风湿热毒,风湿热毒内蕴致体内气机紊乱,气血阴阳失调,人体免疫功能紊乱从而最终致使发病。临床上,黄氏从体质辨证入手,运用小柴胡汤合当归芍药散(简称柴归汤)及其加味方治疗系统性红斑狼疮,疗效显著。

8. 坐骨神经痛　患者,男,50岁。左腿外侧疼痛,诊断为坐骨神经痛。2年多来,不断发作,严重时彻夜难眠,需下地行走。后治以小柴胡汤加桃仁、当归、川芎、大黄、桂枝等,服一剂后痛减,服四剂后疼痛痊愈。以后虽还不免有小的发作,但照此方服一至二剂疼痛就停止了。

赵明锐[9]运用小柴胡汤加减治疗腰腿痛属少阳经部位者应手取效,其中大部分是久治未愈的患者。其取效的原因,主要是疼痛部位与足少阳经循行路线相吻合。此证虽为肢体疼痛,但也需辨证论治,更需要辨明经络,依据经络和脏腑的联系,作全面诊断和治疗方能中病,因脏腑、经络和气血,三者是息息相关的整体。小柴胡汤是和解少阳经之方,酌加通经活血之品,能通利少阳经气,使经络通调无阻,而痛自止。小柴胡汤治疗此证,方中一般可加养血活血的当归、川芎,通经温阳的桂枝,以及祛瘀攻实的大黄,方能奏效。

（五）经方体悟

小柴胡汤是《伤寒论》中燮理少阳的主方,可治疗少阳胆火内郁、枢机不利为主要病机的各类外感热病和内伤杂病,症如胸胁苦满、往来寒热、口苦咽干、心烦喜呕等,运用得当,当效如桴鼓。小柴胡汤所治疾病病位在少阳,疾病特点为气郁或热化。故该方在风湿病中有广泛的运用,特别对伴有发热的风湿痹病有独特疗效。类风湿关节炎、成人斯蒂尔病等均会出现不同类型的发热,无论是有规律的发热还是无规律的发热,皆可以归属于"往来寒热"的范畴,只要辨证属于邪在少阳,就可以运用该方治疗。这类患者往往多属于罹患疾病较久,体质相对较弱的人群,发热阶段多为疾病活动期,患者自觉症状较重,疾病活动度指标亦较高。中医认为此时发热,属于邪正相交,出入于表里之间,故而寒热往来,当用小柴胡汤和解治疗。诚如秦伯未所言"和解,是和其里而解其表。和其里不使邪再内犯,解其表仍使邪从外出,含有安内攘外的意义,目的还在祛邪",可谓是精辟论述该方使用之理。顽痹发病多为病邪深伏筋脉之间,经常规辨证用药难以奏效,有如伤寒邪居少阳,外不能透太阳从表而解,内不能通阳明达三焦从二便而出,未得其门不得出路耳。小柴胡汤和解少阳,调节气机,通达内外,继用活血、疏表通利之品,祛邪外出。运用和法之辨证要点,除痹证一般表现外,必须具备寒热交替,或上热下寒,口苦,关节肿胀,双下肢重着无汗之症。用小柴胡汤原方治疗,待双下肢微微汗出,即易活血通络、散寒利湿之方,常获意想不到效果,故治痹之精髓在于为病邪找出路。[10]

（六）经方验案

患者,女,58岁。反复关节肿痛10年,低热3个月。患者10年前出现四肢关节疼痛肿胀,在当地医院诊断为类风湿关节炎,长期服用来氟米特等药物治疗,症状控制尚可。3个月前因感受湿邪,导致关节疼痛加重,踝关节肿痛,活动受限,自觉发热,每天下午到晚上发热明显,体温波动在37.5~38.2℃,晚上常常汗出热退,伴有心烦、口苦。检查胸片正常,结核抗体正常,类风湿因子856IU/ml,C反应蛋白38.6mg/L,血沉80mm/h,血常规:白细胞及红细胞正常,血小板405×10^9/L。舌红苔白稍腻,脉弦。处方:柴胡20g,黄芩10g,姜半夏10g,党参10g,大枣12g,炙甘草10g,7剂,每日1剂,水煎服。半月后,发热逐渐减退。以该方为基础,随证加减,患者服用1月后,复查C反应蛋白15.2mg/L,血沉40mm/h,白细胞及红细胞正常,血小板236×10^9/L。

参考文献

[1] 杨孝兵,孙颖慧.范永升治疗成人斯蒂尔病经验[J].中医杂志,2008,49(8):885.

[2] 张华东,赵冰.谢海洲多方位辨证思路治疗成人Still's病急性期发热[J].湖北中医杂志,2005,27(11):18.

[3] 陈爱萍,张秦.周乃玉应用经方治疗风湿病发热证医案分析[J].北京中医药,2016,35(4):398-400.

[4] 陈明,刘燕华,李芳.刘渡舟临证验案精选[M].北京:学苑出版社,1996:11.

[5] 王占奎,宋绍亮,张立亭,等.张鸣鹤治疗幼年类风湿关节炎的经验[J].中国医药学报,1998,13(3):56.

[6] 刘喜德.金实教授治疗免疫性疾病经验采菁[J].实用中医内科杂志,2000,14(3):8-9.

[7] 刘宏潇.冯兴华治疗干燥综合征验案3则[J].中医杂志,2013,54(4):288-289.

[8] 王鹤,徐伟楠.黄煌教授运用柴归汤治疗系统性红斑狼疮经验[J].四川中医,2013,31(5):2-3

[9] 赵明锐.经方发挥[M].太原:山西人民出版社,1982:21.

[10] 卢秉久,刘欣.同病异治话痹证[J].辽宁中医杂志,1998,25(3):126.

二、柴胡桂枝汤

(一)经方原文

《伤寒论·辨太阳病脉证并治》(146)

伤寒六七日,发热微恶寒,支节烦疼,微呕,心下支结,外证未去者,柴胡桂枝汤主之。

桂枝(去皮)一两半 黄芩一两半 人参一两半 甘草(炙)一两 半夏(洗)二合半 芍药一两半 大枣(擘)六枚 生姜(切)一两半 柴胡四两

上九味,以水七升,煮取三升,去滓,温服一升。本云人参汤,作如桂枝法,加半夏、柴胡、黄芩,复如柴胡法。今用人参作半剂。

(二)经方功效

和解少阳,兼以表散。

（三）经方释义

柴胡桂枝汤证病机为太阳表证未尽解,但邪已进犯少阳,为太阳少阳并病之证。治以桂枝汤调和营卫,小柴胡汤和解少阳,故两方并用。本条中"支节烦疼""心下支结"当为辨证要点。"支节烦疼",烦,剧也,说明四肢关节疼痛比较剧烈,是太阳表邪未解的表现。"心下支结",吴谦认为支结为心下侧之小结,程郊倩认为结于心下之偏旁,不在两胁之间,诸家之说仍令人不甚了了。近贤胡希恕则言"心下支结"就是胸胁苦满的另一个表述。李克绍一语指明,心下支结是自觉心下支撑似满,但未至胸胁苦满的程度。发热微恶寒,四肢关节烦痛,微呕而不喜呕,心下支节而无胸胁苦满,皆为外邪逐步向少阳阶段过渡的症状,而两经之证皆轻。太阳当发汗,少阳当枢转,发汗枢转皆可祛邪外出,故柴胡桂枝二方合用,相得益彰。太阳表证虽在,而少阳病机已见于里,柯琴故言本方"柴胡冠桂枝之上,为双解两阳之轻剂也"。

（四）经方治痹

1. 纤维肌痛综合征 患者,女,42 岁。患者 4 年前无明显原因出现全身多处肌肉关节酸痛,天气湿冷、情绪抑郁时加重。最近患者上述病情再次发作并较前明显加重,呈持续性刺痛、灼痛,较剧烈,并出现失眠多梦、焦虑易怒、胸胁痞满、食欲下降等症,自觉双膝、踝、腕、肘等关节部位非对称性肿胀,晨僵感明显,舌红苔白,脉弦滑。诊断为原发性纤维肌痛综合征。其病机为少阳枢机不利,痰湿留滞,气血壅塞。予柴胡桂枝汤加减,药用:柴胡、郁金各 10g,桂枝、制半夏各 12g,甘草、生姜各 6g,黄芩、赤芍、白芍、丹参、神曲各 15g,忍冬藤18g。上方服用 3 剂后,诸症减轻,加减连服 1 月,诸症皆除。

曹灵勇[1]认为本病的基本病机多为少阳枢机不利,痰湿留滞,气血壅塞。小柴胡汤疏解少阳,使少阳枢机得利。桂枝汤可调和营卫,通利气血,治疗肢节疼痛。柴胡桂枝汤可共奏条达枢机、祛湿化痰、行气和血之效。

2. 类风湿关节炎 患者,女,63 岁。类风湿关节炎病史 10 年。现双手指、腕、肩、膝、足趾关节疼痛,受凉尤甚,肩上举受限,夜间口干,双手部分指间关节、腕、膝变形,活动受限,舌淡,苔黄,脉沉细。辨证:气血亏虚,痰瘀交阻。立法:调和气血,化痰祛瘀,通痹止痛。处方:柴胡 10g,半夏 10g,生龙牡各 30g,甘草 10g,桂枝 10g,白芍 15g,大枣 10g,炒穿山甲 10g,炒白芥子 6g,片姜黄15g,黄芪 20g,当归 10g。上方服 10 余剂,各关节疼痛及抬肩困难均明显缓解,仍口干,舌淡红,苔薄白略干,脉沉细。上方加北沙参 30g,再服 10 余剂,诸症均缓解。

患者老年,久病体虚,气血不足,阳气虚不能鼓动血行,气机不利,津血不能濡养清窍故口干,夜则阳入阴分,阴分不足更彰,故夜甚;病久气郁痰凝血瘀,故见关节变形。参之舌脉,周乃玉[2]辨证为气血不足,枢机不利,痰瘀交阻之痹证。全方以柴胡桂枝汤调和气机,去黄芩苦寒伤阴、损阳之弊;以黄芪补气,配合当归补气行血通其血脉;白芍养血敛阴,柔肝止痛,濡养经脉;甘草、大枣扶其中焦以助气血生化之源,固脾胃之本;穿山甲配白芥子活血化经络中之痰凝;片姜黄活血行气,通络止痛,且善走肢臂;龙骨、牡蛎潜阳入阴,能镇惊安神。全方配伍精当,气血痰瘀、气机升降出入面面俱到,故见效甚捷。

3. 系统性红斑狼疮 谢富仪[3]治疗系统性红斑狼疮验案。患者,男。病史 7 年,表现为反复四肢关节肿胀作痛、灼热、口苦口干、头目昏眩伴发热、恶风,舌黯红苔薄白,脉弦滑。查体可见双手掌指关节、双膝关节轻度肿胀、压痛。谢氏认为本例有发热、恶风、关节疼痛等太阳桂枝证,兼见口苦口干、头目昏眩、纳呆之少阳柴胡证,故太少两阳合而为病。投以柴胡桂枝汤,调和营卫以解太阳之表,和解枢机以治少阳之里。方拟:桂枝、白芍、柴胡、沙参、半夏、黄芩、片姜黄、雷公藤、生姜、甘草。每日 2 剂,连治 5 日。病人诸关节疼痛减轻,体温下降,余症遂减。唯下午发热减而未已,知湿热已去,然阴虚内热未除不容忽视,减片姜黄、半夏,加鳖甲、地骨皮,续进 5 剂,病情转机,易调理肝肾之阴图治其本。

4. 多发性肌炎 患者,女,49 岁。患者四肢腰背肌肉酸痛 2 月余。肌活检提示横纹消失,肌纤维萎缩,淋巴细胞浸润。刻诊:四肢、腰背肌肉酸楚疼痛,乏力,畏寒肢冷,纳差,恶心,二便尚调,舌质淡红,苔薄白,脉细弦。证属气虚血痹,营卫不和。治以益气通痹,调和营卫。处方:桂枝、白芍、黄芩、柴胡、半夏、党参、葛根、木瓜、甘草。服药 5 帖,患者畏寒肢冷、乏力改善,诸痛渐减,唯仍见纳谷欠馨、恶心,守上方减木瓜加炒白术,又进 5 剂,诸症悉减,续方调治月余出院。

本病属于中医"肌痹"范畴,急性期可表现风湿热痹阻肌肉关节,缓解期多见血虚络脉失养。谢富仪[3]认为本例无典型外感之症,卫分气分症状不显著,故用柴桂各半调和营卫以收蠲痹之功。纵观全疗程以柴胡桂枝汤为主方,加葛根、木瓜、炒白术诸药加强其解肌祛湿健脾力量,共奏良效。

5. 腰椎间盘突出症 患者,男,35 岁。2 年前在工地劳动时挫伤腰部,引起腰腿麻痛。刻诊:瘦长身躯,痛苦面容,腰部冷痛、沉重、僵硬、拘挛,难以转侧,憎寒烦热,口苦咽干,恶心干呕,小便短涩不畅。舌淡红,苔厚黄腻水滑,脉沉弦。此为风寒湿驻留太阳,由表及里,伤及少阳,致两经合病。法宜解肌散风,和解少阳,祛寒除湿。予以柴胡桂枝汤与肾着汤合方加味:柴胡、黄芩、桂枝、白芍、党参、干姜、半夏、白术、茯苓各10g,甘草5g,生姜5片,大枣5枚。3剂后,诸症始缓,5剂药尽,腰部冷痛与左腿麻木都明显减轻。药已中的,守方继进5剂。3诊后,诸症均缓,加细辛3g,以加强散寒温经之效。

娄绍昆[4]治疗腰椎间盘突出症常用柴胡剂,其心得是:少阳为枢,既是防止"血弱气尽,腠理开,邪气因入"之屏障;又为透邪外出、斡旋气机之枢纽。柴胡汤剂除了用其治疗"柴胡汤证""柴胡体质"之外,还可广泛地应用在两经处于传变、转化阶段的诸多并病和合病。小柴胡汤是少阳病的主方,但也应用于治疗"三阳合病"。本案少阳太阳合病是以《伤寒论》"发热微恶寒,支节烦疼,微呕心下支结,外证未去者,柴胡桂枝汤主之"为根据。肾和膀胱相表里,"腰冷而痛",为寒湿侵袭足太阳膀胱经脉,颇合《金匮要略》"肾著之病,其人身体重,腰中冷……甘姜苓术汤主之"之旨。由于证治能把握住柴胡剂的传变规律,方证相合而殊见效机。

6. 肩关节周围炎 患者,男,43岁。左侧肩背疼痛酸胀,左臂不能抬举,身体不可转侧,痛甚之时难以行走。自诉胸胁发满,口苦,时叹息,纳谷不馨,有时汗出,背部发紧,二便尚调。视舌质淡,舌苔薄白,切其脉弦。辨为太阳少阳两经之气郁滞不通,不通则痛也。治当并祛太少两经之邪,和少阳,调营卫,方选柴胡桂枝汤加片姜黄:柴胡16g,黄芩10g,半夏10g,生姜10g,党参8g,炙甘草8g,桂枝12g,白芍12g,大枣12枚,片姜黄12g。服3剂,背痛大减,手举自如,身转灵活,胸胁舒畅。续服3剂,诸症霍然而痊。

刘渡舟[5]认为,治疗肩背痛当抓住太阳、少阳、督脉三经。肩部为少阳经,肩痛多用小柴胡汤和解;背部为太阳经,背痛可用桂枝汤治疗,久痛入络者,其血必结,可加片姜黄、桃仁、红花、川芎等药活血通络止痛。若背痛连及腰部,头身困重而苔白腻,妇女兼见白带量多者,常用羌活胜湿汤而取效。案中所用之方为小柴胡汤与桂枝汤合方,叫做"柴胡桂枝汤",以小柴胡汤和解少阳经中之邪,以桂枝汤解肌调和营卫,以解太阳经中之邪。

7. 白塞综合征 患者,女,43岁。间断低热伴下肢红斑、关节疼痛、口腔溃疡10年,加重半年。患者1996年低热伴多关节酸痛,右下肢散在红斑。2003年3月因双膝、足趾疼痛住院,考虑白塞病可能性大。予泼尼松、雷公藤多苷治疗后关节疼痛缓解,体温下降。2006年4月初受凉后关节疼痛加重,口腔溃疡反复发作。刻下:周身关节窜痛,尤以肩背、两髋部明显,活动受限,夜间翻身困难,畏寒肢冷,无汗,双下肢及趾麻木,不能吹空调和电扇。乏力神疲,口气臭秽,胃脘痞闷不适,大便干燥,尿黄,月经量少。舌黯红,舌尖可见小溃疡,苔腻白黄相兼,脉细滑。辨证为太少并病,湿热痹阻。治以两解太少,清利湿热。方用柴胡桂枝汤合四妙散加茵陈15g,汉防己10g,萆薢15g,忍冬藤30g,石见穿15g,穿山龙15g。药服7剂后,关节肌肉疼痛明显缓解,胃胀消失,二便正常,口腔溃疡愈合。但近1周因受凉双肩关节疼痛,夜间不能翻身,畏寒肢冷。守方去忍冬藤、茵陈、萆薢、穿山龙,加片姜黄、海桐皮、牡丹皮、皂角刺、羌活、独活各10g,蚕沙15g,土茯苓、金雀根各30g。服用1月后未再发热,口腔溃疡和下肢红斑未再发作。

本案口腔溃疡的症状并不严重,而是以反复发热、下肢红斑、关节疼痛为突出表现,且每因气候变化或受凉而诱发。董振华[6]认为,系素体虚弱,营卫不和,感受湿热毒邪,痹阻经络导致。柴胡桂枝汤本为治疗"伤寒六七日,发热,微恶寒,支节烦疼,微呕,心下支结,外证未去者"的太少合病而设。本案反复发热,关节疼痛,畏寒肢冷,当为太阳表邪未去;口腔溃疡反复发作,胃脘痞闷不适,乃邪入少阳之候;口气臭秽,下肢结节,大便干燥,尿黄,又系湿热毒邪内蕴,上蒸下注,与用柴胡桂枝汤的方证契合,是以投之取效。

8. 肝痹 患者,女,62岁。患者四肢疼痛酸胀多年,遇到天气变化或劳累加重,时发时愈,饮食二便尚可。最近周身疼痛,右下肢从臀部到小腿胀痛厉害,活动稍舒,躺下尤剧,以致心烦不眠,舌淡苔薄黄,脉弦细。处以柴胡桂枝汤加减:柴胡10g,桂枝10g,白芍30g,炙甘草10g,黄芩10g,党参15g,半夏10g,生姜10g,大枣10g,黄柏10g,苍术10g,蜈蚣1条,全蝎10g。服上方后7剂后,患者臀部及小腿胀痛显著好转,全身酸痛也有改善,颈部不适,精神疲倦,舌淡,脉弦细。原方加葛根50g,黄芪30g。服上方后1周,感头颈部及上身疼痛全部缓解,精神亦好转,仅臀部留有酸胀感,脉舌同前,仍然用首诊方加木瓜30g,怀牛膝15g,薏苡仁30g,黄芪30g,当归10g。服7剂后,患者臀部的酸胀感也消失,一如常人。

彭坚[7]临证发现上述患者这种病痛,最常见于中老年或体质比较虚弱的患者,最容易在劳累后、天气变化、季节更替时发生,各种检查都显示不出有严重疾病,用药偏凉、偏温患者都感觉到不适。这是身体虚弱或年龄趋于衰老,肌肉筋骨不胜劳累,不能适应温差、湿度变化所致,这种因为身体不能和调而出现的病痛,应采用"和法"调治,故以小柴胡汤与桂枝汤合用,和阴阳,和表里,和营卫,和气血。柴胡桂枝汤全方药性平和,不偏温,不偏凉,具有调补与治疗兼施的特点,故在中老年人和亚健康人群中运用很广。疼痛是因为气候变化引起的,如开春季节湿热萌生,则合用二妙散,即加苍术、黄柏;如属劳累所致,则合用当归补血汤;烦疼而致睡卧不安,再加鸡血藤、酸枣仁、茯神;如疼痛以臀部腿部为甚者,则合用四妙散,即二妙散加怀牛膝、薏苡仁;如疼痛牵涉颈部,则合用葛根汤,即加葛根;如疼痛剧烈,则合用止痉散,即加蜈蚣、全蝎等。

9. 产后痹 患者,女,30岁。产后恶寒恶风1年余。现症:头晕,两侧太阳穴处按压痛,平素易汗出,恶风,汗出后尤甚,恶寒,着厚衣不解,四肢末端发冷,偶有筋骨疼痛,悲伤欲哭,食欲不振,夜寐尚安,大便畅,小便尚利。舌质淡红,边有浅齿痕,苔薄黄,脉稍弦欠流利,右寸浮,两关略旺。中医诊断:产后风,药用:柴胡10g,半夏10g,党参10g,黄芩6g,桂枝10g,白芍10g,生姜2片,大枣1枚,炙甘草6g,炒谷麦芽各10g,浮小麦15g。服药1周后,患者头痛及怕风怕冷减轻,食欲改善,情绪好转,头晕未见明显好转,舌质淡红,边有浅齿痕,苔薄黄,脉稍弦,右寸略浮,两关略浮旺。上方加蔓荆子10g,藁本6g,继服7剂。三诊时,患者头晕头痛消失,怕风怕冷基本解除,四肢筋骨无不适,纳寐可,二便平,舌质淡红,苔薄白,脉稍弦,两关略浮。予上方续服7剂,半年后随访未复发。

伍炳彩[8]依据《金匮要略·妇人产后病脉证治》记载"新产血虚,多汗出,喜中风",认为妇人产后腠理大开,易受外邪袭扰,容易出现怕风怕冷、筋骨不适、情绪低落、纳食不佳等产后风症状。患者有两侧太阳穴处按压痛、悲伤欲哭、食欲不佳,当属少阳之证,恶寒恶风、筋骨不适、寸脉浮,当属外感表证未解,故应从表里双解入手,投以柴胡桂枝汤加味,通阳解肌,和解表里。

(五)经方体悟

柴胡桂枝汤既可和营卫理气血,又能调肝脾畅三焦。治疗外感经络之疾,多用于太阳少阳同病;治疗内伤脏腑之病,常针对肝胆脾胃病变。小柴胡汤疏通气机,桂枝汤通行血络,故柴胡桂枝汤可气血同调,在痹病治疗上有广泛的运用。凡疼痛在太阳、少阳经络循行部位,皆可选用本方治疗。小柴胡汤善治发作有时的疼痛,桂枝汤可缓解挛急性疼痛,故柴胡桂枝汤对发作性、痉挛性痹病疼痛效果俱佳。"支节烦疼""心下支节"是该方辨治痹病的关键,前者可视为外邪侵袭太少二经、经脉气血不畅之证；后者则是肝脾枢机不利、气机瘀滞之候。艾华[9]通过对《伤寒论》柴胡桂枝汤古今医案 185 例统计分析其证治规律，认为发热、恶寒、胸胁苦满、头痛、口苦、腹痛，舌淡红、苔薄白或薄黄，脉弦、浮、数，为其主要证候，身痛、呕吐、头晕、食少、胁痛、胃胀，为参考证候。刘渡舟[10]认为痹病而见有肢节烦疼、胸胁苦满、脉弦等症者，运用本方治疗尤宜。通过对柴胡桂枝汤在痹病临床运用的分析，可见该方尤其适用于关节疼痛，伴有肝气不疏、情绪异常的患者。大量临床及实验研究也证实，该方对抑郁症有较好的效果，对于典型的身心疾病如胃溃疡也有治疗作用，说明柴胡桂枝汤可调节不良情绪。综上可见，柴胡桂枝汤不仅能解太少之邪气，还能理气机，通血痹，气血同调，实为治疗太少气血同病的良方。临床抓"支节烦疼""心下支节"的典型症状，治疗气血同病的痹病往往应手取效，这也是使用经方治痹的思路之一。

本方可用于各种风湿痹病的治疗，对于颈椎病的治疗重在经络辨证，如疼痛的部位符合太阳少阳二经循行区域就可以运用该方治疗，并依据辨证结果酌情增加羌活、防风、鸡血藤、桑枝、蜈蚣、片姜黄、威灵仙。该方治疗类风湿关节炎亦有功效，特别适合于患病日久，神情焦虑，常伴口苦、乏力、两胁不适、易汗出等症状的患者。这类患者虽然诉说关节疼痛较重，但关节往往并无明显的肿胀发热，关节疼痛多呈游走性。笔者常在本方的基础上加用疏肝解郁、活血通络之品，如郁金、香附、全蝎、蜈蚣、乌梢蛇等。瘀血阻络、舌下络脉迂曲明显者，可加用莪术、三棱、红花、桃仁和水蛭等。纤维肌痛综合征患者往往主诉繁多，关节疼痛明显，伴有焦虑、失眠、疲乏及汗出异常等诸多症状，但关节并无明显肿胀及发热，实验室检查基本正常。如以养血祛风、通络止痛为法治疗该病，往往收效甚微。考患者之症状，肢节疼痛、汗出异常为营卫不和、太阳开阖失度所致；心烦、口苦、两胁胀满是肝胆不疏、少阳枢机不利之症，太少合病当予柴胡桂枝汤治之。失眠症状较重者，可辨证合用酸枣仁汤、温胆汤或归脾汤；关节胀痛明显者，加用郁金、香附、佛手、川楝；汗出心悸者，加用煅龙骨、煅牡蛎、糯稻根须。

（六）经方验案

患者，女，44 岁，四肢关节疼痛 2 年，加重 3 个月。2 年前患者出现四肢关节疼痛，颈项腰背亦感疼痛，失眠多梦，情绪容易激动。在当地医院检查血沉、C 反应蛋白、类风湿因子、抗环瓜氨酸肽抗体、HLA-B$_{27}$ 均为阴性。3 个月前，因家庭琐事症状加重。现症见:四肢关节酸痛,颈项肩背部疼痛,关节畏寒,时有自觉发热,体温正常,易汗出。两胁处走窜胀痛,失眠,多梦,乏力,口苦,纳食一般,二便正常。舌红苔白,脉弦。诊断:西医:纤维肌痛综合征;中医:周痹(太少合病),处方:柴胡10g,黄芩10g,姜半夏10g,桂枝10g,白芍10g,党参10g,炙甘草6g,佛手15g,首乌藤30g,柏子仁10g,香附15g,生姜3片,大枣15g。每日1剂,水煎服。服药15剂后复诊,患者上述症状减轻,继予疏肝活血通络之品调理月余,临床症状基本消除。

参考文献

[1] 曹灵勇.柴胡桂枝汤治疗纤维肌痛综合征的探讨[J].浙江中医杂志,2010,4(3):216.

[2] 张胜昔,王玉明,谢幼红,等.周乃玉教授"妙用柴胡剂,调畅气机巧治痹"[J].中华中医药杂志,2009,24(4):490-492.

[3] 谢富仪,纪伟,钱先.柴胡桂枝汤在风湿病中的应用[J].南京中医学院学报,1994,10(4):29-30.

[4] 娄绍昆.六经辨证治疗腰椎间盘突出症的临床体会[J].上海中医药大学学报,2003,17(2):17-20.

[5] 陈明,刘燕华,李芳.刘渡舟临证验案精选[M].北京:学苑出版社,1996:143-144.

[6] 宣磊,王景,董振华.董振华教授运用经方治疗风湿免疫系统疾病的经验[J].中华中医药杂志,2015,30(10):3558-3561.

[7] 彭坚.疼痛辨治的经方思路[J].湖南中医药大学学报,2013,33(5):10.

[8] 潘强.伍炳彩应用柴胡桂枝汤临床验案举隅[J].中医药通报,2015,14(6):58.

[9] 艾华,谭素娟.柴胡桂枝汤证证治规律的研究[J].辽宁中医杂志,1990,23(11):50-51.

[10] 刘渡舟.刘渡舟伤寒论讲稿[M].北京:人民卫生出版社,2009:170.

三、柴胡加龙骨牡蛎汤

(一)经方原文

《伤寒论·辨太阳病脉证并治》(107)

伤寒八九日,下之,胸满烦惊,小便不利,谵语,一身尽重,不可转侧者,柴胡加龙骨牡蛎汤主之。

柴胡四两　龙骨　黄芩　生姜（切）　铅丹　人参　桂枝（去皮）　茯苓各一两半　半夏二合半（洗）　大黄二两　牡蛎一两半（熬）　大枣六枚（擘）

上十二味,以水八升,煮取四升,内大黄,切如棋子,更煮一两沸,去滓。温服一升。本云:柴胡汤今加龙骨等。

（二）经方功效

和解少阳,通阳泻热,兼宁心安神。

（三）经方释义

本方证为太阳误下后,邪气弥漫三阳,形成表里俱病、虚实互见、寒热夹杂的复杂证候。"小便不利"为膀胱腑气不利,病在太阳;"谵语"为胃腑有热,病在阳明;"胸闷烦惊"为胆气不利,病在少阳。太阳主开,阳明主阖,少阳主枢,内外表里之气皆受影响,出现"一身尽重,不可转侧者"。本证虽为三阳俱病,但病机关键是少阳枢机不利,尤其是烦惊与胆热密切相关。故本方用药即小柴胡汤去甘草,加龙骨、牡蛎、茯苓、桂枝、大黄、铅丹。其中大黄用法较为特殊,待主方之药煎成后,再下大黄,更煮一两沸而成。此处取大黄之气,以清胃之热,非泻下也。该方既能和解达邪,又能重镇安神,既能通阳利水,又能坠痰泻实,适用于正虚邪陷、三焦壅滞之证。诚如《医宗金鉴》所言"是证也,为阴阳错杂之邪;是方也,亦攻补错杂之药……以错杂之药,而治错杂之病也"。

（四）经方治痹

1. 类风湿关节炎　患者,女,65岁。患者于20余年前出现多关节疼痛,时有关节肿胀,诊断为类风湿关节炎。长期治疗但仍觉多关节疼痛。近2个月右膝、右臀处疼痛尤甚,右膝肿胀,伴有阵热,汗出,舌淡红,苔薄白,脉弦细。辨证:痰热交阻,治法:清热化痰。处方:柴胡10g,半夏10g,黄芩10g,党参10g,生龙骨（先煎）15g,生牡蛎（先煎）15g,桂枝10g,茯苓10g,制大黄6g,干姜3g,赤芍10g,知母10g,黄芪30g,防风6g,白术10g,泽泻10g,泽漆10g,土鳖虫6g,胆南星6g,鹿衔草15g,青风藤15g。二诊时,患者自觉右臀处疼痛松解,汗出潮热减轻,下肢有牵滞感;自觉膝稍肿,扪之尚可;舌偏红,脉同前。阴虚之体,祛风湿仍需养阴清热。原方加生地黄30g,甘草10g,白花蛇舌草30g,茯苓改土茯苓30g。三诊时,患者关节痛缓解,症情稳定,舌淡红,苔薄白,脉细数。复查血沉正常。原方加秦艽6g,三七粉（冲）2g,以清透络热、养血活血。

顾军花[1]介绍石印玉教授运用柴胡加龙骨牡蛎汤治疗类风湿关节炎的经验。石氏认为其病程虽久，但邪尚在半表半里之位，且时有潮热汗出，舌红，脉弦细，证属邪入少阳，气血失和，痰瘀交阻。一诊即予经方柴胡加龙骨牡蛎汤合玉屏风散出入，并加入泽泻、泽漆利水消肿，土鳖虫、胆南星化痰通络，鹿衔草、青风藤清热通络。二诊时症情缓解，但舌质仍偏红，虑祛湿祛瘀化痰之法久用当防阴血受损，故加生地黄、白花蛇舌草、土茯苓清热养阴。三诊时关节痛已缓解，血沉复查正常，舌转淡红，故予原方加秦艽、三七养阴血、透络热以巩固治疗。

2. 颈椎病 患者，女，64岁，因反复头晕呕吐耳鸣2年，加重15天就诊。患者自诉2年前无明显诱因出现头晕，转动头颈部头晕明显加重，严重时当场昏倒，伴有呕吐耳鸣，发作时需平躺数分钟至数十分钟才能缓解。平常每月发作1~2次，发作时间无明显规律。近半年来上症加重，1周发作1~2次。刻诊：面微水肿，头晕，耳鸣，恶心，无口干口苦，饮食欠佳，睡眠及二便尚可。舌淡胖，苔薄白，脉弦。自诉平时性情急躁，口腔溃疡屡治屡发。方用柴胡加龙骨牡蛎汤加减治疗。处方：柴胡12g，黄芩6g，半夏15g，生姜15g，茯苓30g，桂枝15g，泽泻30g，白术20g，生牡蛎15g，生龙骨15g，干姜6g，炙甘草10g，党参15g。6剂。患者服药后当天晚上症状即消失，故又连续服用2剂，余下3剂未服用，头晕至今未再发。马云飞[2]依据湖南省中医药研究院已故研究员欧阳锜"项痹治肝"的观点，运用柴胡加龙骨牡蛎汤加减治疗除脊髓型之外的颈椎病疗效显著。《素问·金匮真言论》云："东风生于春，病在肝，俞在颈项。"故颈椎病的治疗可首先从肝着手。根据黄元御的"一气周流"理论，上焦之病多为中焦之湿堵塞胆（相火）肺下降之路。马氏认为颈椎病主要病机为相火不降夹痰（湿）夹瘀，痹阻经络，导致颈部及上肢酸胀痛麻或头晕耳鸣，恶心呕吐。相火不降主要因中焦病变，柴胡加龙骨牡蛎汤正与此病机吻合。方中茯苓、桂枝、生姜、半夏、大枣、党参培中祛湿，打开胆肺下降之路；柴胡、黄芩、龙骨、牡蛎、大黄、铅丹泻火下行；相火上犯易灼伤肝血而致瘀，而大黄乃活血化瘀第一良药；相火上犯更易炼液为痰，而茯苓、半夏、牡蛎乃祛湿化痰之品。诸药合用，标本兼顾，攻补兼施，与颈椎病病机吻合，故用之临床多效。

矢数道明[3]治疗颈椎病验案。患者，女，70岁。主诉1年前起右手4、5指发麻、疼痛，不能弯曲。半年前左肩、左手腕关节也发生疼痛，手发胀，足底肿。其后又有肩颈痛，不能打呵欠，因打呵欠时颈部强直、疼痛。另外，左腰部也有强烈疼痛。脉沉而有力，腹有力，有右侧胸胁苦满，乃投柴胡加龙骨牡蛎汤加葛根 6g。服药后,血压逐渐下降,脖颈变软,打呵欠已不再感到痛苦。

3. 骨关节炎　黄煌[4]善于运用柴胡加龙骨牡蛎汤各类疑难杂病,对于关节疼痛伴有情绪紧张、抑郁的患者,采用该方治疗取得较好疗效。

患者,女,70 岁。患者感关节疼痛伴晨僵。刻诊:自感疲乏无力,晨僵伴全身关节疼痛,以手腕关节、膝盖骨疼痛为甚,疲劳晨起严重,两腿沉重,睡眠不实,醒后不易入睡,腹中时有隐痛,偶有心慌、胃中不适,腹部拒按,大便偏干,舌淡、苔薄白滑,脉弦滑。处方:柴胡 12g,黄芩 6g,制半夏 15g,肉桂(后下)6g,党参 12g,茯苓 20g,制大黄 5g,龙骨(先煎)10g,牡蛎(先煎)10g,干姜 6g,大枣 30g。2 周后复诊,自述服药当晚手腕疼痛缓解,膝盖疼痛亦有所缓解,同时睡眠改善,夜间醒后能睡着,疲劳感减轻,两腿沉重感缓解。

4. 产后痹　患者,女,30 岁。周身关节疼痛半年。半年前因剖宫产一女婴,常自闷不乐,心烦胸闷,继而周身大小关节窜痛,汗出恶风,食少便溏,舌质淡,苔薄白,脉细弦。中医辨证属肝郁脾虚,气机不畅,治宜健脾疏肝,调气活血。处方:柴胡 10g,半夏 10g,龙骨 30g,牡蛎 30g,桂枝 10g,当归 10g,甘草 10g,大枣 10g,黄芪 20g,白芍 20g,炒穿山甲 10g,炒白芥子 10g。共服 15 剂,患者周身窜痛减轻,汗出减少。又以上方随症加减治疗 2 个月,关节疼痛消失,汗出恶风及心烦少寐明显缓解,纳食增加,大便成形。

《叶天士女科》云:"产后遍身疼痛,因气血走动,升降失常,留滞于肢节间,筋脉引急。"本例患者因产一女婴,常抑郁叹息,周乃玉[5]辨证为肝郁脾虚证,以柴胡加龙骨牡蛎汤健脾疏肝,配以穿山甲、白芥子通络止痛。周氏认为小柴胡汤和解少阳,能调三焦之气,气通则血行湿运,脏腑调畅,阴阳平衡;又有桂枝、黄芪、茯苓健脾益气,通阳开痹;大黄活血解毒;龙骨、牡蛎益肝肾而强筋骨,该方有调气活血、益气通阳、益肝肾、强筋骨之功。

5. 腰痹　患者,女,43 岁。患者左侧腰腿痛缠绵反复 2 年,难以久行,饮水多,睡眠差,小便不利,大便调。舌苔薄,脉弦。查颈、腰活动好,软组织压痛,诊断:腰腿痛(气血不和),治以调和气血,方拟柴胡加龙骨牡蛎汤加减:柴胡 10g,黄芩 10g,苍术 6g,白术 6g,制半夏 10g,党参 10g,肉桂 3g,桂枝 3g,制大黄 5g,生龙骨 30g,生牡蛎 30g,茯苓 10g,大枣 10g,决明子 30g,制香附 8g,忍冬藤 15g。服药 1 周后症减,效不更方。1 年后复诊,述无腰痛,生活已不受其苦。

患者虽然腰痛 2 年,缠绵不愈,但局部压痛不甚剧烈。石印玉[6]抓住患者言语较多、精神紧张、睡眠差、舌苔薄、脉弦的特点,辨证本案当属三焦气血不和,少阳枢机失畅,予柴胡加龙骨牡蛎汤加减,以调和气血,通络止痛。虽然处方中针对腰痛的对症处理中药不多,但是只要把握准病机,仍效如桴鼓。

(五)经方体悟

柴胡加龙骨牡蛎汤是小柴胡汤之变方,具有开郁泄热、镇静安神之功,用于治疗少阳不和,胆火内郁,心神被扰,神不潜藏而见胸闷烦惊、谵语、心烦、小便不利等症。柴胡加龙骨牡蛎汤所治之病为病在三阳,重在少阳,症状繁多。故《皇汉医学》曰:"此方以胸满烦惊为主证,其余皆客证也。""胸满"则为躯体症状,"烦惊"为精神症状。对于胸满,黄煌教授辨之最详,该证既有患者的主观表现,即病人诉胸胁部胀满气塞,憋闷不畅;也有客观表现,即是医者以手指沿肋弓下缘向胸腔内按压,医者指端有抵抗感,患者也有胀痛不适感,甚或拒按。胸满是该方辨证核心所在,也是使用柴胡的指征之一。烦惊为烦躁惊悸,属于肝胆经证,表现为烦恼易惊、焦虑、恐惧、精神不定、胸腹悸动、筋惕肉瞤和目眩等症。脐腹动悸,是仲景使用龙骨牡蛎的重要指征。故柴胡加龙骨牡蛎汤主要治疗痹病兼有明显精神症状者,特别是以亢奋的精神症状为主,患者多有易怒易惊表现。痹病患者长期罹患疾病,容易产生各种精神症状,忧郁、悲观、急躁或易怒,这和患者个体体质不同、禀赋差异密切相关。我们从文献综述中可以看到,现代医家在运用柴胡加龙骨牡蛎汤治疗各种风湿痹病时,除了各种痹病本身的固有症状外,患者往往都伴有易惊易恐症状。患者长期患病,多有精神抑郁、肝气不舒、两胁满闷的症状,如兼惊恐之证,则选择柴胡加龙骨牡蛎汤就较为合适了。所以在痹病的治疗中,如果患者出现了"胸满""烦惊"的症状,确属于柴胡汤方证者,即可以使用柴胡加龙骨牡蛎汤加减化裁治疗。

(六)经方验案

患者,女性,52岁。四肢大小关节肿胀疼痛变形26年,诊断为类风湿关节炎,间断治疗,病情反复发作。1个月前,因情绪波动导致关节疼痛加重,双侧近端指间关节、腕、膝、踝关节疼痛,肿胀,晨僵2小时,腕关节活动明显受限。心烦急躁,口苦咽干,夜寐欠安,多梦易惊,时感心慌,胁肋胀满,大便偏干。舌质红,边有瘀点,舌苔黄偏干,脉弦细。血沉58mm/h,类风湿因子阳性,C反应蛋白35.8mg/L,手关节X线片示:骨质疏松,指间关节及腕关节间隙变窄,关节面模糊。诊断:中医:尪痹(肝郁络阻)。西医:类风湿关节炎。处方:柴胡10g,半夏10g,黄芩10g,生龙骨30g,生牡蛎30g,桂枝10g,熟大黄6g,党参10g,茯苓10g,红花10g,首乌藤30g,蜈蚣2条,炒白芥子6g,生姜3片,大枣6个。2

周后患者关节疼痛减轻,心烦急躁、口苦咽干消失,夜寐较前安宁。上方去黄芩,再服2周,诸症明显缓解。前后以此方出入加减治疗近3个月,症状显著改善,生活质量提高。

参 考 文 献

[1] 顾军花.石氏伤科"筋骨痹"理论对风湿病证治的启示[J].上海中医药杂志,2015,49(3):67-70.

[2] 马云飞.柴胡加龙骨牡蛎汤治疗颈椎病验案[J].四川中医,2012,28(3):94-95.

[3] 矢数道明.汉方临床治验精粹[M].北京:中国中医药出版社,2010:142.

[4] 黄波.黄煌运用柴胡加龙骨牡蛎汤经验举隅[J].江苏中医药,2008,40(3):32-33.

[5] 谢幼红,解国华.周乃玉运用柴胡加龙骨牡蛎汤治疗风湿病的经验[J].北京中医,2005,24(2):80-81.

[6] 王建伟,石印玉.石印玉运用经方辨治伤科疾病经验[J].上海中医药杂志,2015,49(9):26-27.

第三章 麻黄汤类方

一、麻 黄 汤

（一）经方原文

《伤寒论·辨太阳病脉证并治》(35)

太阳病,头痛发热,身疼腰痛,骨节疼痛,恶风无汗而喘者,麻黄汤主之。

麻黄三两(去节) 桂枝二两(去皮) 甘草一两(炙) 杏仁七十个(去皮尖)

上四味,以水九升,先煮麻黄,减二升,去上沫,内诸药,煮取二升半,去滓,温服八合。覆取微似汗,不须啜粥,余如桂枝法将息。

（二）经方功效

发汗解表,宣肺平喘。

（三）经方释义

麻黄汤治疗风寒束表、卫阳被遏、肺失宣降的太阳表实证。风寒之邪袭于太阳,卫气郁遏,温煦外御功能降低,则必然恶风寒;足太阳经脉循头下项,挟脊抵腰,受邪则经脉不利,故见头项强痛,身疼腰痛,骨节疼痛。故称"头痛,身疼,腰痛,骨节疼痛,发热,恶风,无汗和气喘"为"麻黄八证",当为辨证要点。本方配伍严谨,君臣有序,堪称典范。麻黄为君,辛温发汗,祛风散寒,宣肺平喘;臣以桂枝,祛风解肌,助麻黄以发汗解表,麻黄得桂枝,一发卫分之郁,一透营分之邪,故本方为开表逐邪发汗之峻剂;杏仁宣肺平喘,协助麻黄以为佐药;甘草顾护中焦,使汗出不伤正气,调和诸药,故为使药。麻黄性温,桂枝辛甘而温,炙甘草甘平,杏仁辛温而苦,诸药皆具辛温之性。辛甘化阳,发散阳气,解表祛邪,透达经络。

（四）经方治痹

1. 类风湿关节炎 戴松铭[1]运用麻黄汤辨证加减治疗类风湿关节炎疗效优于雷公藤对照组。主方:麻黄10g,桂枝25g,赤芍30g,甘草10g,薏苡仁20g,雷公藤15g。辨证加减:①邪盛:风湿邪盛者加防风30g,当归20g,羌活40g,白术40g;寒湿邪盛者加制附子10g,苍术40g,姜黄20g,细辛10g;湿热邪盛者加知母30g,黄芩30g,秦艽40g。②正虚:脾虚加茯苓30g,白术40g,砂仁20g;肝肾亏虚加熟地黄30g,山茱萸30g,枸杞子25g,远志25g;阳虚加淫羊藿30g,巴戟天40g,肉桂15g;气血亏虚加人参20g,黄芪50g,当归30g,白芍30g。③瘀阻:痰瘀加白附子10g,白芥子15g,天南星15g,僵蚕20g;血瘀加红花20g,桃仁15g,乳香15g,没药15g;络阻:加地龙20g,穿山甲10g,乌梢蛇15g。

2. 肩关节周围炎 患者,女,42岁。自诉双上肢疼痛,抬举困难,遇风寒阴雨天气症状明显加重,持续1年,生活自理困难。双上肢已不能抬举,频频呻吟,舌淡苔白,脉沉细。此为肩周炎(风寒湿型),应以祛风通络、散寒除湿止痛。方用麻黄汤去杏仁:麻黄20g,桂枝20g,甘草8g,又加穿山甲20g,白蒺藜20g,血竭20g,当归20g,桑枝20g,羌活20g,细辛15g,黄芪120g,防风20g,白附子20g,川乌20g,草乌20g。患者服用1周后疼痛减轻,2周后双上肢能抬举到颈,4周后抬举自如,2个月后又加服1剂,至今未见复发。

秦玉珍[2]临证使用麻黄汤时,常去杏仁,加穿山甲、防风、白蒺藜、血竭、桑枝、当归、羌活、细辛、泡酒口服。秦氏在临床中将本病分为风寒湿型和风湿热型。风寒湿型加入白附子、川乌、草乌、白芍;风湿热型中加入苍术、薏苡仁、金银花。

3. 血栓闭塞性脉管炎 患者,男,54岁。4年前患者出现左下肢麻木、发凉,未予重视,入冬加重,左下肢疼痛,间歇性跛行,疼痛呈持续性,夜间剧烈,肤色苍白,肤温下降,并出现散在紫癜,诊断为脉管炎。治疗3个月,病情加重,左下肢趾端发黑干瘪。症见:恶寒不热,左下肢踝关节以下水肿,肤色灰黑,五趾黑如墨染,麻木,疼痛剧烈,触之冷痛甚,趺阳脉搏动消失,无渗液及腐臭味,舌黯苔白厚,脉沉弱而濡。中医诊断为脱疽,证属寒湿瘀血闭阻经脉。方用麻黄汤加味:麻黄10g,桂枝15g,杏仁10g,甘草15g,独活15g,泽兰15g,破血伞10g,川芎15g,牛膝15g,熟地黄10g。服上药3剂后,患者微汗出,麻木减轻,肿胀略消,疼痛稍减。守上方加川断14g,以增强散寒祛湿、壮筋活络之力。4剂。三诊时,患者麻木消失,肿胀进一步消退,疼痛明显减轻,左足灰黑色化为浅灰色,足趾甲墨黑变浅。照原方加白花蛇2条,搜风通络。服用6剂后,患者仍微微汗出,恶寒消失,疼痛减轻,肿胀消退,能扶坐床榻,足部灰色濒于消失,趾甲深黑色变为浅灰色,足部活动依然受限。舌黯苔白厚微腻,脉濡细。上方加苍术10g以苦温燥湿。五诊时,患者肌肤触之稍暖,足部灰色全部消失,趾甲黑色转为灰色而浅,足能任地,扶能移步,但不能成行,跌阳脉搏动微弱,苔薄白。现经脉略通,去苍术,加黄芪30g、丹参15g以益气养血通脉,10剂。患者服上药后,左下肢疼痛完全消失,趾甲灰色甚浅显露红润色泽,能在室内缓行几步,跌阳脉易触及。嘱患者停药3天,缓和肠胃。七诊时患者脉象缓和,跌阳脉搏动有力。患趾色泽红润,能举足缓行。继上方减麻黄至6g,加杜仲15g、巴戟天15g,补肾壮腰,拟6剂以巩固疗效。出院后续服上方丸剂1个月,健康如常。

郭大礼[3]认为脉管炎的病位在脉,属本虚标实,本乃肝肾不足,标为寒客经脉,血泣不通,脉络闭阻。病在阴当以温药化之。心主血脉,肺主治节而朝百脉,故其标与心肺关系尤大。麻黄以轻扬之味,辛温之性,善达肌表,走经络,配杏仁宣降肺气,通调血脉,散寒定痛。桂枝合甘草助心阳,益心气,温经通脉;麻桂合用辛温力增,取其发汗之功,透邪散寒于肌肤之外;酌佐熟地黄滋肾水,以约束麻、桂之辛温,微汗为度。

4. 结节性红斑 患者,女,38岁。患者全身散在稍隆起皮肤的结节红斑,色若葡萄,大小不等,对称发生,四肢多于躯干,发痒,舌质淡苔白,脉沉细。病程已2个月余,诊断结节性红斑,经治罔效。辨证为寒湿凝滞肌肤之候,治宜辛温宣通,祛寒开凝,用麻黄汤加味。处方:麻黄5g,杏仁10g,桂枝6g,炙甘草5g,忍冬藤10g,连翘10g,赤芍10g,山栀皮10g,白鲜皮10g,滑石15g,蒲黄炭10g。服药3剂后,红斑见黯,痒止,7剂后大部红斑消退,连投18剂病获痊愈,随访1个月未见复发。

高辉远[4]认为本病属于中医"肌衄"范畴。传统中医认为"衄家"禁用麻黄汤,故一般医者不敢用之。高氏尊古而不拘泥于古,应用麻黄汤加味治疗而获奇效。

（五）经方体悟

麻黄汤辛温发汗散寒,治疗寒邪外束、卫阳被郁所致的各类痹病,"肢节疼痛,恶寒无汗"为其辨证要点。麻黄汤适合肌肤干燥粗糙,腠理密固,面色黄黯体质的患者。本方为发汗峻剂,使用时当辨患者正气之盛衰,患者正气不虚,感邪较甚,邪在肌表,腠理不开,契合方证,当可运用。本方是汗法治疗风湿病的代表方剂,邪在肌表,当以开玄府、发微汗而解。麻黄汤虽为治疗太阳伤寒病之良方,但不能拘于治疗表证。在临证疗病治疗中,可依据患者病情随证加减:风湿腰痛明显者,可加苍术或白术;风寒之邪,深入肌腠,加干姜;感受风寒,周身关节疼痛较甚者,可加用羌活、独活等。对于肌肤麻木不仁,感觉障碍,属于中医皮痹的疾病,亦可用麻黄汤加减,煎汤外洗治疗,有利于腠理开,微汗出,邪从肌表而解。仝小林[5]拟发汗活络外洗方治疗皮痹有效,麻黄、桂枝、透骨草、艾叶、川芎各30g,外加葱白2根。

(六) 经方验案

患者,男,38岁。腰部疼痛1月余加重1周。患者1个月前因姿势不当导致腰部疼痛伴左下肢牵掣疼痛,活动时疼痛加重。经磁共振诊断为腰椎间盘突出症,予以针灸、推拿治疗后,症状控制尚可,腰及下肢疼痛明显缓解。1周前,因夜间感凉,腰部受寒,患者腰腿疼痛显著加重,伴有恶寒身痛,发热无汗。患者自觉周身不适,关节疼痛,畏风寒。查体:舌红苔薄白,脉紧。诊断:腰痹(风寒痹阻)。时值冬月,加之患者年轻且形体较为健壮,故予麻黄汤加减以散风寒之邪。方药:炙麻黄6g,桂枝10g,炒杏仁10g,炙甘草10g,独活10g,川牛膝10g,杜仲10g,续断10g,伸筋草15g。3剂而症状顿减,疼痛减轻,汗出正常。后予补肾活血祛风湿药物善后调理治疗。

参考文献

[1] 戴松铭.麻黄汤辨证加减治疗类风湿性关节炎182例[J].中国民间疗法,2006,14(4):35-36.

[2] 秦玉珍.麻黄汤加味治疗肩周炎验案2则[J].中国中医药现代远程教育,2012,10(23):86.

[3] 郭大礼,张国印.麻黄汤加味治愈脉管炎1例[J].江西中医药,1997,28(4):30.

[4] 于有山,王发渭,薛长连.高辉远治疗疑难病证经验举隅[J].中医杂志,1992,33(7):17.

[5] 仝小林.重剂起沉疴[M].北京:人民卫生出版社,2010:226-227.

二、麻黄加术汤

（一）经方原文

《金匮要略·痉湿暍病脉证治》

湿家身烦疼，可与麻黄加术汤发其汗为宜，慎不可以火攻之。

麻黄三两（去节）　桂枝二两（去皮）　甘草一两（炙）　杏仁七十个（去皮尖）　白术四两

上五味，以水九升，先煮麻黄，减二升，去上沫，内诸药，煮取二升半，去滓，温服八合，覆取微似汗。

（二）经方功效

发汗解表，升津舒筋。

（三）经方释义

麻黄加术汤治疗寒湿表实之证。"湿家"，指平素湿盛之人。"身烦疼"，指身体疼痛较为剧烈，伴有烦扰不宁。湿盛之人，复感风寒，寒湿之邪伤表，湿滞筋骨，卫阳被遏，营卫不通所致的骨节疼痛。以方测证，可推知患者当有发热、恶寒和无汗等伤寒表证。此方既有发越阳气之功，又有散寒除湿之能。麻黄汤治风寒，术祛湿邪，相得益彰，邪从汗散。麻黄汤本为伤寒表实而设，但祛湿不得大汗，只宜微微似欲汗出，故加术。且湿邪非仅发汗能尽除，水谷之气，依然复为痰湿，加术还有健运脾气之意。湿家身烦痛，麻黄加术汤为宜，微发其汗，不宜过汗，更不能用熏蒸、艾灸、温针等火法外治迫使发汗，火攻则增其热，有发痉之虞。

（四）经方治痹

1. 类风湿关节炎　患者，男，43岁。四肢中小关节反复游走性肿痛2年余，加重1个月就诊。患者自诉四肢关节肿痛，晨起关节僵滞不舒，遇风寒及阴雨天加重，睡眠不安，胃口差，平素畏风寒，四肢尤其是手脚怕冷。诊见：指间关节、腕关节、踝关节、肘关节肿痛，晨僵，肢体沉重，屈伸不利，活动欠佳。畏风寒，汗出可，眠差，纳呆，二便调，舌淡红，苔白微腻，脉滑。拟辛温发汗、祛湿通络止痛治疗,选方麻黄加术汤合羌活胜湿汤加减,药用:炙麻黄9g,桂枝10g,炒白术15g,羌活10g,独活10g,防风12g,淡附片(先煎)6g,细辛3g,制川乌(先煎)10g,蜈蚣2条,首乌藤18g,炙甘草6g。水煎服,药煎成后加一汤匙蜂蜜,混匀后服用。1周后患者诸症缓解。

温成平[1]认为类风湿关节炎发病多由腠理空虚,卫外不固,感受外邪(风、寒、湿邪为主),邪气滞留关节、肌肉、经脉,导致经脉闭塞,经气不通,不通则痛,故病人出现肢节肌肉疼痛、屈伸不利、晨僵等症。温氏认为当以汗法治之,使肌腠开泄,经络宣通,风寒湿邪随汗而解,予以发汗祛湿止痛为法,在发汗祛湿的基础上,合理选用散寒、清热、活血、祛痰、补益之法,常用麻黄加术汤合羌活胜湿汤加减治疗,药用麻黄、桂枝、白术、羌活、独活、防风、川芎、威灵仙、蜈蚣、甘草等。寒重者,酌加制川乌、附子等;热重者,酌加石膏、知母等;瘀重者,酌加莪术、土鳖虫等;痰重者,酌加僵蚕、茯苓等;肝肾亏虚者,酌加桑寄生、牛膝等。

2. 颈椎病 患者,女,36岁。自诉项背、肩脚及右上肢关节疼痛5年,遇寒加重,得温则减,且项背常有冰凉感,颈部活动受限,右上肢不能抬举,梳头、穿衣均觉艰难,中西药久治无效。伴头面及上半身肿胀,周身经年无汗,即令夏月,也鲜有汗出,月经后期而至,量少色黯淡,口不渴,小便短少。视其面色晦黯,目下如卧蚕,舌质淡,苔白薄而滑,脉沉细。辨证为寒湿阻滞肌表,浸淫关节筋骨,气血运行不畅。治宜发表温里,散寒除湿,佐以舒筋活血。方用麻黄加术汤合乌头汤化裁:麻黄、制川乌、羌活、桂枝各10g,白芍20g,黄芪、白术、葛根各15g,细辛、甘草、三七、炮穿山甲各6g。5天后复诊时,患者诉服药后微汗出,肿胀消,疼痛大有缓解,余症均减。故将川乌量增至15g,细辛增至10g,以增强散寒止痛之效。三诊时患者痛感已不明显,且项背发热,患处肌表有虫蚁爬行之感。此阳气驱邪出表之兆。守方续服10剂后,疼痛尽除,颈部及右上肢活动自如,诸症亦随之而解。

戴天木[2]运用麻黄加术汤合乌头汤治疗颈椎病效果较好。《金匮》中乌头汤主治寒湿历节,麻黄加术汤主治寒湿在表之湿病,二者虽皆治寒湿,然前者散寒止痛力强,后者发表除湿功著,二者合用,散寒除湿,表里兼顾,相得益彰。本例虽无寒热表证,但病势趋于表而无汗,仍可用汗法,使寒湿之邪从表而解,故以乌头汤与麻黄加术汤去杏仁为主治疗。方中川乌、细辛温经散寒止痛;麻黄、白术并走表里,白术量大于麻黄,微汗祛湿;桂枝既助麻黄发表散邪,又协川乌、细辛温通经脉;黄芪益气固卫,助温药以通阳,且与白术相伍又可防麻、桂发散太过;白芍、甘草酸甘化阴,以防温燥伤阴之弊,并能缓急止痛;羌活祛风胜湿而为引经之品;葛根、穿山甲、三七舒筋通络活血。诸药配伍,寒湿去,经络通,血脉和,其病自愈。戴氏以此二方化裁治疗风湿、类风湿关节炎,颈腰椎病之寒湿为甚而无汗者,屡试屡效。

3. 膝骨关节炎 患者,男,40岁。患者双膝关节疼痛,遇冷加重,舌瘦小,淡红少苔,脉右弦,左沉弦弱。证属脾肾阳气不足,寒湿之邪闭阻经络,治宜温肾健脾,散寒除湿通络。药用白术、薏苡仁、桂枝、生石膏、山药各30g,党参、干姜、女贞子各20g,附片(先煎)、甘草、麻黄、莱菔子各10g,细辛5g(先煎)。服用5剂后,患者双膝关节疼痛明显减轻,继服10剂,患者双膝关节疼痛消失。

本例患者下肢冷痛为肾阳虚失于温煦,外湿留注关节,其右脉弦为脾虚之象,外湿侵犯易与内湿相合。故牟惠琴[3]治以麻黄加术汤健脾去湿,加附片、细辛、干姜以增强温阳之力,党参、山药、薏苡仁以增强健脾除湿之功,加石膏以防郁滞化热,莱菔子引气下行。

4. 着痹 患者,男,51岁。1年前受风寒雨淋,发为痹证,下肢关节疼痛,阴雨天疼痛尤剧,并见肿重,舌质淡,苔薄白,脉濡弦。证属风湿阻遏经络,以麻黄加术汤和当归:麻黄9g,桂枝9g,杏仁6g,甘草3g,苍术12g,当归12g,方7剂。药后痛减,续方14剂后病愈。

姜春华[4]辨证本案痹证为风湿阻遏经络,治宜解表祛湿,温经通络。用麻黄加术汤以祛在表之风湿。又麻、桂与当归同用可温经通络,本"血行风自灭"之意。

5. 行痹 患者,女,48岁。患者周身疼痛呈游走性,每晚必令其爱人踩按四肢,或用木棒棰敲一至二小时之久方能入睡,三四年以来日日如此,如不按捣即不能入眠,疼痛难忍,天寒阴雨更甚。患者手足不温,皮肤枯槁,不论冬夏,很不容易出汗,精神疲惫。给以麻黄加术汤加减。麻黄60g,桂枝60g,白术120g,杏仁45g,当归30g,川芎30g,甘草30g,上药共为细末,日服12g。服到20天的时候,自觉手足温暖,疼痛微有减轻,最令患者喜悦的是,近日来每服药一小时后,即感手足心津津出汗,这是以往罕见的事,所以服药的信心更大了。共服上方加减三月余,疼痛基本上不发作,再不需人按捣了。后兼服调气血之剂以巩固之。

本病例的病因病机为湿邪久留,阻遏经络气血运行,卫阳被阻,开阖失司,故难于出汗,脉络长期失养,故喜热甚按,疼痛久而难愈。在治疗方面,单纯攻邪或补正皆为偏师,麻黄加术汤加味能缓攻在表之风湿,兼有补正之功,因而获效。赵明锐[5]临证体会麻黄加术汤治疗风湿相搏之疼痛,对疼痛呈游走性、痛无定处者有效。如沉着固定于大小关节疼痛者,此方效果不佳,宜服桂枝芍药知母汤。疼痛急性发作者,宜汤剂;如病程较久沉疴痼疾者,宜散剂久服。

(五) 经方体悟

麻黄加术汤是微汗法治疗痹病的代表性方剂,善于治疗寒湿在表的痹病。麻黄加术汤适用于关节疼痛较剧烈,而且周身无汗的痹病患者,是否有汗是辨证使用该方的一个关键点。体质较为壮实、发病急、病程短的患者,不仅周身关节疼痛明显,肢体沉重,阴雨天加重,甚者四肢面目轻微水肿,而且多伴有恶寒、发热等症状,宜用本方加羌活、细辛等药。表湿重者,方中应选苍术为宜,苍术走表,祛湿的功效尤佳。如病人舌苔厚腻、腹满则宜选用苍术。本方亦可治疗行痹,所治之人,久病为多,周身游走疼痛,痛无定处,喜温喜按,皮肤偏干,反复发作。此病多由风湿之邪阻碍肌表的气血运行,日久不愈,正虚邪衰而致。麻黄加术汤可祛除在表之风湿,另可加补益气血之品,如当归、川芎等,扶正祛邪,痹病可除。本方配伍精当,指出了湿病解表微微出汗的具体方法。麻黄与术相伍,麻黄得术,则虽发汗而不致过汗;术得麻黄,并能行表里之湿。临床运用麻黄加术汤时,当辨证使用,酌情加减,依据感邪之轻重,加乌附或羌防;或循疼痛之部位,加葛根或川芎,随证治之。

(六) 经方验案

患者,男,33岁。因腰背疼痛10年,加重3天就诊。患者10年前反复出现腰部酸胀疼痛,逐渐后背及颈项亦感疼痛,活动受限,诊断为强直性脊柱炎。3天前,患者感受风寒,周身恶寒,关节游走酸痛,重胀感,困乏无力,食少腹满,腰痛明显。舌红苔白稍腻,脉浮紧。诊断:大偻(寒湿困表,肝肾亏虚)。处方:麻黄6g,桂枝10g,杏仁10g,苍术10g,羌活10g,独活10g,桑寄生15g,五加皮15g,狗脊10g,炙甘草6g。3天后,患者关节疼痛明显缓解,无恶寒发热等症。

参考文献

[1] 杨莎莎,游玉龙,温成平.温成平汗法治疗免疫性疾病临床经验举隅[J].江西中医药大学学报,2016,28(3):21-22.

[2] 戴天木.《金匮》方合用治验两则[J].陕西中医,1998,19(6):280.

［3］王福山,牟惠琴.牟惠琴教授运用麻黄加术汤的经验［J］.陕西中医,2011,32（4）:465-
466.

［4］姜春华.姜春华经方发挥与应用［M］.北京:中国中医药出版社,2012:64.

［5］赵明锐.经方发挥［M］.太原:山西人民出版社,1982:139-141.

三、越婢加术汤

（一）经方原文

《金匮要略·中风历节病脉证并治》附方:《千金方》越婢加术汤

治肉极,热则身体津脱,腠理开,汗大泄,厉风气,下焦脚弱。

麻黄六两 石膏半斤 生姜三两 甘草二两 白术四两 大枣十五枚

上六味,以水六升,先煮麻黄,去上沫,内诸药,煮取三升,分温三服。恶风加附子一枚,炮。

《金匮要略·水气病脉证并治》

里水者,一身面目黄肿,其脉沉,小便不利,故令病水。假如小便自利,此亡津液,故令渴也。越婢加术汤主之。

（二）经方功效

发汗利水,清热除湿。

（三）经方释义

越婢加术汤乃越婢汤加白术而成。越婢汤通调水道,散肌表之邪,清内蓄之热,治疗风水夹热证。加白术后,可增强健脾运湿之功效,发越脾气,运化水湿,使得津停得去,津亏得复。越婢加术汤具有清热散风、调和营卫的作用,故可治疗肉极及皮水证。方中麻黄开腠理,利小便,水湿之邪从鬼门、净府二途而出。石膏清气之热,解肌表郁热,配伍麻黄,可使麻黄温燥之性减而发散不猛。姜、枣、草补中益胃,顾护正气,祛邪而不伤正。

（四）经方治痹

1. **系统性红斑狼疮** 患者,女,47岁。因左膝关节疼痛一年半,周身关节痛4个月入院。入院时体温39.9℃,症见周身关节疼痛不适,活动受限,左膝为主,发热口渴,纳差便干。检查:面部及胸腹部有较密集的红色丘疹,左膝关节肿胀。诊断为系统性红斑性狼疮。此属风湿热痹证,风湿与热相搏,阻滞经络关节。治以疏风祛湿,清热通络。药用:麻黄 10g,生石膏 15g,防己 6g,知母12g,赤白芍各 10g,黄柏 6g,虎杖、桑枝、牛膝、忍冬藤、薏苡仁各 10g,甘草 4g。此方加减连服一月余,周身关节无明显疼痛,左膝肿胀消退,能下床活动,身热退净,纳食增加。

王桂珍[1]认为系统性红斑狼疮是一个多系统、多脏器损害的疾病,可出现风湿热毒、阴虚内热、阳虚水泛等证情。故治疗上,一般初期按风热痹证以祛风湿、清热解毒为主,兼顾肝肾之阴。中晚期则以滋养肝肾或温运脾肾为主。发作期祛邪以治标,稳定期或中晚期扶正以固本。疾病初期可见发热,关节肿胀疼痛,或游走性疼痛,出汗甚多,面红或面有红斑,全身出现皮疹,伴有口干,纳减,舌质红,苔黄腻,脉弦滑。治宜祛风化湿,清热蠲痹,予以越婢加术汤加减治疗,疗效较好。

2. 类风湿关节炎　古结乃特汗·拜克里木等[2]运用越婢加术汤合三藤汤治疗湿热痹阻型类风湿关节炎疗效显著。该证型的主要证候为关节肿痛而热,发热,关节屈伸不利,晨僵,关节畸形,口渴,汗出,小便黄,大便干,舌质红,苔黄厚腻,脉弦滑数或弦滑。予以越婢加术汤合三藤汤加减口服,药物组成:麻黄、茯苓、乌梢蛇各 10g,石膏、青风藤各 30g,白术、桂枝、赤芍各 15g,忍冬藤、雷公藤各 20g,炙甘草 6g。加减:有关节积液者,加白术至 30g,薏苡仁 20g。

越婢加术汤合三藤汤对于湿热痹阻证型疗效较好。越婢加术汤具有清热利湿、消肿通痹作用,本方主用麻黄、石膏、白术三味。麻黄一般作发汗之剂用,石膏是清热之剂,麻黄辛温发汗解表,能使肌肤营卫中水气、湿邪从汗而解;石膏辛寒清泻邪热。石膏与麻黄相用,能使邪热得清。越婢加术汤中多用白术,乃宗《本草会编》"以除其湿,则气得周流"之意,使痹气得通,除湿通痹,且有扶正之效,此则非白术莫属。麻黄、石膏、白术三药合治,则麻、膏共具退热之功,麻术协奏通痹除湿之效,且石膏可制麻黄过汗之弊,白术可抑石膏泄热伤正之虞,三药相得益彰。

3. 风湿热　患者,女,26 岁。反复发作性关节疼痛 4 年,加重伴发热 1 周。1 周前劳动中猝逢暴雨,遂发热、恶寒、汗出,咽痛(既往常咽痛),右踝关节肿胀疼痛,行动不便,翌日两膝关节红肿疼痛,手不可按,步履不能,食欲不佳。查体温 39℃,双膝及右踝关节潮红、灼热、肿胀。舌红苔黄微腻,脉滑数,诊断为慢性风湿性关节炎风湿活动期。证属热痹夹湿。治法清热通络,疏风胜湿。

用越婢加术汤加味:麻黄10g,生石膏30g,白术12g,木防己10g,秦艽20g,忍冬20g,连翘15g,桔梗12g,独活10g,木瓜10g,牛膝12g,薏苡仁5g,甘草5g,生姜6g。6剂后,患者疼痛稍减,咽痛消失,右膝关节隆突部位可触及绿豆大结节3个,余症如前。方去桔梗、连翘,加延胡索、桃仁各12g,6剂后疼痛明显减轻,关节不红不灼。但右膝关节隆突部位亦可触及小结节一个。方药未改,继用12剂后肿退。仍感关节疼痛,但不剧,可以下地活动,舌转淡红,苔薄微黄,脉略数。遂减石膏量到20g,再用6剂后疼痛消失,唯上述结节仍未消退,再守方10剂后,结节消失。

热痹多表现为关节疼痛,局部潮红、灼热、肿胀拒按、活动障碍,兼有身热汗出,咽红口渴,舌红苔黄,脉滑数,有的还兼有风湿结节、环形红斑等。多投以清热通络之剂有一定疗效,但亦屡有不尽满意之忧。尤其是单用寒凉之剂后,每多迁延难愈,王朝宏[3]认为,热邪来去皆速,为何本病缠绵难愈,分明夹有湿邪为患。尤其当热证明显时,即是无苔腻、脉濡等表现,但多有关节肿胀,甚或如囊水之状,此其候也。故采用清热通络、疏风胜湿之法,选用越婢加术汤为主方。越婢汤发表行水,表里两清,加白术健脾化湿,以祛肌表湿邪,尤为对证。凡见汗多、关节游走疼痛者为兼风邪,可加用防风、细辛、羌活以祛风;肿甚、苔腻者为夹湿邪较重,可加用薏苡仁、萆薢、五加皮、木通、泽泻以增强祛湿之力;病变偏于上者,加用桑枝、羌活、威灵仙、姜黄、川芎以治上;偏于下者加用独活、牛膝、木瓜以治下;咽痛甚者加用桔梗、连翘、射干或六神丸等;有环形红斑、风湿结节者为兼有瘀血,可加用川芎、姜黄、延胡索、桃仁、红花等;久病正虚者酌增扶正之品。以上各证均须加入秦艽、木防己、忍冬藤,以增强清热祛风胜湿之力。

4. 热痹 患者,女,13岁。患者因冒雨淋湿衣襟,入夜发热恶寒,服清热解表药而退热。半月后患者出现左腿酸痛,两足行走不便,经当地医院治疗无效,发热关节酸痛加剧,收入院治疗。入院症状,两腿不能步履,两膝作痛,上肢腕关节游走性疼痛,发热有汗不解,体温39℃,渴不欲饮,舌苔薄黄,脉象滑数。恶属热痹,乃风寒湿流着于肢节化热。治当清热宣痹。治予加味越婢汤。处方:麻黄6g,桂枝6g,石膏(先煎)60g,苍术10g,生姜3片,大枣3枚,甘草3g,牛膝10g,黄柏10g。连服8剂,患者热势渐渐下降,关节疼痛逐步缓解,后改桂枝芍药知母汤加减调服5剂,病愈出院。

张谷才[4]认为风湿在表,故见发热恶寒;风湿痹阻,络脉不通,故关节疼痛;邪郁化热,湿未完全化燥,故虽渴而不欲饮水;病邪在表,内有郁热以致脉滑而数;舌苔薄黄证属风湿在表,郁而化热。治疗当以发汗清热除湿,方用越婢加术汤。方中用麻黄、石膏发汗清热;生姜、大枣和甘草调和营卫;苍术以除肌表之湿,使风祛湿除热清而病自愈。临证加减,如高热不解,加知母、金银花、虎杖清热活络;关节红肿热痛,加赤芍、乳香、没药凉血消肿;如剧烈疼痛不减,加川乌、细辛温经解痛。

(五) 经方体悟

越婢加术汤可用于关节肿胀疼痛为主要症状的痹证治疗。关节肿胀的特点不仅仅局限于关节周围,甚至波及肢体或周身,肿胀以水肿为特点。患者往往体质较好,伴有多汗、怕热、口渴等症状,脉象以浮为主,兼有恶风等表证。越婢加术汤有清热利湿、消肿止痛的功效,麻黄与石膏的用量宜遵循原文3∶4的比例,一寒一温,一清一散,清郁热,逐水邪。由于麻黄、石膏用量较大,所以本方用于体格壮实的患者较为合适。对于年老体弱、血压高者均应慎用或忌用。白术与麻黄配伍,增强利水效果。术有苍、白之分,临床上浮肿明显者多用白术,腹胀苔厚腻者常用苍术,苍白术也可联用,效果更好。麻黄“散目赤肿痛,水肿风症”“盖皮毛外闭,则邪热内攻,故用麻黄引出营分之邪”(《本草纲目》),痹病患者用药后,常可见微微出汗,少数患者甚至出现多汗,亦有患者出现尿量增加的现象,随着汗出尿增,诸症均有缓解,说明出汗和排尿均可祛邪,也许这是本方治疗之关键所在。方中麻黄、石膏、白术为主要药味,石膏清热除邪,白术除湿通痹,麻黄宣肺利尿,三药合用,清热利湿,通痹消肿。本方药味较少,临证可适当加减药物,关节肿胀明显者,加用薏苡仁、防己、茯苓、五加皮;湿热偏盛者,佐以络石藤、虎杖、秦艽、忍冬藤。本方常用于风湿免疫类关节疾病的治疗,如方证对应,常常起效较快,症状可快速缓解。由于风湿免疫类疾病的特点决定了疾病的缠绵性,所以在服药取效后,仍需继续服用巩固,不然关节肿痛又起,体温升高复燃。

(六) 经方验案

患者,男,65岁。因关节肿胀疼痛2个月加重半月就诊。患者2个月前出现手足关节肿胀疼痛,在外院检查血尿酸(−)、类风湿因子(−)、C反应蛋白16.4mg/L、血沉48mm/h,自行服用消炎止痛药,关节肿痛稍有缓解。半月前,患者因感冒后出现手足关节肿胀疼痛加重,整个手足皆见水肿,按之凹陷,关节活动明显受限,晨僵2小时。患者形体壮实,口干喜饮,微恶风寒,皮肤湿润,小便短少,纳少,大便正常。舌红苔白腻,脉浮。诊断:西医:血清阴性滑膜炎伴凹陷性水肿综合征,中医:尪痹(风湿热郁)。治以发汗利水,清热除湿,予以越婢加术汤加减治疗:炙麻黄12g,石膏16g,白术12g,薏苡仁30g,忍冬藤30g,络石藤15g,穿山龙50g,地龙10g,大枣10g,生姜5片,甘草6g。服药后,患者微微汗出,小便通畅。服用1周后,患者手足水肿消减大半,无口干、恶风等症。继服2周,患者关节肿痛消除。

参考文献

[1] 王桂珍.系统性红斑性狼疮的中医辨证施治[J].江苏中医,1988,20(10):443-445.

[2] 古结乃特汗·拜克里木,张星平,王海云.越婢加术汤合三藤汤配合西药常规治疗湿热痹阻型类风湿关节炎的临床观察[J].新疆中医药,2013,31(5):37-40.

[3] 曹贵民.王朝宏教授运用越婢加术汤治疗慢性风湿性关节炎的经验[J].陕西中医函授,1996,16(4):4-6.

[4] 刘再平.张谷才治疗历节病医案二则[J].江苏中医,1998,19(12):31.

四、麻黄细辛附子汤

(一) 经方原文

《伤寒论·辨少阴病脉证并治》(301)

少阴病,始得之,反发热,脉沉者,麻黄细辛附子汤主之。

麻黄(去节)二两 细辛二两 附子(炮去皮,破八片)一枚

右三味,以水一斗,先煮麻黄,减二升,去上沫,内诸药,煮取三升,去滓。温服一升,日三服。

(二) 经方功效

助阳解表。

(三) 经方释义

麻黄细辛附子汤为治太阳少阴两感之方。本方着眼于两个主要症状"脉沉""反发热","脉沉"说明少阴在里之阳已虚,"反发热"提示感受太阳在表之

风寒邪气。太少两感，故需用两解之法，一发太阳之汗，一温少阴之经，温经发汗同用，方能扶正祛邪，正复体安。诚如陆渊雷所言："麻黄附子细辛汤当用于正气虚弱，且有外感表证。"由于太阳与少阴相为表里，当少阴不足于内时，在表之太阳益虚，外感之寒邪更加易于伤害人体。方中辛热之附子细辛，可温少阴之里，可走少阴之经；辛甘热之麻黄，可行发散之功。三者相合，可温肾寒，顾护阳气不脱；能散表邪，透发太阳风寒。方中附子运用颇有深意，既可温肾又能顾护阳气，起到防亡阳之变的作用。当然本方仅适用于少阴病初始之时，正气虚而不甚为宜。毕竟麻黄细辛皆为性热辛散之烈药，如正气过于亏虚者，则不耐攻伐，易生他变。

（四）经方治痹

1. 类风湿关节炎　患者，女，50岁。膝关节及背部疼痛4年余，加重1年，伴头痛10年。患者4年前不明原因出现膝关节及背部疼痛，遇冷加重，确诊为类风湿关节炎。就诊时患者感膝关节及背部疼痛，头痛，口干，畏食生冷，舌淡，苔白，脉弦数。治宜温补三阴，散寒通滞。拟麻黄细辛附子汤与通脉四逆汤加减，处方：炙麻黄6g，附子6g，细辛3g，当归15g，通草15g，桂枝15g，白芷15g，炙甘草10g，茯苓20g，党参15g，干姜12g，黄芪30g。服用90天，患者疼痛全部消失，身穿单衣于冷风中亦无复发。

高体三[1]认为麻黄细辛附子汤有温阳通脉、祛痰涤瘀之功，凡属寒邪久凝、血脉瘀阻之证皆可应用。高氏体会本案辨证要点有二：其一，患者背痛，头痛，为风寒湿之邪客背部经脉，经气不畅，血脉凝滞，不通则痛。其二，诸痛遇冷加重，为素体阳气不足，无以温经通脉。治以温补三阴，散寒通滞。予麻黄细辛附子汤合通脉四逆汤加减治疗，可奏温补肝脾肾之功，可达祛风寒畅气血之效。

2. 强直性脊柱炎　戴云波在麻黄细辛附子汤与乌头汤基础上，化裁而成治疗痹证的著名方剂乌附麻桂姜辛汤。李媛[2]报道成都中医药大学附属医院以该方为基础制成中成药"强力风湿片"（制川乌、制附片、白芍、黄芪、麻黄、细辛、桂枝、干姜、炙甘草、萆薢、秦艽）治疗寒湿痹阻型强直性脊柱炎疗效显著。该方的适应症为腰骶疼痛，脊背疼痛，腰脊活动受限，晨僵遇寒加重，遇热减轻。四肢关节冷痛，肢体困重。舌淡，苔白或水滑，脉弦滑。戴氏认为痹证以阳虚为本，痹阻为标。人身卫气乃拒邪之藩篱，其源于阳气，阳气旺盛则内能养脏腑，外能拒贼风入侵机体，温阳通络为治疗痹证的基本治法。方中制川乌、制附片温肾助阳,祛寒解痛;桂枝、麻黄祛风通阳;黄芪益气固卫,助桂枝、麻黄、川乌、制附片温经止痛;细辛辛散少阴经寒,外助麻黄开通卫表,内助附子温暖命门;干姜逐寒温经;白芍、炙甘草缓急舒筋,炙甘草并能减弱乌附的毒性;萆薢、秦艽祛风除湿。诸药配伍能使寒湿之邪去而正气不伤,共奏温阳通络、祛寒除湿之效。

3. 硬皮病 陈崑山[3]根据硬皮病的不同临床表现和体征,将其辨证分型为脾肾阳虚、血瘀、血虚3型,其中脾肾阳虚型予以麻黄细辛附子汤治疗。该型主要临床表现为皮肤肿胀、硬化、萎缩,肢端青紫、冷痛,遇寒加重,且发紫变白变红,常伴形寒肢冷,关节疼痛,皮肤无汗,腰部酸痛,性欲减退,齿摇发落,食纳减退,口不渴,大便稀。舌体肿大或胖嫩、质淡黯,苔灰滞无泽,脉沉细濡。病久可出现肢端坏死溃烂、心悸气短、吞咽困难等一派阴寒之象。陈氏据此认为其主要病机是阳虚寒凝,瘀血阻络,营卫不和,腠理闭塞。治则应温经助阳,活血通络,调和营卫,开泄腠理。基本方以麻黄细辛附子汤加减化裁,具体药物如下:麻黄10g,制附子10g,细辛3g,熟地黄20g,巴戟天20g,鹿角霜30g,肉苁蓉20g,桂枝10g,白芥子15g,艾叶15g,当归20g,川芎10g,炮姜5g,甘草6g。随证加减:阴虚畏寒明显改桂枝为肉桂;气虚明显加党参、黄芪;血虚明显加当归、首乌;气滞血瘀明显加柴胡、漏芦、鸡血藤。方用《伤寒论》的麻黄细辛附子汤,其中制附子、巴戟天、肉苁蓉、鹿角霜温补肾阳以祛内寒;细辛外温经脉、内温脏腑以温阳化气;熟地黄滋阴养血以和营阴,并能阴中求阳,以防温热太过;当归、川芎活血化瘀通络;麻黄、桂枝温经散寒,发汗解肌,开泄腠理;白芥子蠲饮化水,祛痰消肿;艾叶理气血,逐寒湿;炮姜温中散寒,温经止血;诸药合用,起到温经助阳、活血通络、调和营卫、开泄腠理之功效。

4. 血栓闭塞性脉管炎 患者,男,33岁。患者右足第1趾溃破疼痛1个月余,间歇性跛行距离小于300米,纳可,寐欠安,舌淡胖,苔黄腻,脉沉细而数。查体:双下肢皮温降低,右下肢明显,右足背红肿,各趾间湿糜;第1趾发绀溃破,创面累及趾根,黄色分泌物渗出,量多,略秽臭,触痛明显;右足背及胫后动脉未触及,右腘动脉搏动减弱,右足抬高苍白试验(+),左足背及胫后动脉搏动减弱,左腘动脉搏动正常,左足抬高苍白试验(−)。西医诊断:血栓闭塞性脉管炎(急性期)。中医诊断:脉痹(湿热壅盛,阳气郁闭)。治法:清热利湿解毒,温阳通络止痛。方选麻黄细辛附子汤合茵陈蒿汤加减,处方:熟附子(先煎)12g,炙麻黄6g,细辛3g,干姜12g,苦参15g,茵陈30g,栀子15g,制大黄12g,黄连12g,垂盆草30g,白英30g,白花蛇舌草30g,仙鹤草30g,金银花30g,蒲公英

30g,甘草9g,水牛角30g,连翘20g。二诊时患者足疼痛明显减轻,足背红肿好转,创面渗出物减少,舌淡红,苔黄,脉沉细而数。综合四诊,热邪仍存,继守原法,原方加半边莲30g、半枝莲30g。后期患者无静息痛,但仍感右下肢发凉,乏力,舌红,苔光剥,脉沉细而数。辨证为气阴两虚,故治以益气养阴,温经通络,清热解毒。方选顾步汤合麻黄细辛附子汤加减,处方:熟附片(先煎)12g,炙麻黄6g,细辛3g,干姜12g,炒党参30g,石斛15g,麦冬18g,当归12g,牛膝15g,垂盆草30g,益母草30g,茶树根15g,白茅根15g,半边莲15g,半枝莲15g,黄芪45g,白术30g,薏苡仁30g,甘草9g。曹烨民[4]采用温补肾阳、补脾宣肺、养血活血化瘀、标本兼治的原则治疗本病疗效满意。该病发病过程中,肺脾肾三脏的发病为本,心肝两脏发病为标,病本者为病之源,病标者为病之变。以肺脾肾三脏而论,脾肾为本,肺为标,因为肾为先天之本而生元气,脾为后天之本而生谷气,元气与谷气均归肺所统。如肾阳衰弱,脾失运化,肺统不足,加之外感寒湿之邪,客侵血脉,寒凝血瘀,经络阻塞,最终发为脉痹。

奚九一[5]临床辨证采取祛邪与扶阳法结合,温清并用治疗血栓闭塞性脉管炎,疗效较单纯的扶阳和单纯的祛邪法更为显著,认为"四逆汤合麻黄细辛附子汤"为"温经扶阳"的首选方剂。如辨证为内有阳气虚,外有湿热或湿毒之邪,宜用扶阳祛湿法,温清并用,使用四逆汤合麻黄细辛附子汤合茵陈垂盆汤治疗,临床效果显著。

5. 颈椎病　患者,男,63岁。患者于4个月前无明显诱因出现双下肢软弱无力,行走困难,四肢麻木、发凉,双上肢疼痛无力,感觉减退,胸腰部呈束带感,舌质淡,舌体胖大,苔白厚腻,脉沉滑。磁共振提示:颈椎椎管狭窄,脊髓受压。中医辨证为肾阳不足,寒凝血瘀。予麻黄细辛附子汤加减:麻黄10g,附子(先煎)30g,细辛(先煎)30g,川芎10g,羌活10g,甘草6g,桃仁10g,没药10g,当归15g,香附10g,怀牛膝15g,地龙10g。服药4剂,患者感麻木发凉感减轻,上方附子加至50g,并加补骨脂15g、杜仲15g、蜈蚣1条,以增强温阳补肾、通络止痛之功。以上方加减治疗1个月后,患者行走基本正常,四肢麻木及胸腰部束带感明显好转。继以上方加减治疗3个月,患者双手能握物,走路正常,查体上下肢肌力均恢复到5级。

戴恩来[6]认为该患者素体阳虚,阴寒内盛,血脉瘀阻,脏腑经脉失于温煦濡养,则肢体痿废无力。胸腰部束带感与督脉及带脉的功能失常有关,为肾阳不足、寒湿阻滞所致。治宜温阳散寒,活血化瘀。以麻黄细辛附子汤为主方,重用附子、细辛,以温阳通脉,散寒除湿,并加活血化瘀药。全方共奏温阳散寒、活血通络之效,使肾阳旺盛,中焦阳复,精气转输如常,脏腑经脉得以温养,气血津液运行通畅,肢体功能恢复正常,其病自愈。

6. 腰椎间盘突出 患者,女,68岁。4年多来腰部间断疼痛,遇寒后加重。3天前因气候变化,腰痛复发。症见腰部冷痛,难以转侧,伴有下肢放射痛,畏寒,手足不温,倦怠乏力,纳食如常,二便调,舌质淡黯,苔白腻,脉沉细无力。证属肾阳不足,寒邪外袭,血脉凝滞。治以温经散寒,活血通络,以麻黄细辛附子汤化裁。处方:麻黄6g,熟附片(先煎)12g,细辛9g,淫羊藿12g,鸡血藤30g,川牛膝30g,蜈蚣2条,车前子(包)12g,炙甘草6g。服方7剂后感腰痛减轻,左下肢放射痛明显改善,畏寒、手足不温等情况也较前好转,舌脉象同前,上方熟附片减至9g。调治1个月,诸症基本消失。韦绪性[7]认为病在少阴,证属阳虚寒凝者,皆可用麻黄细辛附子汤治之。患者年近七旬,肾阳已虚,虚则生寒,不能温煦血脉,血液运行不畅,凝滞成瘀,故发生腰痛。复感风寒,更伤阳气,致使疼痛加重,选用麻黄细辛附子汤恰能切中病机。但本方温肾之力似嫌稍弱,故予淫羊藿以助肾阳,伍以川牛膝、鸡血藤、蜈蚣等活血通络止痛以治标。

申越魁[8]在运用麻黄细辛附子汤治疗腰痛时发现,部分患者用药后自觉从腰部有一股热流自患肢传导,且肢体有不同程度的痒感,续用药物则痒感及经络传导感消失,同时患者自觉体轻肢爽,活动自如。印证了《心典》所载:"云当汗出如虫行皮者,盖欲使既结之阳,复行周身而愈也。"

梁立[9]通过对103例久病不愈的腰腿痛病人(阴虚火旺者除外)观察,认为只要临床症状表现部位与少阴、太阳二经走行相一致,虽无明显表里寒热的表现,其病机与麻黄细辛附子汤相同者,均可运用本方治疗,疗效显著。

7. 膝骨关节炎 患者,女,60岁。诉双膝关节疼痛,右膝关节尤著,怕冷,抽筋,阴天、雨雪天气症状加重,怕吹空调、电扇,小腹凉而胀,心慌胸闷,出冷汗。舌淡苔白,脉沉弦拘紧。证属阳虚寒凝,法宜温阳散寒,方拟寒痉汤:麻黄8g,桂枝12g,细辛8g,炮附子18g,干姜10g,全蝎7条,蜈蚣7条,炙甘草7g,大枣7枚,3剂,水煎服。加辅汗三法,取汗,汗透,停后服。患者药后得汗,胸闷、心慌未作,双膝关节、小腹凉减轻。左胁胀,咳痰凉,纳呆,便可。脉沉涩无力,舌淡,苔白满布。证属肝肾虚,寒湿浸淫经络。法宜温阳益精血,佐以化湿通经。组方:巴戟天、肉苁蓉、炒杜仲、红参、当归、制川乌、乌梢蛇、威灵仙各15g,淫羊藿、仙茅、桂枝、白术各12g,黄芪20g,炮附子18g,蜈蚣10条,14剂。患者双膝关节怕冷,小腹凉,且脉沉弦拘紧,乃一派阳虚寒凝之象。阳虚者,本当禁汗,何以仍用汗法?盖阳虚所禁之汗,乃单纯的狭义汗法,恐汗后亡阳;而本例之汗,乃是扶正温阳发汗,自不同于单用汗法者,麻黄附子甘草汤、麻黄细辛附子汤、桂枝附子汤、桂甘姜枣麻辛附汤等,皆温阳发汗之剂。可见,对于阳虚寒凝者,扶正以散寒并不忌。此案脉弦拘,苔白满布且双膝关节疼痛等,除阳虚之外,尚有寒湿浸淫经络,故予麻黄细辛附子汤,加桂枝通经,与证相合。汗后邪挫正虚,转而以扶正为主,佐以通经,故能取效。

李士懋[10]根据自身多年经验,拟寒痉汤:麻黄6~9g,炮附子10~30g(先煎),细辛6~9g,桂枝9~12g,干姜9~15g,炙甘草6~9g,大枣6~10枚,全蝎6~10g,蜈蚣5~15条。兼肾阳虚者加二仙汤:仙茅12g,淫羊藿12g;兼肾阴虚者加熟地黄15g,山茱萸15g;兼气虚者加红参10g;兼瘀血者加桃仁、红花各10g;兼湿者加白术10g。煎服尤须注意,炮附子先煎1小时,加余药再煎30分钟,共煎2次,分服。2~3小时服一煎,加辅汗三法,即连服、啜粥和温覆。李氏指出汗出的最佳标准,即测汗法为"正汗出,脉痉止"。正汗是指微似有汗、遍身皆见、持续不断、汗出而脉静身凉四个特点,痉脉转为平脉或者其他脉象。

8. 大动脉炎 患者,女,37岁。患者于1979年体检时发现两上肢无脉,血压测不到,自觉胸闷胸痛,头晕,视物模糊,,游走性关节疼痛,曾发生过昏厥。后诊断为多发性大动脉炎(头臂干型),经治疗症状略有好转。1989年初病情反复,晕厥4次,每次持续5~9秒,神志不清。患者先天不足,肝肾亏虚,温煦无权,经脉痹阻,故除无脉见症之外,尚有脉道塞流之症,如胸闷头晕、昏厥之象,舌紫舌底静脉紫黑,苔薄。治以温阳宣痹,活血通脉。处方:淡附块9g,炙麻黄9g,桂枝9g,细辛4.5g,莪术9g,干姜2.4g,威灵仙15g,王不留行9g,川芎9g,红花9g,炙甘草4.5g,人参鳖甲煎丸(吞)9g。前方加减,服药3个月,临床症状全部消失,脉微触及,原法巩固。

颜德馨[11]治疗多发性大动脉炎按风、寒、湿、热、毒而分型。因于风者多脉道鼓起,狭窄前端有跳动努张之象;寒者主凝敛收引,狭窄远端冰冷;湿者肢体重滞无力,舌苔白腻;热者烦躁;因于毒者每有破溃之处恶血外溢。然病机仍不离乎气滞血瘀。临床治疗本病当分阶段用药:活动期用四妙勇安汤加越婢、忍冬藤、虎杖之类;稳定期用黄芪桂枝五物汤合麻黄细辛附子汤;半活动期用血府逐瘀汤、补阳还五汤,可据情酌用三棱、莪术、没药、海藻,甚则用水蛭研粉吞服。本例寒凝血瘀,故用麻黄细辛附子汤加味,仿仲景当归四逆复脉之法,投药3月,诸症亦瘥,仍需续方攻坚。

9. 产后痹 患者,女,40岁。产后身痛近5年,全身各关节均疼痛,畏风殊甚,虽厚衣重被不减其寒。月经周期正常,量少色黑,大便溏,食欲可,口干不欲饮。舌黯红,苔白腻,脉沉无力。先处以身痛逐瘀汤以活血通经止痛,7剂后患者仍恶风寒。故改用麻黄细辛附子汤合活络效灵丹加减:炙麻黄10g,制附子5g,细辛3g,黄芪40g,生晒参15g,当归25g,白芍30g,丹参15g,制草乌4g,乳香3g,没药3g,鸡血藤30g,炙甘草20g。服用14剂后,患者恶风寒显著减轻,原方略作加减,继服35剂,几近痊愈,继服此方泡酒收功。本案患者初服身痛逐瘀汤活血通经止痛未能奏效,王庆国[12]认为,本病当以阳虚为病机关键,治疗必须温阳通络,散寒通痹,遂用麻黄细辛附子汤。以麻黄散寒解表,附子温少阴之气,补命门之阳,细辛温通少阴,配以活络效灵丹活血化瘀,理气止痛,本方对于气血凝滞疼痛诸症,取效甚捷。诸药相合,共奏温里散寒、走窜经络、通痹止痛之功。王氏通过分析产后"多虚多瘀"之特殊生理状态,认为产后身痛如辨为少阴阳虚而兼外感风寒之证,遣用麻黄细辛附子汤加味,当效如桴鼓。

章次公[13]治疗产后痹验案。沈女,产后席地卧,寒湿内侵,一身关节皆痛,夜间痛更甚。麻黄3g,细辛3g,炮附子6g,苍术9g,羌活6g,甘草3g,西河柳12g,白芍9g,汉防己9g,杏仁18g,带皮生姜一小块。章氏认为产后气血已虚,风寒湿邪趁虚而入,留而不去,以致一身关节皆痛。治用祛风、散寒、燥湿诸品,以逐邪外出,宣痹定痛。

(五)经方体悟

风湿痹病的发生往往和阳气内虚,卫外不固,感受风寒湿邪密切相关。少阴本病,外感寒邪,内虚和外感是痹病发病的基本机制,故麻黄细辛附子汤诚为治痹之良方。在临床运用本方时,必须掌握该方适应证,患者关节、腰背出现的疼痛,必然是冷痛,患处局部多有冷感,畏寒肢冷,得温则舒,遇寒益甚,筋脉拘急,屈伸不利。患者常常伴有面色无华,精神不振,神倦乏力,整体机能低下的表现。本方证的脉象特点较为突出,"沉脉"是麻黄细辛附子汤证的典型脉象,与少阴病的"脉微细"相呼应,主里证,有沉而有力、沉而无力之分。有力主实证,多为阳气被遏,多见于气滞、血瘀、食积、痰饮等病证;无力主虚证,是气血不足或阳气衰微的表现。麻黄细辛附子汤证当为沉而无力之脉无疑,脉或沉迟而弱,或沉紧,尺脉多软弱无力。舌体胖嫩色淡,寒重则现淡紫色,舌边常可见齿痕,苔白或腻。对于因少阴阳虚,无力鼓动气血达表抗邪,阳虚邪侵的风湿痹病皆可用温经扶阳达表散邪之麻黄细辛附子汤治之。麻黄、附子、细辛皆为峻猛之药,药虽性烈,但"有故无殒",有的放矢,则效如桴鼓。附子温肾补阳,温经散寒,补益肾阳,扶助真元。附子用量依病情而定,6g为起始剂量,逐渐加大剂量,直至疗效满意为止。附子使用10g以上时,需要增加煎煮时间,避免药物中毒。细辛、麻黄散在表之寒,温寒凝之经,开腠理,祛寒湿。麻黄当用炙麻黄为宜,性温和而散风寒。细辛用量宜酌情使用,毋庸有"过钱"之虞,细辛入煎剂可大大降低其毒性,辨证用之,事半功倍。余国俊[14]曾报道一老医常年治病,无论男女老幼,亦无论所患何病,开手便是麻黄细辛附子汤,竟尔门庭若市,呼为"火神菩萨"。老医之诀窍"凡舌质不现明显热象者,便一律使用麻黄细辛附子汤"。此处决非欣赏这种置四诊八纲的简单化、公式化的所谓"绝招",但可以说明麻黄细辛附子汤适应范围广,疗效显著。

(六) 经方验案

患者,女,55岁。右肩疼痛3天。患者3天前因夜间睡觉时感受风寒之邪,导致右肩疼痛,活动受限,不能屈伸以及内收外展。患处畏寒明显,尤喜热敷。平日患者体质较弱,喜热畏寒,着衣总较平人为多。舌淡苔薄白,脉沉细。诊断:骨痹(阳虚寒凝)。治以温阳散寒,舒筋止痛。方用麻黄细辛附子汤化裁:炙麻黄6g,附子6g,细辛3g,羌活10g,防风10g,片姜黄10g,威灵仙10g,当归10g,川芎10g,生姜15g,大枣15g。服用3剂后疼痛明显减轻,7剂后疼痛基本缓解。其后调理月余,畏寒怕冷症状显著改善,精神较前好转,面色红润。

参 考 文 献

[1] 韦大文,郑书娟,高天旭.高体三教授用麻黄附子细辛汤治疗杂症[J].中医学报,2010,25(2):226.

[2] 李媛,廖章慧,李莉.强力风湿片治疗强直性脊柱炎临床观察[J].四川中医,2008,26(5):95-96.

[3] 戴琦,徐卫东,陈崑山.陈崑山治疗硬皮病临证体会[J].中华中医药杂志,2013,28(10):2953-2955.

[4] 张国奇.曹烨民扶阳固本法为主治疗血栓闭塞性脉管炎经验[J].上海中医药杂志,2017,51(3):23-24.

[5] 奚九一,曹烨民.扶阳法治疗脉管病心悟[J].中医药文化,2009,4(1):10-11.

[6] 王宇,戴恩来.戴恩来教授运用麻黄附子细辛汤经验举隅[J].甘肃中医学院学报,2013,30(4):5-6.

[7] 崔敏. 韦绪性教授治疗腰椎间盘突出症学术思想撷要[J]. 中医临床研究,2014,6(10): 101-103.

[8] 申越魁. 加味麻黄附子细辛汤治疗慢性腰腿痛综合征 30 例[J]. 陕西中医,2005,26 (8):765.

[9] 梁立,江正玉. 麻黄附子细辛汤加味治疗腰腿痛 103 例[J]. 北京中医杂志,1990,9 (3):27.

[10] 李玉福,蒲晓鹏,许可,等. 李士懋发汗法治疗寒凝证型膝骨关节炎的经验总结[J]. 临床合理用药,2017,10(6A):115-117.

[11] 胡泉林,王宇锋. 颜德馨临床医学丛书·颜德馨医案医话集[M]. 北京:中国中医药出版社,2009:90.

[12] 刘敏,闫军堂,郭少英. 王庆国运用麻黄细辛附子汤经验[J]. 中医杂志,2012,53(9): 790-791.

[13] 朱良春. 章次公医术经验集[M]. 长沙:湖南科学技术出版社,2002:227.

[14] 余国俊. 中医师承实录[M]. 北京:中国中医药出版社,2014:5.

五、麻黄杏仁薏苡甘草汤

（一）经方原文

《金匮要略·痉湿暍病脉证治》

病者一身尽疼,发热,日晡所剧者,名风湿。此病伤于汗出当风,或久伤取冷所致也。可与麻黄杏仁薏苡甘草汤。

麻黄(去节)半两(汤泡)　甘草一两(炙)　薏苡仁半两　杏仁十个(去皮尖,炒)

上剉麻豆大,每服四钱匕,水盏半,煮八分,去滓,温服。有微汗,避风。

（二）经方功效

清轻宣化,解表祛湿。

（三）经方释义

本条是论述风湿在表的证治和成因。本证既名曰"风湿",表明其病乃由风湿二邪为患。病人汗出当风,腠理闭塞;或贪凉感受寒湿,汗留皮内,化生湿邪,流注关节,以致全身疼痛。在日晡时,为阳明主气,当其旺时,正邪相搏则疼痛发热加剧。风湿在表,当宜汗解,但须微微汗出为度,不可令如水淋漓,病必不去。宜麻杏苡甘汤轻清宣化,解表祛湿。方中用麻黄宣散,杏仁宣降,宣利肺气,使清阳得升,浊阴得降,以祛风邪;薏苡仁利湿健脾;甘草和中胜湿。该方适用于风湿在表,有化热趋势的病证。

(四)经方治痹

1. 风湿热 患者,女,42岁。患风湿性关节炎年余,周身关节疼痛,时轻时重,畏寒喜热,半月前因春节期间汗出而受凉,两膝、踝关节疼痛加重,不敢站立,时时恶风,午后身有微热,体温:37~38℃,口干,不欲饮,舌略黯红,苔白腻微黄,脉弦略数,月经常后期四五日而至,夹有少量血块。诊断为风寒湿痹,微有化热证。治以麻杏苡甘汤加味。处方:麻黄10g,杏仁10g,薏苡仁25g,汉防己15g,红花10g,姜黄15g,甘草10g。水煎服,嘱其首次服药后取微汗。服上方3剂,肿痛俱轻,身热不显。

段富津[1]认为风湿热痹多数因素有湿热,复感风湿为患。在治疗上首先应辨明湿与热之孰轻孰重,过用寒凉则冰伏湿遏,热郁不解,祛湿太过则伤津耗液,湿去燥生。其次要辨明外湿与内湿,外湿宜散,内湿宜化。化湿又要分清湿邪之多少,湿多宜利,湿少宜化。湿在中焦宜苦燥与芳香,湿在下焦宜甘淡渗利。祛湿当健脾,脾得运化则湿邪易除,且使湿邪不得复聚。

2. 痛风 患者,男,39岁。主诉:下肢小关节红肿热痛1周。刻下症见:下肢小关节红肿疼痛拒按,痛处有热感,午后偶有轻微发热,口干,舌红,苔略黄腻,脉沉滑。西医诊断:痛风。中医诊断:痹证(风湿热痹)。治宜祛风清热利湿。给予麻杏薏甘汤加味,处方:麻黄9g,杏仁12g,薏苡仁24g,炙甘草9g,生石膏48g,知母18g,粳米18g,黄柏10g,川牛膝24g,牡丹皮12g,黄芪9g。服用6剂后,患者关节疼痛有减轻,苔黄已去。继服前方6剂,关节疼痛基本消失,舌及苔基本正常,效不更方,继服20剂,巩固疗效。

王付[2]根据关节红肿疼痛拒按,痛处有热感,辨为热证,每有阴雨天或劳累或食辛辣,病情即有加重,舌红苔略黄腻,脉沉滑,辨为虚证夹有湿。方以麻杏薏甘汤除湿清热,通痹止痛,加以黄芪益气,石膏、知母清热通络止痛。

3. 类风湿关节炎 患者,男,28岁。患者于一个半月前,偶然一次饮酒后,汗出当风,次日即出现高热40℃,全身诸多关节疼痛。当地医院查其C反应蛋白高,怀疑为类风湿关节炎和结缔组织病。于是予以激素退热,但病情反复不愈,遂来求诊。刻诊:发热一个半月,每日午后发热甚,全身诸关节疼痛而烦,颈项强痛,恶风,纳呆,饭后常觉饱胀感,疲倦乏力,口干口淡,口渴欲饮,大便不爽而溏,每日 2~3 次,小便短赤,舌紫黯,苔白厚,脉细滑。辨为湿痹病,风湿在表夹里湿,湿郁化热化瘀。治宜轻清宣化,解表祛湿,兼清热活血。处方:麻黄杏仁薏苡甘草汤加减:炙麻黄 6g,薏苡仁 30g,杏仁 15g,甘草 6g,豆蔻(后下)10g,防风 15g,威灵仙 15g,桑枝 20g,神曲 15g,萆薢 20g,黄芩 15g,厚朴 15g,救必应 20g,葛根 30g,丹参 20g。服 4 剂,热渐退,最高 37.3℃,关节疼痛诸症缓解。2 周后诸症皆愈。

廖世煌[3]认为本案当为湿痹病。患者于一个多月前一次饮酒后不慎汗出当风,随即出现高热、全身诸多关节疼痛,乃感受风湿表邪,“湿外盛为身疼,阳内郁则发热”,湿邪夹风袭表,侵犯肌表,流注关节,阻碍经气运行,且因风性善行,故出现全身诸多关节疼痛。患者发热一个半月,病势缠绵,且发热特点是每日午后发热更甚,此乃日晡申时也。盖风为阳邪,与湿相合,易使湿邪化热化燥,当在阳明经气运行旺盛的日晡之时,邪正剧争,则身热加重。由于湿邪下注膀胱,气化不利,脾失运化,水湿转输大肠,且湿郁化热,故见口渴欲饮,大便不爽而溏,一日 2~3 次,小便短赤等热象。纳呆,饭后常觉饱胀感,疲倦乏力,口干口淡是里湿亦盛之候,舌紫黯乃湿邪困郁阳气引起血瘀,故不可单纯活血化瘀而重在祛湿。湿痹属内外合湿,治疗上一方面要微汗解表祛湿,另一方面当清热利湿。麻黄杏仁薏苡甘草汤中麻黄、杏仁微汗解表,宣散风湿;薏苡仁清热除湿,并可制约麻黄之温;加防风、威灵仙、桑枝以祛风除湿,通络止痛;豆蔻、厚朴以燥湿行气;萆薢、黄芩、救必应以清热利湿,使湿邪从小便而去,救必应用于湿热壅滞大肠所致之大便溏而不爽,每投必效;少佐丹参以清心安神,活血祛瘀。麻黄杏仁薏苡甘草汤治汗出当风或久伤取冷所致之风湿痹证,尤其伴日晡发热者,屡投屡效。

4. 热痹 患者,男,26 岁。初诊患风湿痹证,右膝关节肿痛灼热 40 天,近 20 天来逐渐加剧,拄杖跛行,举步维艰,周身皮肤散见红疹,入暮发热,汗出后怯寒,口渴甚而热饮,口微苦,不思食,大便干结,粪色酱黑,小便黄热、短少,舌苔白厚微黄而腻,脉浮数。投以麻杏薏甘汤合桂枝芍药知母汤加减:麻黄 10g,杏仁 10g,薏苡仁 30g,甘草 10g,桂枝 10g,赤白芍各 30g,知母 30g,防风 15g,防己 15g,川牛膝 15g,木瓜 15g,生姜 5 片,红枣 5 枚,白茅根 30g,赤小豆 30g。服用 3 剂后,患者右膝关节热痛基本解除,肿尚未消,跛行基本纠正,今日步行前来就诊,夜间已不发热,口亦不渴,胃纳渐开,周身红疹消失,大便通畅,小便仍前,苔薄脉平。守上方合五苓散加减:麻黄 10g,杏仁 10g,薏苡仁 50g,猪苓 15g,泽泻 15g,白茅根 50g,赤小豆 30g,赤白芍各 15g,五加皮 15g,生姜 5 片,红枣 5 枚。再进 3 剂后,患者行步基本正常,尿转清长,大便先硬后软色黄,纳佳,寐安,守二方加川牛膝、木瓜各 15g,再进 3 剂。四诊时,患者诸症消除,行步正常,病已向愈,守上方加减:麻黄 10g,杏仁 10g,薏苡仁 50g,生甘草 5g,防己 15g,黄芪 30g,牛膝 15g,木瓜 15g,苍术 10g,黄柏 5g,白茅根 50g,赤小豆 30g,再进 3 剂以巩固疗效。

万友生[4]擅长治疗风湿热痹,拟麻杏薏甘汤祛散风湿,清利湿热,并随证加减,或配以桂枝芍药知母汤、五苓散,或予自制白茅根汤与芍甘归鸡汤等方。

5. 膝痹　矢数道明[5]治痹验案。患者,女,70 岁。体型肥胖,前年体重 70kg,初诊时为 60kg。面色偏红,脉弦。主诉 3 年前起,左膝肿痛、有热感、关节腔积液,每周需抽取关节腔积液 1 次。今年右膝也开始肿胀并也在抽取关节腔积液,但抽取关节腔积液后只有短暂缓解期,很快再度肿胀疼痛,由于缓解和再发反复交替,故而步行困难,不能跪坐,须由别人扶助方能勉强行走。左膝关节肿胀,触诊时有热感,右膝关节较小且无热感。3 年来大致每周须抽取关节腔积液 1 次,否则无法活动,属较典型的慢性浆液性膝关节炎。根据《汉方诊疗医典》中急性浆液性关节炎所载,首列的处方为麻杏薏甘汤加术。其说明中称此方原用于大汗中受风或长时间受寒时发生的疾病,多为里有水湿,肌肉及关节肿痛者;浆液性关节炎初期肿痛时,常用本方。本患者虽非急性期,但试用本方后,尽管恢复不够快,但却取得了预期效果。服药第 1 个月内,与以前同样,每周抽 1 次积液;但患者自觉疼痛有所减轻,第 2 个月仅抽 2 次积液,第 3 个月时,患者只抽了 1 次积液,并已能独自步行来院。第 4 个月未抽积液,以后停止了抽积液,并始终单独步行来院。

6. 着痹　患者,男,37 岁。手指关节肿痛时作 2 年。2 年前患者不明原因出现手指关节肿痛,发无定时。手掌小鱼际时红,遇冷或阴雨天加重,活动后减轻,纳眠可,口中和,大便溏,小便正常,舌质淡红,苔薄黄腻,脉滞不畅。药物组成:麻黄 10g,杏仁 10g,薏苡仁 30g,木防己 15g,通草 6g,忍冬藤 30g,鸡血藤 30g,骨碎补 15g,桑枝 15g,甘草 6g,生姜 3 片,大枣 3 枚为引。服用 5 剂后,患者手指关节肿痛明显减轻,发无定时,纳差,大便溏,小便黄,舌质黯红,舌苔薄白,脉细无力。上方加焦山楂 10g,冬瓜仁 30g,白术 10g,继服 7 剂。患者时有手指关节肿痛,纳食增,二便调,舌质淡红,苔薄白,脉微细,继服 7 剂,基本痊愈。

孙玉信[6]认为本案病机为风寒湿郁滞,且湿邪郁滞较为明显。湿为阴邪,其性黏滞,最易阻遏气机。证见肢体关节重着,肿胀,痛有定处,苔腻,脉涩不畅。治以化湿、利湿为主,辅以疏风散寒。故方用麻黄杏仁薏苡甘草汤,重在祛风除湿。麻黄发汗散寒,杏仁健脾利湿,薏苡仁舒筋除痹,甘草甘温助脾。四药相配,共奏疏风散寒止痛、健脾利湿之效。患者关节疼痛、活动后减轻、脉涩不畅等为经络郁滞之证候,故合用疏利之法,选加木防己、忍冬藤、通草、鸡血藤、骨碎补、桑枝等以疏通经络,使风湿俱去,经络得通,痹证自消。

(五)经方体悟

麻黄杏仁薏苡甘草汤宣肺解表,祛湿清热,是治疗风湿在表的效方。本方所治痹病的主要症状为身体关节酸痛,日晡发微热,兼有恶风。风与湿邪相合,湿邪有化热化燥的趋势,故身痛日晡加剧。风湿病多由汗出当风,或贪凉感寒,湿邪外侵所致。邪在肌表,尚未及里,当以汗出而解。但不可过汗,如水淋漓,病必不解。宜微取似汗,使风寒湿邪俱从腠理而去,邪去正安。故药物用量不宜过大,小制其剂,方中甘草倍于麻黄是其意也。薏苡仁性甘寒,偏于凉散风湿,风为阳邪,易于化燥伤阴,故以清化为宜,亦可渗湿祛邪。薏苡仁"以治阳明为本,故拘挛筋急、风痹者用之"(《本草纲目》),药性平和,健脾除痹,有清热之功,用量宜稍大,常用15~30g,大量为30~60g或以上,疗效较好。临床运用本方时,可依据患者感触外邪的轻重,酌情加减。风邪胜者,加羌活、独活、防风等;湿邪胜者,加苍术、茯苓、白芷等。

(六)经方验案

患者,女,42岁。因腰背酸痛1周就诊。患者1周前,坐长途车临窗靠坐,感受风寒之邪,加之山区湿气较重,患者自觉周身困乏,腰部酸痛,后背僵硬,弯腰不利,时有低热,午后为剧。头部昏重感,稍有口干,纳少,二便正常。舌红苔白腻,脉浮。诊断:腰痹(风湿在表),治以祛风利湿,清热解表。方拟:炙麻黄6g,杏仁10g,薏苡仁30g,甘草6g,羌活10g,独活10g,防风10g,狗脊10g。水煎服,取微汗避风。药后温覆得汗,腰背疼痛俱轻,身热不显。继服药1周,诸症悉除。

参考文献

[1] 孔菲,梁雪,刘双岭,等.国医大师段富津教授治疗热痹验案举隅[J].中医药学报,

2015,43（5）:81-82.

［2］甘陈菲.王付教授解读及运用麻杏薏甘汤札记［J］.中医研究,2013,26（10）:44-45.

［3］许晓虹.廖世煌教授用经方治疑难病1则［J］.光明中医,2010,25（4）:690.

［4］钟秋生.万友生治痹经验浅析［J］.江西中医药,2004,35（2）:5-6.

［5］矢数道明.汉方临床治验精粹［M］.北京:中国中医药出版社,2010:167-168.

［6］罗文昭,郭东方,孙玉信.孙玉信教授应用麻杏薏甘汤治验举隅［J］.光明中医,2010,
25（3）:392-393.

第四章　防己汤类方

一、木防己汤

(一) 经方原文

《金匮要略·痰饮咳嗽病脉证并治》

膈间支饮,其人喘满,心下痞坚,面色黧黑,其脉沉紧,得之数十日,医吐下之不愈,木防己汤主之。虚者即愈,实者三日复发。复与不愈者,宜木防己汤去石膏加茯苓芒硝汤主之。

木防己三两　石膏十二枚鸡子大　桂枝二两　人参四两

上四味,以水六升,煮取二升,分温再服。

(二) 经方功效

通阳利水,清热补虚。

(三) 经方释义

木防己汤主治饮停胸膈之支饮重证。面色黧黑,当为水色。饮在胸膈,心阳被郁,肺气不降,故见喘急胸满;痰饮之邪阻滞气机,波及胃脘,则觉心下痞坚。病程日久,饮郁化热,加之误用吐下之法,损伤阴津与阳气,当以通阳散结为法。痰饮病,当以温药和之。用桂枝之辛温,行水饮而散结气;用防己之苦寒,化饮行水。二者相合,辛开苦降,寒温一统,以消痞满,散饮气。然痞坚之处,必有伏阳;吐下之后,定无完气,故以辛寒之石膏以清郁热,甘温之人参以扶正气。本方虽药仅四味,但配伍精当,寒热并用,补泻兼施,令阳气宣行,饮散痞消,三焦通利,饮热之邪从二便而除,邪去正安。

(四) 经方治痹

1. 类风湿关节炎　患者,男,18岁。患者因双下肢关节肿痛2月加重1

周人院治疗。2个月前左踝关节扭伤,后用凉水洗足,次日左踝关节肿胀,相继左膝关节肿痛。体温37.7℃,恶风汗出,口干喜饮,膝与踝关节胀痛有热感,小便短赤,舌尖红,苔白少津,脉细数。诊为风湿热痹,方用加减木防己汤治疗:防己20g,桂枝10g,生石膏30g,炒杏仁12g,滑石30g,通草6g,薏苡仁30g,苍术10g,黄柏10g。服药8剂后,患者关节热痛减轻,但体温未降,左膝关节肿痛如故,脉舌同前。此为风邪虽去但湿热稽留,再加清热利湿之品以退热。上方加青蒿15g、萆薢15g、秦艽15g,服药6剂,患者体温正常,关节肿痛止,下肢活动自如。继服7剂,痊愈出院。

吴鞠通《温病条辨》云:"暑湿痹者,加减木防己汤主之。"考木防己汤出自《金匮要略》。吴氏认为"痹症总以宣气为主,郁则痹,宣则通也"(《温病条辨·中焦篇》),遂取其原方辛温(桂枝)、辛凉(防己、石膏)合意,以求两开表里之痹,而不用人参之补,另加杏仁宣气;滑石、通草利湿;薏苡仁滑利关节,组成加减木防己汤。阅《吴鞠通医案》一书,其中痹证篇所述案例,多为湿热痹痛而选加减木防己汤治疗。毛德西[1]认为本案病程短,湿热症状明显,与加减木防己汤方义相合。在临床中,毛氏喜加二妙散清热祛湿。加青蒿以使热邪从里达外;萆薢善走下肢,不论湿热或寒湿,皆可应用;秦艽有"风药中之润剂"之称,祛风而不燥,故为医家所喜用。

2. 系统性红斑狼疮 孟如[2]认为系统性红斑狼疮的发生病机,在内以阴阳气血亏虚、脏腑功能失调为主;在外与热毒侵袭有关,多由热毒内蕴脏腑,外犯肌肤而发病。故在急性发作期多见到热毒炽盛,外犯肌肤而发病。火热之邪最易伤津耗气,造成气阴两伤;热邪与湿邪相合痹阻于关节经络,气血运行不畅而为风湿热痹之证。孟氏将系统性红斑狼疮分为五型,其中风湿热痹型,用木防己汤与桂芍知母汤合方治疗疗效较好。该证型主要症状为关节肿胀酸痛,肌肉疼痛不适或伴有低热。舌红苔黄,脉数。治以疏风清热,化湿通络。方药:桂枝12g,白芍15g,知母12g,白术15g,防风12g,生石膏30g,木防己12g,薏苡仁30g,焦黄柏12g,忍冬藤30g,豨莶草15g,生甘草3g。其余四个证型为:①热毒炽盛型,方用犀角地黄汤加味。②气阴两伤型,方用黄芪生脉饮合二至丸加味。③肝肾阴虚型,方用六味地黄汤合二至丸加味。④脾肾两虚型,方用防己黄芪汤合六君子汤加味。孟氏注重将活血化瘀药(丹参、赤芍)、清热解毒药(金银花、连翘)、养阴药(生地黄、麦冬)运用于本病的治疗。

3. 成人斯蒂尔病 患者,女,34岁。因反复发热伴双下肢皮疹半年余来诊。患者发作时高热，双侧腕、肘、膝关节红肿热痛，查示白细胞升高达18×10⁹/L，B超示脾脏大，诊断为成人斯蒂尔病，应用泼尼松口服，仍有反复发作，激素服4个月时曾出现消化道出血，故停用，间断服中药治疗。来诊时测体温38℃，头痛，周身肌肉酸痛，腕及膝关节肿痛，触之灼手，恶寒，汗出少，右下肢散在橙红色皮疹，心烦口干，饮水不多，身重倦怠，纳呆，大便溏而不爽，小便黄，舌红苔黄腻，脉濡数。陆燕[3]认为该患者既有风湿热邪郁遏卫表之寒热、身痛、头痛，又有口干心烦之里热见症，加以皮疹、热痹，为卫气营同病，风湿热邪杂至，当属伏气温病。治以解表化湿、清热凉血、疏风通络为法，予木防己汤合麻杏薏甘汤、《温病条辨》宣痹汤化裁：羌活10g，杏仁10g，薏苡仁20g，藿香10g，豆蔻（后下）10g，六一散（包）15g，木防己15g，赤芍15g，寒水石（先煎）15g，蚕沙（包煎）15g，姜黄10g，海桐皮10g，牡丹皮10g，威灵仙15g。患者服上方至第3剂体温降到37.5℃，服完后体温正常，头痛消失，关节痛减轻，仍有皮疹，大便溏垢，倦怠乏力，舌苔仍黄腻，脉濡。表虽解，里湿仍重，营分之伏热未罢，上方调整：杏仁10g，薏苡仁20g，藿香10g，豆蔻（后下）10g，六一散（包）15g，赤芍15g，寒水石（先煎）15g，蚕沙（包煎）15g，姜黄10g，海桐皮10g，牡丹皮10g，络石藤15g，紫草6g。三诊时患者关节痛缓解，皮疹消退，体温正常，舌苔较前略退，仍白腻，脉濡。上方去寒水石、紫草，加苍术10g、厚朴10g、五爪龙30g。随访3年，控制良好。

4. 坐骨神经痛 患者，男，55岁。患者右臀下至大腿后与委中穴处剧痛拘急，不能步履。舌绛苔腻，脉弦大。视其白睛带黄，询知小便黄短，辨为湿热痹。先服芍药甘草汤缓解筋脉拘急，后用：木防己12g，海桐皮12g，生石膏30g，薏苡仁30g，桂枝10g，杏仁10g，滑石18g，木瓜10g，通草10g，片姜黄10g，龙胆草10g。服6剂痛减其半，改用苍术、黄柏、木瓜、龙胆草、木通、柴胡、黄芩、知母、槟榔、当归、白芍、防己、车前子、泽泻各10g，6剂而痛止。

刘渡舟[4]喜用加减木防己汤治疗湿热痹，该方由木防己汤去人参加通草、杏仁、滑石、薏苡仁而成。本方的重点是重用石膏，以清热为主，配以滑石、杏仁、薏苡仁清利三焦之湿热；防己、桂枝宣通经脉之气；通草能通利经络关节之气血。全方共奏清利湿热，宣气通络之功。刘氏指出在临床上运用本方治疗湿热痹证时，还必须注意以下几点：①湿热相因为邪，纠缠不清，难以速去，治疗应抓住主要矛盾，守方守法。②湿热内蕴，不得外出，可见巩膜轻度黄染，但身不黄；或影响肺之治节，亦可见咳嗽、咳痰。③石膏必须重用，热甚者配知母、金银花等增其清热之力；疼甚者加片姜黄、海桐皮增其化瘀宣络之效。④在治疗过程中,常可根据兼证加味治疗。如热伤营血而见皮下瘀斑者,加紫草、牡丹皮、生地黄等凉血之品;湿盛下注者,加苍术、黄柏、龙胆草、木通等利湿之药;气血瘀滞者加桃仁、红花、乳香、没药等活血行气。

5. 热痹　患者,男,58 岁。间断多关节肿痛 15 年,再发并加重 4 个月。患者 15 年前出现关节肿痛,以双手掌指关节及近端指间关节为主,症状间断发作,遇冷加重。4 个月前受凉后关节疼痛再次发作,累及双手掌指关节及近端指间关节、双腕、双膝关节,疼痛较前加重并持续不缓解,伴有双腕、双膝关节肿胀,活动受限,晨僵。刻下:双手掌指关节、近端指间关节、双腕及双膝关节红肿疼痛,屈伸不利,不耐寒热,口干,纳寐尚可。舌红、苔黄厚腻,脉滑数。中医辨证:湿热痹阻,气阴两伤。治以清利湿热、益气养阴。方用加减木防己汤合四神煎加减:生石膏(先煎)、防己、桂枝、滑石、黄芪、忍冬藤、穿山龙各 30g,石斛 20g,牛膝 15g,杏仁、通草、片姜黄、海桐皮各 10g。服用 1 个月后,患者关节疼痛较前明显改善,关节肿胀消退,活动自如,无晨僵。舌红稍黯、苔薄白中央有裂纹,脉弦滑。守方加凤尾草 15g,肿节风 30g,继服 30 剂,巩固疗效。

董振华[5]强调治疗痹证应随病位分治,清热祛湿而不避温通。湿热痹的治疗需分清湿热之邪在上在下,或内或外,何处为甚。病在半身以上者以风热之邪为主,治以祛风清热,除湿通络。病在半身以下者,以湿热之邪为主,治以清热燥湿,活血祛风。如肩背部疼痛者,多选用羌活、苍术、升麻、葛根、黄芩;上肢疼痛者多选片姜黄、海桐皮;下肢疼痛者多选木瓜、牛膝、槟榔;腰部疼痛者多选独活、黄柏、苍术、桑寄生、薏苡仁;四肢疼痛者,以肢达络,多选藤类药物,如桑枝、忍冬藤或四藤一仙汤(鸡血藤、海风藤、络石藤、钩藤、威灵仙),此为祝谌予教授治疗痹证的经验方。湿热痹为痹证的一个证型,病机为"痹",治疗主要在通,虽有热邪在内,但却不同于单纯热证,为热与风湿夹杂所致,胜湿是清热祛风的关键,湿祛则热无所依,风无所附。董氏认为湿为阴邪,非温不解,单纯清热利湿,痹阻不能宣达,必借辛温宣散之品,透热除湿蠲痹,还能防止寒凉凝络之弊,如加减木防己汤中之桂枝,宣痹汤中之蚕沙、半夏,四妙丸中之苍术。

(五) 经方体悟

木防己汤虽为治疗支饮的方剂,但其祛湿通阳、散结疏利三焦之功效,为后世医家治疗痹病提供了众多思路。叶天士取辛苦宣通之法,通过灵活化裁,以之为治疗湿热痹证基本方,验案录于《临证指南医案》。吴鞠通盛赞此方为"治痹之祖方",并将叶氏医案中的处方具体化为方剂,制定加减木防己汤、宣痹汤等,为后世清化湿热、宣通经络湿热治疗提供了新思路。木防己汤本为治疗痰饮病而设,后发展成为可愈多种湿病的方剂,从"宣上、畅中、渗下"的角度治疗湿邪为患的疾病。这正契合了风湿病的病机,湿邪作祟,如油入面,胶着难去。方中石膏配伍桂枝,辛寒并用,宣通关节肌肉热痹之郁,可治热痹,再佐以防己除湿,故可治疗风湿热痹。此类患者感受之邪多湿热互夹,或感受湿邪日久,郁而化热,因而发病。典型症状为关节红肿热痛,局部皮温高。患者多伴有胸痞脘闷、发热、汗出、口渴等全身症状,舌红,苔黄腻脉数。本方药味较少,可依据病情酌情加味治疗。湿重者,可予以茯苓皮、杏仁、薏苡仁、通草;热甚,可予寒水石和生石膏并用;热痹患者尤需化瘀通络,地龙既可化瘀,又有清热之功效,较为适宜。方中人参可依据病情酌情使用。

(六) 经方验案

患者,女,32岁。后枕部皮疹5年,双膝关节肿痛1周就诊。患者5年前后枕部出现皮疹,上有白色鳞屑,皮肤科诊断为银屑病,经治疗症状有所好转,但时有反复。1周前,患者出现双膝关节肿热疼痛,活动明显受限,局部发热明显。伴有口干,困重乏力,纳少等症。皮疹处皮肤发红明显,舌红,苔黄腻,脉滑数。西医诊断:银屑病关节炎。中医诊断:白疕(风湿热郁)。处方:防己20g,桂枝10g,石膏30g,杏仁10g,滑石15g,通草6g,薏苡仁30g,苍术15g,草薢15g,川牛膝10g,地龙10g,忍冬藤30g。1周后,患者关节肿痛明显减轻。

参考文献

[1] 毛德西. 痹症辨治4则[J]. 河南中医,2005,25(11):72-73.

[2] 曹惠芬,林丽,孟如. 孟如教授治疗系统性红斑狼疮的经验[J]. 云南中医中药杂志,1999,20(5):1-3.

[3] 陆燕,杨利. 应用伏气理论辨治成人斯蒂尔病探析[J]. 吉林中医药,2011,31(10):938.

[4] 刘渡舟. 经方临证指南[M]. 北京:人民卫生出版社,2013:222-224.

[5] 邓颖萍,董振华. 董振华治疗湿热痹经验浅析[J]. 浙江中医杂志,2018,53(5):325-326.

二、防己地黄汤

（一）经方原文

《金匮要略·中风历节病脉证并治》

防己地黄汤：治病如狂状，妄行，独语不休，无寒热，其脉浮。

防己一钱　桂枝三钱　防风三钱　甘草二钱

上四味，以酒一杯，渍之一宿，绞取汁，生地黄二斤，㕮咀，蒸之如斗米饭久，以铜器盛其汁，更绞地黄汁，和，分再服。

（二）经方功效

滋阴养血息风。

（三）经方释义

防己地黄汤为治疗阴血亏虚、感受风邪之方。平素阴血不足之人，外感风邪，邪气入里化热，扰乱心神，故狂躁妄行，独语不休。此方主要着眼于"无寒热，其脉浮"，《脉诀规正》说"脉迟为风""浮而无力为血虚"，故其脉象当从血虚受风着眼。脉浮而无寒热，提示此非表证脉浮，而是阴虚血热，风火内炽之脉。方中重用生地黄汁以滋阴降火，养血息风。而其郁热，又必借风药以宣散，且"血中之湿"，系风邪所致，则更须风药以胜之。故用防己苦寒，以泻血中湿热而通窍；轻用桂枝、防风疏风，祛血中之风外出。甘草助地黄清热而调和诸药。全方于调整阴阳气血之中，加疏风利水之剂，共奏内清郁热，外散风湿，凉血和营，燮理阴阳之功。

（四）经方治痹

1. **风湿热**　患者，女，49岁。关节疼痛游走不定2月，3天来发热，体温在38℃左右，面色潮红，面部皮肤有环形红斑，汗多，舌质红、苔薄黄，脉滑数，血沉、白细胞升高，给予凉血祛风之剂治疗：大生地黄60g，牡丹皮9g，赤芍9g，水牛角30g，金银花、连翘各15g，紫草15g，防风、防己各12g，羌活30g，升麻9g，野菊花30g，陈皮4.5g，甘草9g。2天后皮肤红斑即退，第6天体温降至正常，关节疼痛减轻，4天后复查白细胞正常，第12天复查血沉降至正常。

刘蔼韵[1]以《金匮要略》防己地黄汤为主治疗急性风湿热 30 例取得了良好的效果。其处方为：木防己 15g，生地黄 15g，防风 9g，桂枝 9g，甘草 9g，羌活 30g，忍冬藤 30g（或西河柳 30g），蒲公英 30g（或野菊花 30g）。若关节红肿，皮肤有环形红斑，舌质红，去桂枝、羌活、忍冬藤，加生地黄至 60g（个别病例每日最大用至 90g）、牡丹皮 9g、赤芍 9g、水牛角 30g、紫草 15g。刘氏临证体会，防己、防风、桂枝以祛风胜湿通络（木防己用量不宜超过 15g，过量会引起恶心纳差等副作用），生地黄凉血清热，甘草能和中解毒，调和诸药，用量加倍。若风湿热在表，偏重于祛风胜湿，宜加入羌活、忍冬藤（或西河柳），剂量宜大，每日各用 30g，无任何副作用；若风湿热在里，则偏重于凉血活血、解毒，生地黄须用至 30g 以上，少则无济，且加入水牛角、牡丹皮、赤芍、紫草或虎杖等品，方中加入清热解毒药，如蒲公英或野菊花，以祛除外邪，防治咽痛，可控制风湿活动。

2. 风湿热 患者，女，30 岁。四肢反复出现红斑 7 年，低热 2 年。患者 7 年来，四肢近侧端内侧面反复出现大小不一红斑，圆环形或不规则，逐渐扩大，中心颜色正常或较浅，周围隆起，色红微痒，消退后不留痕迹或有轻度色素沉着，时有皮屑。2 年来常有低热（37.2~37.9℃）。此次发作持续 2 月余，红斑处奇痒，伴有心悸、短气、身麻、手颤、鼻出血，皮下时有小出血瘀点。诊断为风湿性环形红斑。治以益气活血、养血祛风，方用防己地黄汤合红兰花酒加味：黄芪 18g，防风、防己、红花、桂枝尖各 12g，甘草 9g，葛根 15g，生地黄 35g，黄酒 60g。服 3 剂后，红斑陆续消退。续服 6 剂，诸症消失而愈。

谭政[2]认为防己地黄汤用于风湿搏于经脉而偏于血虚者。邪热入营，热邪迫于营血，发于肌肤，则见红斑；热邪内盛故见身热。久病必虚，更加黄芪益气固表，配葛根清热解毒、发斑走表。既有助于气血畅，又能祛邪外出，故能获捷效。

3. 类风湿关节炎 李发枝[3]将痹证分为两大类型（寒湿化热伤阴证和热痹证），运用防己地黄汤治疗取得了良好的临床疗效。

寒湿化热伤阴证症见：关节窜痛，痛时自觉关节内发热但患处皮肤不红，舌质红、苔少，脉沉滑。因风寒湿邪痹阻，日久化热伤阴，故采用祛风除湿、温经散寒、滋阴清热之法，选用防己地黄汤合桂枝芍药知母汤治疗。

患者，女，82 岁。患者诉有类风湿关节炎病史 10 年余，近 30 天因感冒后病情加重。症见：周身关节窜痛，痛时肿胀，下肢肿胀，有时小腿抽筋，大便秘结。舌质红，苔少，脉沉。予以防己地黄汤合桂枝芍药知母汤加薏苡仁：桂枝

20g，白芍 20g，知母 20g，麻黄 10g，白术 15g，细辛 3g，制附子 10g，防风 10g，防己 20g，生地黄 30g，当归 15g，薏苡仁 40g，甘草 20g，生姜 3 片，大枣 5 个为引，10 剂。二诊时患者周身关节窜痛，痛时肿胀均减，仍下肢肿胀。处方同上方，加大制附子量至 20g，加大薏苡仁量至 60g，加黄芪 50g。继服上方 20 剂，患者诸症基本消失，生活自理。

热痹证症见：关节肿胀，僵硬疼痛，局部红肿热痛，多兼发热，恶风，烦闷不安，舌质红，苔黄，脉滑数。因热耗及阴，故采用清热通络、祛风除湿、滋阴凉血之法，防己地黄汤合白虎加桂枝汤治疗。

患者，男，46 岁。患者四肢关节肿胀疼痛 120 天，关节僵硬红肿，伴发热，体温 38~39℃。予以防己地黄汤合白虎桂枝汤加减：生地黄 40g，桂枝 20g，防风 10g，防己 20g，生石膏 30g，知母 20g，苍术 30g，金银花 30g，玄参 15g，玉米须 60g，甘草 30g，生姜 5 片，大枣 10 个。二诊时患者诉近 2 天已不发热，关节僵硬已灵活些。红肿疼痛亦减轻。三诊诸症减轻，上午时有低热。四诊红肿疼痛明显减轻，未再发热，关节活动已灵活。

患者，女，51 岁。患慢性风湿性关节炎，其人身体羸瘦，四肢关节疼痛，手指变形，下肢肌肉萎缩，双踝关节肿大，病已经年，卧床不起，大便干结，小便尚可，舌淡无苔，脉象弦细。谭日强[4]认为此病为营气不通、肝肾俱虚所致，拟养血和营，兼益肝肾，缓缓图功，处方：生地黄 30g，防己 10g，桂枝 10g，防风 10g，甘草 3g，加当归 10g，白芍 10g，川芎 3g，萆薢 10g，木瓜 6g，薏苡仁 12g。嘱服 30 剂，踝关节肿痛渐消。仍用原方去防己、薏苡仁，加地龙 10g、红花 3g，再服 30 剂，关节疼痛减轻。继用原方去桂枝、防风，加牛膝、桑寄生，又服 30 剂，下肢活动进步。后用原方加党参、杜仲、续断、鸡血藤等制丸剂调理年余，身体渐次康复。

（五）经方体悟

防己地黄汤可用于阴虚痹的治疗。痹病患者有的素体阴虚血亏，禀赋薄弱；有的长期使用祛风除湿药物后，由于药性燥烈，耗伤阴精，患者常形体瘦弱，腰膝酸软无力，面部潮红，低热汗出，口干心烦，关节常变形，屈伸不利，伴有发热，但关节肿胀并不明显，有日轻夜重、久触灼手的特点。舌质红或红绛，苔薄白或黄，脉细。防己地黄汤中重用地黄，可滋阴养液，除痹通经；防风、防己则祛风除湿；桂枝、甘草可辛甘通阳，以治阴寒之邪。对于关节发热疼痛较甚者，生地黄宜用量为 30~60g 甚至 90g，但生地黄用量过大容易导致腹泻，需酌情考虑使用剂量。配伍牡丹皮、赤芍、水牛角及郁金等药,可增强活血凉血化瘀的作用。防己为苦寒之品,用量不宜过大,易伤脾胃阳气。魏雪舫[5]观察到本方可减少糖皮质激素的不良反应,同时能明显提高临床疗效,且以防己地黄汤原剂量使用效果最佳。孙英爽[6]认为原方中最妙之处在"生地黄二斤……以铜器盛其汁,更绞地黄汁"。孙氏临床实践证明用不用铜器疗效大不一样,甚至于有的患者不用铜器则毫无疗效,而加用铜器则疗效顿显。可见铜器煎药对防己地黄汤的疗效影响较大。

(六) 经方验案

患者,男,67岁。腰背疼痛20年,加重2月。患者反复腰痛伴髋关节疼痛,逐渐腰部活动受限,外院诊断为强直性脊柱炎,长期服用中草药治疗,症状时轻时重,脊柱逐渐伛偻,颈项部亦出现疼痛,转侧不利,形体消瘦,双膝酸软。2月前,患者感腰背部及髋膝关节疼痛加重,膝关节发热,触之稍发热,置之稍久即感内热灼手,关节无肿胀。口干,夜寐欠安,多梦。舌红苔白脉细。诊断:大偻(阴虚血亏)。处方:生地黄30g,桂枝10g,防风10g,防己10g,杜仲20g,续断20g,狗脊20g,女贞子15g,墨旱莲15g,桑椹20g,当归15g,川牛膝15g,伸筋草15g,鹿衔草15g,水蛭6g,甘草6g。上方服用月余,患者自觉关节发热缓解,口干好转,夜寐较前安宁。继以上方加减调服半年,诸症皆有改善。

参考文献

[1] 刘蔼韵. 防己地黄汤加减治疗急性风湿性关节炎50例[J]. 新中医,1981,13(2):36-37.

[2] 谭政. 风湿性环形红斑治验[J]. 四川中医,1990,8(4):37.

[3] 马玮莉. 李发枝教授治疗痹证经验介绍[J]. 中医学报,2011,26(4):417-418.

[4] 谭日强. 金匮要略浅述[M]. 北京:人民卫生出版社,2006:79-80.

[5] 魏雪舫,陈忠琳. 防己地黄汤可减除激素毒副作用[J]. 辽宁中医杂志,1991,18(6):42-43.

[6] 孙英爽. 运用《金匮》防己地黄汤加减治疗银屑病的体会[J]. 云南中医中药杂志,2005,26(2):69-70.

三、防己茯苓汤

（一）经方原文

《金匮要略·水气病脉证并治》

皮水为病，四肢肿，水气在皮肤中，四肢聂聂动者，防己茯苓汤主之。

防己三两　黄芪三两　桂枝三两　茯苓六两　甘草二两

上五味，以水六升，煮取二升，分温三服。

（二）经方功效

通阳化气，分消水湿。

（三）经方释义

防己茯苓汤主治水气相搏于皮肤之皮水。素体脾虚之人，外感湿邪，脾虚失运，水湿停于皮下，故四肢浮肿；卫阳郁于四肢不得通行，故肿处肌肤有轻微颤动。腰以下肿者，当利小便，且水在皮肤，不在里，故以防己配黄芪，利水补虚；以茯苓配桂枝，通阳利水；以黄芪配桂枝，温助卫阳。防己苦寒降泄，利水消肿，使水湿下行；茯苓利水渗湿，益脾和胃；黄芪补气，利水消肿，与防己、茯苓配伍，消补兼施，相得益彰，共奏益气健脾、利水消肿之功。

（四）经方治痹

1. **皮肌炎**　患者，女，49岁。患者无明显诱因于7个月前出现双侧面部红斑，觉脸部干燥不适，并伴口干、口苦、乏力，未予重视。后因大腿酸痛不适，考虑诊断皮肌炎。现患者面部对称性红斑，觉口干口苦不适，身热，大便不畅，小便短赤。舌绛，苔黄腻，脉沉细。辨证为湿热蕴结，热入血分。处方：防己20g，茯苓20g，桂枝10g，黄芪40g，生地黄30g，水牛角粉15g，黄芩12g，石膏20g（先煎），黄连4g，赤芍15g，牡丹皮12g，威灵仙30g，龙胆草15g，栀子10g。二诊时患者感腿酸痛明显减轻，面部红斑有所缓解，但觉胸闷不适，大便通畅，较前有好转，舌质红，苔黄腻有所好转，脉沉。辨证为湿热蕴结，气机不畅。处方：防己30g，茯苓30g，桂枝10g，黄芪60g，黄芩15g，滑石18g，甘草10g，大腹皮20g，法半夏15g，厚朴15g，紫草15g，通草12g，杏仁10g，薏苡仁30g，豆蔻 8g,白茅根 30g。三诊时患者诉双下肢酸痛消失,微觉左手胀。其面部红斑减退明显,呈淡红色,尤以右边为著。并觉胸闷不适,动则气喘,纳差食少,腹胀,稍便溏,舌质淡红,微有齿痕,苔薄白稍腻,脉细。辨证为脾阳虚衰,气机阻滞。处方:桔梗 12g,枳实 12g,柴胡 10g,川牛膝 10g,防己 30g,茯苓 30g,桂枝 15g,桃仁 10g,红花 10g,猪苓 20g,白术 15g,黄芪 60g,泽泻 12g,党参 15g,当归 10g,白芍 15g,甘草 10g。四诊时患者诉四肢酸痛都已消失,面部仍稍有红斑,左侧稍明显,余未诉不适。舌质尖边稍红,苔白稍厚,脉沉细。辨证为脾肾阳虚。继予防己茯苓汤化裁,调理善后。

黄蜀[1]认为皮肌炎的发病与湿密切相关,参其舌脉,患者为湿热内阻脾胃,湿热郁而化火,热入血分,头面部为诸阳经交汇之处,因此患者更容易于脸上出现红斑,故予防己茯苓汤加犀角地黄汤加减,于补益脾肺、通阳利水之中清热凉血,并加龙胆草清泻肝胆实火,栀子清热利湿,泻火除烦。黄芩除伏热、清宣肺气而利水。黄芩苦寒,苦能泻肺,寒能清肺,肺清实去则水道通调。一诊之后,患者面部红斑有所好转,故于凉血清热利湿的基础上予以调畅气机,防己茯苓汤加三仁汤宣畅气机。三诊之时,患者的面部红斑已明显好转,并且酸痛亦明显消失,久病入络,故予桃仁、红花活血化瘀,桂枝汤调和营卫,泽泻以除表里之水,桔梗、枳实一升一降,调畅气机。三诊之后,患者症状基本缓解,精神状态亦转佳,故继予调理脾胃善后。

2. 类风湿关节炎 患者,男,49 岁。患类风湿关节炎,小关节变形,疼痛,手足均见凹陷性水肿,舌淡苔薄白,脉滑。以防己茯苓汤加活血药:防己 9g,黄芪 15g,桂枝 9g,丹参 15g,当归 9g,生地黄 90g,蚕沙 15g,方 7 剂。药后水肿减轻,诸症好转,续方 7 剂。

姜春华[2]辨证本例患者为湿痹,若单用防己茯苓汤益气利水,水肿改变不大,若辅以丹参、当归等活血药物,则水肿显著减轻。蚕沙治疗痹证,无论风重、湿重均可用之。《本经》云地黄有除痹作用,大剂量用至 90g,有类似激素泼尼松样作用,而无激素的不良反应。

3. 坐骨神经痛 赵海云[3]以防己茯苓汤加减治疗坐骨神经痛疗效满意。组方:防己 10g,茯苓 10g,威灵仙 30g,刘寄奴 10g,牛膝 15g,乌梢蛇 10g,炙僵蚕 10g,炙土鳖虫 10g,鸡血藤 30g,地龙 10g,甘草 6g。湿盛加生熟薏苡仁、土茯苓、苍白术;寒胜者加制川草乌,桂枝,熟附片;热盛加寒水石、忍冬藤、黄柏;夹瘀者加桃仁、乳香、三七;痛甚者加全蝎、蜈蚣;肢足麻木者加当归、白芍、木瓜;肾虚者加续断、杜仲、淫羊藿;腰椎骨质增生者加炙穿山甲、海藻、昆布、天仙藤、苍耳子;夹痰者加胆南星或白芥子;口干者加沙参、麦冬、玉竹。

赵氏认为此病有病程长、缠绵难愈、反复发作的特征,如单纯运用草木之品则效果欠佳,可加用虫类药增强其疗效。方中乌梢蛇祛风除湿,蠲痹通络止痛;土鳖虫活血祛瘀,舒筋通络;炙僵蚕化痰消坚,通经活络;地龙清热解毒、泻热通络。虫药可涤痰化瘀,搜剔通络,提高疗效。

4. 痛风 患者,男,50岁。患者10年前突感两足第一趾关节疼痛,局部红肿发热,压痛明显,活动时疼痛加重,常于半夜或清晨时疼醒,诊断为痛风,未系统治疗。近日症状日渐加重,症见脚痛,尤以两脚第一跖趾处为甚,同时局部红肿发热,余无他症,查体型较胖,舌红苔白,脉象沉弦。查血尿酸为605μmol/L,证属湿热凝聚,血气不清,痰浊凝结,化热阻络。治以利湿泄浊,清热解毒,消肿散结,通络止痛,方投防己茯苓汤合茵陈五苓散加减。处方:土茯苓60g,茯苓20g,猪苓15g,泽泻20g,茵陈20g,草薢30g,滑石16g,白茅根30g,防己15g,牛膝15g,延胡索12g,芍药30g,黄芪30g,甘草10g。服上药5剂后复诊,患者局部红肿疼痛缓解,自觉小腿发酸,足踝酸痛,原方去茵陈,加木瓜15g、威灵仙15g。继服5剂后,疼痛消失,红肿消退,查血尿酸在正常范围以内。继服上方20余剂,1年后随访未再复发。其间多次查血尿酸均正常。

皮兴文[4]运用防己茯苓汤和茵陈五苓散加减治疗痛风疗效较好。皮氏认为此病主要与脾虚不运、湿浊内生、凝而成痰有关,其性质重浊黏滞,存于体内,势必导致血液受污,混浊不清。治则应为利湿泄浊,清热解毒,消肿散结,通络止痛。其方重用茯苓、猪苓、泽泻、茵陈、草薢、滑石、白茅根,使湿热痰浊之邪从小便而出。本病病程较长,湿浊凝聚,病久入络,血行必然受阻,故加丹参、牛膝、延胡索等养血活血,散瘀通络。合入芍药甘草汤和血散瘀,缓急止痛,因其酸甘化阴,养阴护阴,以防利湿太过伤津损液。另用黄芪,一则健脾益气,促进脾运,利湿行水;二则补气行血,以助血行,散瘀通脉。全方共奏利湿泄浊,清热解毒,消肿散结,通络止痛之功。

5. 热痹 患者,女,50岁。患者诉下肢酸胀痛2年,近2个月来右膝关节肿胀灼痛,行走困难。刻下:患者面目浮肿苍黄,右膝明显肿胀灼热,活动受限。尿黄口苦,舌红苔淡黄薄腻,脉沉细弦软。证属风湿热痹,治宜燥湿清热,益气利水,祛风止痛。方用防己茯苓汤合四妙散,处方:防己15g,茯苓20g,黄芪20g,白术10g,苍术10g,黄柏10g,牛膝15g,薏苡仁30g,狗脊10g。服10剂后,患者肿胀疼痛明显减轻。续服10剂,灼热消失,行走尚可,能上班工作,再进10余剂以巩固疗效,2年未见复发。

徐克明[5]认为患者老年虚弱,风湿热邪乘虚侵袭,流走经络,致气血运行不畅,即成风湿热痹,运用防己茯苓汤合四妙散,使风湿去热亦清,经络得通,痹痛消失。

(五) 经方体悟

防己茯苓汤为治疗着痹的常用方,典型症状为水肿,特别是下肢水肿,按之没指,亦可表现为局部关节的肿胀或积液。此型患者素体脾胃虚弱或感受湿邪,中伤脾胃,出现湿阻气机的症状。患者多身体重着,或肢体乏力,麻痹不仁,甚者出现水液停聚于肌肤,多伴有纳差食少,腹胀,便溏,舌淡,苔白腻或黄腻。方中茯苓有较好的利水功效且用量独大,针对水肿用药,是本方的君药,该药利水效果与用量密切相关,用量大效果益佳;方中配伍黄芪、汉防己益气利水,桂枝温经通阳,表里分消,邪有出路。对于水肿显著者,还可以加用《太平惠民和剂局方》五皮饮(五加皮、地骨皮、茯苓皮、大腹皮、生姜皮)治疗,该方有祛风除湿、利水消肿的功效,对于全身水肿,特别是腰以下肿效果较好,特别适合风湿痹病所导致的肢体水肿。同时湿易化热,或由素体阳气偏盛,内有蕴热,或外受风湿之邪入里化热,或为寒湿之邪经久不愈,蕴而化热,或湿热之邪直中入里,而出现关节肌肉红肿灼痛,此时可加入清热解毒、燥湿利湿之品,如金银花、连翘、苍术、黄柏、薏苡仁等,对证治之。《金匮要略·水气病脉证并治》中张仲景提出了“血不利则为水”的著名论点,所以在治疗痹病时,不能仅仅局限于见肿利水的思路,还应兼顾“痹病多瘀”的特点,瘀能致肿,在临证时酌加活血药物以化其瘀,虫类药物以通其络,可提高临床疗效。

(六) 经方验案

患者,男,63 岁。发作性关节肿痛 5 年,又发半月就诊。5 年前,患者出现右拇指第一足趾关节突发肿热疼痛,查血尿酸显著增高,诊断为痛风,其后每年发作 3~5 次,每次发作一个关节,持续 5~7 天缓解。今年发作频繁,每次发作需要 7~10 天方能缓解。半月前,又发左足趾关节肿痛,服用西药后,疼痛明显缓解,但足部肿胀明显,持续半月仍未消除。患者形体稍肥胖,沉重感,口干,喜饮。右足皆见肿胀,皮肤光亮,足趾发乌紫色。左足正常,未见肿胀。舌淡苔白稍腻,脉浮滑。诊断:痛风(脾气亏虚,水湿困阻)。处方:茯苓 30g,防己 10g,黄芪 10g,桂枝 10g,五加皮 15g,茯苓皮 15g,大腹皮 15g,生姜皮 15g,薏苡仁 30g,扁豆 15g,萆薢 15g,泽兰 10g,地龙 10g,川牛膝 10g,甘草 6g。服药 1 周后,足部水肿基本消除,继以益气健脾、除湿活血方善后。

参考文献

[1] 郑肖,宋川,黄蜀.防己茯苓汤治疗皮肌炎1例[J].光明中医,2010,25(6):1079.

[2] 姜春华,戴克敏.姜春华经方发挥与应用[M].北京:中国中医药出版社,2012:310.

[3] 赵海云,安玉芳,宋全玲.防己茯苓汤加减治疗坐骨神经痛41例[J].内蒙古中医药, 2012,31(9):29.

[4] 皮兴文.茵陈五苓散合防己茯苓汤治疗痛风20例[J].中国中医药现代远程教育, 2011,9(16):33.

[5] 徐克明,黄文清.应用防己茯苓汤临床经验与体会[J].江西医药,1981,16(5):35.

四、防己黄芪汤

(一) 经方原文

《金匮要略·痉湿暍病脉证治》

风湿,脉浮、身重,汗出恶风者,防己黄芪汤主之。

防己一两　甘草半两(炒)　白术七钱半　黄芪一两一分(去芦)

上剉麻豆大,每抄五钱匕,生姜四片,大枣一枚,水盏半,煎八分,去滓,温服,良久再服。喘者加麻黄半两,胃中不和者加芍药三分,气上冲者加桂枝三分,下有陈寒者加细辛三分。服后当如虫行皮中,从腰下如冰,后坐被上,又以一被绕腰以下,温令微汗,差。

《金匮要略·水气病脉证并治》

风水,脉浮身重,汗出恶风者,防己黄芪汤主之。腹痛加芍药。

(二) 经方功效

益气固表,祛风除湿。

(三) 经方释义

脉浮主表,身重主湿。肺气虚则卫外不固,易伤风邪;脾气虚则水津不运,水湿内停。脉浮身重并见,为风湿在表之征;汗出恶风共存,为表虚不固之候。

本方所治为风湿在表,肺脾气虚,风湿外邪郁滞于肌肉关节经脉之证。方中黄芪益气走表以固卫气;防己味苦辛性寒,有祛风胜湿、利水消肿之功。白术燥湿健脾,益气利水,止汗。三药配伍,共奏益气固表利水之功。甘草补气和中,姜枣调和营卫。本方以防己命方名,可见该药为方中主药,但防己辛苦大寒,易伤胃气,方中佐以姜枣甘草顾护脾胃,当无碍胃之虞。服后感觉如虫行皮中,是卫阳振复、风湿欲解之征兆。

(四) 经方治痹

1. 皮肌炎 患者,女,38岁。患者因四肢关节酸疼,双手近端指间关节少量紫红色斑疹8个月,加重1周就诊。患者8个月前感四肢关节重着疼痛,抬举困难,遇冷加重,双手近端指间关节少量黯红色斑疹,诊断为皮肌炎。1周前患者感上述症状加重,双手遇冷后见发白或发紫,纳差,大便偏溏,小便可,舌淡苔白腻,脉浮紧。中医诊断:肌痹(寒湿入络证)。方选防己黄芪汤合黄芪桂枝五物汤加减,防己12g,黄芪30g,白术15g,桂枝20g,白芍15g,丹参20g,川芎15g,炒防风15g,薏苡仁30g,鸡血藤20g,威灵仙15g,羌活15g,独活15g,大枣3枚,甘草6g,生姜3片。复诊时,患者关节疼痛减轻,指间关节斑疹减退,感四肢麻木,二便调,睡眠差,前方去防风、威灵仙、大枣,加丝瓜络10g,炒枣仁15g,首乌藤10g。

吴洋[1]选用防己黄芪汤益气健脾祛风,黄芪桂枝五物汤益气温经,和血通脉,两方合用治疗本病疗效较好。

2. 结节性红斑 患者,女,54岁。反复双小腿起红斑结节,疼痛4~5年。近1个月双小腿结节又增多,胀痛明显;伴下肢沉重,手足发凉,关节疼痛,遇寒加重,大便溏。体检:双胫前两侧有桃仁大至蚕豆大的淡红色结节10余个,有压痛。舌淡、苔薄白,脉沉。证属脾虚湿盛、寒湿下注、络阻血瘀,治以健脾化湿、温阳活血、通络散结,药用:防己12g,白术12g,黄芪15g,茯苓皮20g,薏苡仁30g,干姜3g,当归10g,桂枝6g,炮附子10g,白芥子10g,丹参30g,鸡血藤30g,7剂,水煎服。药后结节缩小,手足发凉减轻,上方去薏苡仁、茯苓皮,加山药20g,7剂。药后大部分结节消退,上方继服14剂后,双腿结节均消失而痊愈。

结节性红斑与中医文献中所记载的"瓜藤缠"相似,好发于小腿胫前两侧。发病机制为湿热下注,气血运行不畅,湿浊痹阻经脉,导致络阻血瘀,结节丛生。金起凤[2]常以清利湿热、活血化瘀通络为主要治法进行治疗,药用萆薢、炒黄柏、薏苡仁、防己利湿清热;牡丹皮、赤芍、桃仁、红花活血化瘀,川牛膝通络散结;若腿肿明显,加黄芪、白术、茯苓益气健脾利水。以上诸药主要用于疾病初起。若久病不愈而见结节坚硬、色黯,痛胀明显,伴舌质黯紫有瘀斑,说明络脉闭阻较重,新瘀已变为宿瘀,宿瘀涸络,故结节难消。金氏认为此时已非草木所能宣通,必须用虫药搜络开痹,方能取效,多加用水蛭、土鳖虫等,再配以莪术破血化瘀,即可获效。另外,本病虽以湿热血瘀型居多,但也有少部分为寒湿血滞型,症见下肢沉重,肢端发凉,舌质淡,苔薄白或白腻,脉沉迟或缓,属脾阳不足,水湿内生,温化无权,寒湿下注,络阻血瘀而成,故加炮附子、白芥子、桂枝以散寒消肿痛,合活血通络及健脾除湿之药可建奇功。

3. 系统性红斑狼疮　患者,女,50 岁。患系统性红斑狼疮 20 余年,狼疮性肾炎 5 年。近 3 个月来腰周冷痛,双下肢肌肉关节酸胀沉重,恶风,汗多,双下肢凹陷性水肿,雷诺征(+)。小便频急,大便稀,舌淡红,苔白腻,脉弦滑。中医诊断:肾痹(外感风邪,寒湿袭肾)。方选防己黄芪汤合五苓散加味,药用防己 10g,黄芪 15g,茯苓 15g,猪苓 15g,泽泻 20g,白术 20g,肉桂 20g,薏苡仁 20g,川牛膝 15g,狗脊 15g,杜仲 20g,白及 15g,仙鹤草 10g,大枣 3 枚,甘草 6g。复诊,患者诉症状减轻,双下肢轻度水肿,尿常规示白细胞(+),舌淡红,苔白腻,脉弦,前方去仙鹤草、白及,加防风 10g、威灵仙 15g。

系统性红斑狼疮累及肾脏时称为狼疮性肾炎,表现为不同程度的水肿、蛋白尿、血尿、肾功能损害。吴洋[1]认为患者感受寒湿之邪,痹阻肾经,寒邪其性凝滞,湿邪其性重浊,均易阻碍气机,致气血运行不畅,故腰及肢体关节冷痛、重着。故用防己黄芪汤益气祛风、健脾利水治疗取效。

4. 类风湿关节炎　患者,女。手指关节、肘关节、肩关节、双膝关节对称性肿胀疼痛 2 年余,加重 1 周,伴有颞颌关节张口疼痛,关节屈伸不利,晨僵,天阴下雨疼痛加重,纳食少,大便稀,舌质淡苔薄白,脉沉细。根据舌脉症,辨证为风寒湿痹。治以温经散寒,祛风除湿通络,方选防己黄芪汤加味:黄芪 30g,防己 10g,桂枝 20g,白术 15g,茯苓 15g,川芎 10g,细辛 8g,独活 15g,羌活 10g,怀牛膝 15g,秦艽 10g,海桐皮 10g,海风藤 10g,淫羊藿 15g,薏苡仁 15g,生姜 15g,大枣 5 枚,甘草 10g。上方服 3 剂,患者关节疼痛有所加重。鼓励患者坚持服用,再服 5 剂后,关节疼痛逐渐减轻,晨僵存在,天阴则疼痛加重,效不更方,坚持服上方 2 月余,关节肿胀疼痛明显减轻,晨僵不明显,仅在气候变化时感觉轻微疼痛,后改用桂枝附子汤善后。

类风湿关节炎的病机关键在于经络气血痹阻,治疗应以"宣通"为主,使气血流畅,营卫复常,则痹痛自可逐渐向愈。吴生元[3]强调虚人久痹,不可一味祛邪,要以扶正为主,调营卫,养气血,补肝肾。类风湿关节炎病势多相对稳定,疾病演变一般较慢,尤其是久病患者,治疗时即使方药对症,初服也不一定必见效果,甚至个别患者初服几剂,反而出现症状加重,此乃药达病所,正邪相搏之佳象。若医者不明病变之规律,加之患者要求速效,必易法更方,使前功尽弃。

5. 膝骨关节炎 患者,女,62岁,因双膝关节疼痛1年,右膝肿胀2个月就诊。1年来双膝关节疼痛,关节僵硬屈伸不利,膝酸软乏力,久站和行走后症状明显,近2个月出现右膝肿胀,有憋胀感,活动后肿胀加重,局部不热,舌质黯淡,苔薄白,脉沉细。中医诊断为骨痹(气虚湿阻),治以益气化湿、消肿止痛。方以防己黄芪汤加减:汉防己30g,黄芪40g,白术15g,当归10g,薏苡仁30g,生姜10g,甘草3g,大枣5枚。二诊时肿胀明显减轻,疼痛减轻,仍感乏力,守上方黄芪用至50g继服,后诸症解除。

李发枝[4]认为因增生退变引起的膝关节肿痛,患者往往年事偏高,正气不足,脾气虚弱,况且病程日久,更损气血,致正虚不固,风湿外侵,水湿停滞肌膝,瘀阻筋骨经脉,防己黄芪汤治疗本病较为合适。方中防己祛风行水,黄芪益气固表,且能行水消肿,二药配伍,扶正祛邪;白术补气健脾,助脾运化水湿;薏苡仁利湿消肿;当归补血活血,疏通筋骨经脉;加姜、枣调和营卫;甘草培土和中,调和诸药。数药相合,使表气得固,风邪得除,水道通利,脾气健运,则水、湿、瘀诸症自解。

6. 产后痹 患者,女,32岁。产后关节疼痛5年。患者5年前产褥期曾受风受凉。之后渐出现肩及后背、肘、手等关节疼痛,伴多汗,久治不愈。就诊时大小关节僵硬疼痛,活动后稍减,汗出后加重,怕风怕冷,头部尤甚,乏力,心慌,心烦,夜寐差,梦多,二便调。舌质黯红,苔白微腻,脉弦滑。中医诊断:产后痹,证属风湿在表,瘀血痹阻经络。治以益气固卫,疏风除湿,通经活络。处方:黄芪20g,炒白术12g,防风10g,防己15g,炒杏仁9g,炒薏苡仁30g,秦艽12g,威灵仙12g,片姜黄12g,当归12g,川芎9g,穿山甲10g,桂枝6g,赤芍12g,白芍12g,忍冬藤20g,鹿衔草15g,鸡血藤20g,怀牛膝12g。

路志正[5]认为产后气血大亏,营卫失调,卫表不固,风邪夹湿乘虚而入。治疗首重益气固卫,调和营卫,兼以祛邪。临床以防己黄芪汤为基础,配伍玉屏风散、桂枝汤组方治疗,益气固卫,调和营卫,祛风除湿。

7. 膝痹 患者,57岁,女。体型肥胖,过去体重曾达71kg,经过节食,目前降到 66kg,其夫因喉癌去世,不久前曾感到左胸痛,担心患肺癌,后经癌研所检查,予以排除。半年前起,右膝肿痛,腰痛,被诊断为变形性膝关节症,虽经治疗,却难奏效,血压低,初诊时为 110/70mmHg。对于肥胖且为虚胖体质,易疲劳患者中出现的变形性膝关节炎,常用的处方为防己黄芪汤或防己黄芪汤加麻黄;因患者尚有便秘倾向故又加大黄 1g。服药 1 个月后膝、腰痛均见好转,精神尤佳,大便良好。3 个月后,体重减至 62kg,已可跑步锻炼。矢数道明[6]认为本方添加麻黄后,效果更好。若体质属实证,有水肿倾向,肿胀部位似有积水者或有尿量减少时,则用越婢加术汤为宜。若为虚实相间者,也可用防己黄芪汤与越婢加术汤的合方。

某骨科病院曾对老年变形性膝关节症患者进行常规治疗,从中选出未获效的一组难治病例,在不分证型的条件下,统一投给防己黄芪汤并观察疗效,结果约 1/3 有疗效。

8. 着痹　患者,女,57 岁。四肢关节酸痛肿胀,多汗,口不渴,脉缓苔白。此乃卫虚不固,脾虚不运,水湿郁于经络关节使然。拟防己黄芪汤加味主之:防己 13g,黄芪 15g,白术 10g,甘草 3g,独活 10g,牛膝 10g,生姜 4 片,大枣 3 枚。服药 3 剂,患者汗出减少,关节疼痛减轻。原方增薏苡仁 13g,木通 6.5g,继服 2剂,汗已敛,足膝关节疼痛近愈,足现微肿,唯胃纳欠佳,微欲呕吐,小溲不多,更方如下:防己 10g,黄芪 15g,甘草 3g,茯苓 15g,牛膝 10g,薏苡仁 15g,独活 10g,白术 13g,猪苓 6.5g,姜半夏 10g,桂枝 6.5g。服方 3 剂,关节痛愈,足肿亦消。

马光亚[7]认为此案为卫虚湿邪为患之证,借用《金匮要略》治风水、风湿之防己黄芪汤治湿痹,以益气祛风,健脾利水,加独活祛风止痛,牛膝下行而利关节,薏苡仁最善利水除痹而不耗损真阴之气,木通利湿热而有通畅血脉之用。

(五) 经方体悟

防己黄芪汤所治为风湿在表之病,患者自觉肢体沉重,汗出恶风,脉象浮。这些症状在风湿病中较为普遍。肢体沉重,往往表现为关节肿胀或肢体的肿胀,患者感觉沉重,行动不灵活。防己和黄芪为本方的君药,一治气虚,一治水湿,补气以利湿,切合本方之病机。所以在方证对应上,适用“黄芪体质”的患者。黄煌认为该体质中老年人多见。浮肿貌,肌肉松软,腹壁软弱无力,如盛水之皮囊。面黄少泽,目无光彩。平时易汗出,畏风,遇风冷易于过敏。易于水肿,特别是足肿,手足易麻木。舌质淡胖,苔润。故防己黄芪汤适用患者要抓住"黄芪体质"，症状要把握水肿，下肢肿胀多见；关节疼痛，膝踝关节为主；汗出恶风不减为辨证要点。防己辛能行散，苦能降泄，祛风除湿，清热止痛，诚为治疗关节肿热疼痛之要药。本品苦寒尤甚，临证使用时当兼顾脾胃，勿伤胃气。临床运用本方时，可辨证加减，如汗多伴口渴、身热者，加白虎汤；关节肿胀明显，常加茯苓、薏苡仁等；恶寒、关节冷痛者加乌头、附子、细辛等。服用本方后，如小便量增大，则为湿从小便而出，当为佳兆。

（六）经方验案

患者，女，72岁。主诉：四肢关节肿胀疼痛2年，又发2周。2年前，患者发作四肢关节肿胀疼痛，伴有明显晨僵。经检测后诊断为类风湿关节炎，予以西药治疗后，症状明显改善。2周前，患者因感寒又发关节肿胀疼痛，尤以膝踝关节为主，关节发热，足背水肿，压之陷指。患者形体略微肥胖，易汗出，恶风寒。舌红苔白稍腻，脉弦。诊断：尪痹（气虚湿困）。处方：黄芪30g，防己15g，白术10g，生石膏30g，知母10g，山药15，桂枝10g，蜈蚣2条，全蝎10g，茯苓15g，薏苡仁30g，川牛膝10g，大枣15g，甘草6g，生姜3片。服药1周，患者关节疼痛及肿胀明显减轻，活动尚可。上方去石膏、知母，加忍冬藤15g、青风藤10g，继服半月。后以防己黄芪汤增减，服药月余，诸症皆缓。

参考文献

［1］张巍琼，李东云，吴洋.吴洋教授运用防己黄芪汤治疗风湿病验案举隅［J］.风湿病与关节炎，2014，3（3）：46-48.

［2］李映琳，周德瑛.金起凤老中医治疗结节性红斑举隅［J］.北京中医药大学学报，1994，17（1）：42.

［3］肖泓，吴永昕，吴生元.吴生元辨治类风湿性关节炎的经验［J］.云南中医中药杂志，2009，30（4）：1-2.

［4］李慧英.李发枝教授治疗骨痹临证治验［J］.中医学报，2010，25（6）：1085-1086.

［5］冉青珍.国医大师路志正从虚论治产后痹经验浅述［J］.中华中医药杂志，2017，32（3）：1090-1092.

［6］矢数道明.汉方临床治验精粹［M］.北京：中国中医药出版社，2010：152.

［7］梁明达.中国百年百名中医临床家丛书·马光亚［M］.北京：中国中医药出版社，2001：61-62.

第五章　真武汤类方

一、真　武　汤

（一）经方原文

《伤寒论·辨太阳病脉证并治》(82)

太阳病发汗,汗出不解,其人仍发热,心下悸,头眩,身𥆧动,振振欲擗地者,真武汤主之。

《伤寒论·辨少阴病脉证并治》(316)

少阴病,二三日不已,至四五日,腹痛,小便不利,四肢沉重疼痛,自下利者,此为有水气。其人或咳,或小便利,或下利,或呕者,真武汤主之。

茯苓三两　芍药三两　白术二两　生姜三两(切)　附子一枚(炮,去皮,破八片)

上五味,以水八升,煮取三升,去滓。温服七合,日三服。若咳者,加五味子半升、细辛一两、干姜一两;若小便利者,去茯苓;若下利者,去芍药,加干姜二两;若呕者,去附子,加生姜,足前为半斤。

（二）经方功效

温阳利水。

（三）经方释义

历代医家认为真武汤可温阳利水,治疗脾肾阳虚、水湿泛滥诸症。盖水之制在脾,水之主在肾,脾阳虚则湿难运化,肾阳虚则水不化气,而致水湿内停。故小便不利,肢体沉重或水肿,舌质淡胖,苔白,脉沉为其辨证要点。因其阳虚水泛,故当以温阳利水为治疗大法。方中附子辛甘而性热,温肾助阳,兼暖脾土,可化气行水,温运水湿,当为君药;茯苓为臣,利水渗湿,使水邪从小便去;白术健脾燥湿;佐以生姜之温散,既助附子温阳散寒,又合苓、术宣散水湿。真武汤以小便不利和四肢沉重为主要症状,反映水邪为患的特点,故本方不但治寒,兼治水停,真武汤为温阳与利水并治的方剂。

(四) 经方治痹

1. 类风湿关节炎 患者,女,48岁。关节酸痛,僵硬变形,屈伸不利5年,每逢寒冷季节加重,伴腰膝酸软,形寒肢冷,尿清便溏,舌苔薄白、质淡胖,脉沉弱。中医辨证,病久阳气不足,卫外不固,风寒湿邪内侵经络。治宜温阳益气为主,佐以祛风散寒,拟真武汤加减。处方:熟附片(先煎)、炒白术、五加皮、羌活、独活各10g,干姜5g,茯苓、芍药、桑寄生、杜仲各12g,黄芪15g,桂枝9g。服用5剂后,患者关节酸痛大减,能屈伸活动,腰酸怕冷渐除,二便尚调,舌苔薄、质淡胖,脉沉。上方去桂枝、羌活、独活,加炒当归12g、红花6g。先后服用20剂,临床症状基本消失。

俞凤英[1]认为久病肾阳亏虚,阴寒凝集于经脉,故治以真武汤温补阳气为主。方中生姜易干姜为脾虚便溏而设,配以桑寄生、羌独活、五加皮补肾祛风湿,芪桂归红等益气活血通络。

2. 颈椎病 患者,男,41岁。头晕、左肩背痛3个月余。症见:头晕,心悸,左肩背痛,左手拘急痛,肘上下部亦酸痛,夜尿较频,舌苔白根腻,脉沉滑。胡希恕[2]辨证为少阴太阴合病,寒湿痹阻,阳虚水气上犯,处方:茯苓12g,白芍10g,生姜10g,白术10g,炮附子(先煎)6g。服药3剂,患者头晕减轻。前方加桂枝10g、炙甘草10g,增炮附子为10g。服1周,肩背痛减。继渐增附子用量至15g,服2个月诸症皆消。

3. 雷诺综合征 患者,女,40岁,双手发作性发绀、发冷、疼痛2年。患者2年前冬季发病,每次发病前感面热红如火烘,自感舌胖大,舌上生齿痕,说话困难。症状发生后,保暖出汗可减轻症状。症状冬重夏轻,重时面部及双下肢水肿,平素亦双下肢沉重,发作性面红。来诊前2天症状加重,夜间双手冷痛发绀,彻夜难眠。查体:面色郁红,舌嫩绛红、苔薄白,脉沉较数。辨证:肝郁失其升阳通达之性,伴有阳虚湿滞,治以真武汤合四逆散加味。处方:柴胡15g,白芍10g,炙甘草6g,枳实8g,附子5g,生姜10g,白术10g,茯苓10g,桂枝10g,大枣6枚。服用1剂患者即感手痛减轻,夜间能入眠。服完5剂则双手发绀消失,言语流利,面部烘热感消失,面及下肢水肿消失,但仍感下肢沉重,活动时心慌。查体:舌淡苔薄白有齿痕,脉濡弱。减寒凉药,加重温阳利水药剂量。处方:柴胡10g,赤白芍各10g,炙甘草6g,枳实6g,制附子10g,白术15g,茯苓

15g,干姜10g,桂枝10g,半夏10g,怀牛膝15g,大枣6枚。共服10剂,诸症消失。

秦绍林[3]认为本病病机以阳虚为本,阳虚阴盛湿滞,但临床单用温阳祛湿治法,则有效有不效。考虑到雷诺病发作末期多有指端皮肤潮红现象,绝非纯寒,且患者兼有情志不舒,面色郁红,心中烦热,舌质绛红,脉数等征象,辨证为阳郁。通过四逆散疏肝降胃通阳,合并真武汤温阳祛湿,竟获良效。

4. 血栓闭塞性脉管炎　患者,男,35岁。患者因涉水受寒冷刺激而发病。初起跛行,后左下肢突发肿胀,跛行距离缩短,疼痛加重,下肢麻木,合并游走性浅表静脉炎,足趾变紫,温度下降,不能回暖。由于足趾溃烂,病情恶化,症见膝以下冰冷,剧烈疼痛,整夜不能入眠,剧痛时内觉发凉,暖之稍减,踝以下黯红,五趾紫黑,抬高患肢苍白,下垂黯紫,左大小趾溃烂已5个月,色黯紫,无脓,足背、胫后、腘动脉搏动均消失,股动脉微弱,小腿肌肉萎缩。趾甲增厚不长,汗毛脱落,皮肤枯槁,面色青黄,舌淡白多津,腰背冰凉,小便清长,脉细无力。证属肾阳衰微,脾湿肝郁。治以温肾阳、燥脾湿、疏肝木,方以真武汤加味:炮附片、茯苓、黄芪、党参各30g,白术、桂枝、白芍、干姜、甘草、川牛膝各15g。治疗91天,伤口愈合出院。

唐祖宣[4]运用真武汤加味治疗血栓闭塞性脉管炎取得较好效果。真武汤具有强心通脉、扩张外周血管、改善微循环以促进外周血循环通畅的功用,患者服药后由于血液循环好转,炎症明显吸收,故临床所表现的缺血症状改善。

5. 着痹　患者,女,58岁,肢体肿痛重着,酸痛,双足麻木近半年,畏寒肢冷,大便困难,小便短少,舌淡苔白腻,脉沉缓。中医诊断:痹证,便秘。病因病机为脾肾阳虚,寒湿内盛,凝阴固结,阳气不通。治以温阳散寒,除湿宣痹,温阳通便,方予真武汤加味:制附子30g(先下),白术30g,茯苓30g,白芍30g,生姜15g,熟地黄30g,山茱萸30g,肉苁蓉30g,桂枝30g,杜仲30g,桑寄生30g,生大黄15g(后下),草决明20g,荷叶30g。二诊时患者肢体肿痛消退,但双足仍麻,大便转通,予服上方加黄芪、当归、川芎、制首乌以益气行血,运血通痹,续服7剂。

罗陆一[5]运用真武汤加味治疗寒湿痹临床效果满意。该例患者素体阳虚体弱,阳虚气不化水,水湿内停,肾阳不振,寒从内生,寒湿相结,下注肢体,寒湿凝滞黏着,故双足麻,肢体肿痛,重着酸痛;肾阳不足,温煦失职,故畏寒肢冷;阳气虚衰,寒自内生,津液不行,肠道传送无力,故大便困难;肾阳虚气化不利,则小便短少;舌淡苔白腻,脉沉缓,均为阳虚寒盛、水湿内停之征。故用真武汤加味以温阳散寒,除湿宣痹,温阳通便。真武汤是温化水湿的代表方,适用于阳虚不能化水及湿从寒化所致的疾病。方中温阳药与利湿药并用,主药用附子温阳,茯苓利水,组成温阳利水之剂。陆氏指出临证要抓住真武汤主证脾肾阳虚,水湿内停,循证施药,对准病源,必可取得满意疗效。

(五) 经方体悟

真武汤是治疗少阴病阳虚水泛的代表方,可用于阳虚不能化水、水湿泛滥所致各种病证。运用该方治疗痹病时,要抓住"四肢沉重疼痛"和"脉沉无力"的脉证特点。真武汤所治之痹病,不仅仅是疼痛,更重要的是患者自觉身体沉重,关节重着。这和少阴阳虚,不能气化津液,水湿流注经络关节密切相关,故有四肢"沉重多湿,疼痛多寒"之说。考316条所述"四肢沉重疼痛",沉重在疼痛之前,突出患者水湿为患的特点,故真武汤证患者骨节疼痛当以沉重冷痛为主要特征,和附子汤证单纯冷痛有显著的区别。脉沉无力是真武汤的脉象特点,脉或沉微欲绝,或浮大无根,或沉迟无力。诚如281条"少阴之为病,脉微细,但欲寐也"所言。沉脉是少阴病基本特征,最能体现内在的病理变化,关节疼痛,畏寒肢冷,常有真热假寒的可能,脉象是辨别少阴病的首选。

临床常见老年性膝关节肿胀疼痛,多以四妙散、薏苡仁汤加减化裁,部分患者治疗起来常不应手。通过仔细辨证,可见患者关节肿胀但并不发热,关节疼痛更兼畏寒,故改投真武汤,加上利水之品,关节肿胀很快得到改善。颈椎病眩晕亦是常见病,临床多从痰湿、肝风论治,可用天麻半夏白术汤或天麻钩藤饮治疗。但部分患者属于阳气不运、水湿不化所致的眩晕,故用上方治疗效果不佳。脾肾阳虚,化气失司,水湿内停,上干于清窍则眩晕、耳鸣;中凌于心则心悸、呕恶,当予真武汤以温阳利水治之。82条"头眩,身瞤动,振振欲擗地者,真武汤主之"。患者多伴有形寒畏冷、身体重着等症,舌质多淡,舌苔白或水滑,边有齿痕,这是水邪为患的特点,可资辨证参考。真武汤中配伍芍药,当以白芍为宜,不仅可以防附子之燥,亦可敛阴护液,芍药更有利水之功效,《神农本草经》言芍药可"除血痹……止痛,利小便,益气"。赤芍则偏于凉血活血之用,与本方病机不甚合拍。

(六) 经方验案

患者,女,67岁。因双膝关节肿胀疼痛1月就诊。患者诉双膝关节肿胀疼痛,活动明显受限,屈伸不利。上下楼梯时较为困难,酸软感明显。周身关节畏寒,得温则舒,腰部酸胀疼痛发凉多年,症状时轻时重。患者面色偏黑,手足不温,舌淡苔白滑,脉沉迟弱无力。诊断:骨痹(肾阳不足,水湿内阻)。处方:制附子 10g,白术 15g,茯苓 15g,白芍 10g,生姜 15g,补骨脂 10g,骨碎补 10g,伸筋草 15g,鹿衔草 15g,杜仲 15g,续断 15g,怀牛膝 15g。服药半月,症状减轻大半,膝关节无明显肿胀,腰冷仍存,增制附子为 15g,继服 1 月而疾瘳。

参考文献

[1] 俞凤英.真武汤临证一得[J].浙江中医杂志,2000,35(3):124.

[2] 陶有强,石应轩.冯世纶经方临床带教实录[M].北京:人民军医出版社,2009:33.

[3] 秦绍林,蔡增强,刘少河,等.四逆散合真武汤治疗雷诺病 2 例[J].中医杂志,2002,43(9):33.

[4] 许保华.唐祖宣应用真武汤治疗外科疾病经验[J].上海中医药杂志,2009,43(5):1-2.

[5] 司徒宝珍,罗陆一.罗陆一教授运用真武汤的临证经验[J].内蒙古中医药,2008,27(11):1-2.

二、附 子 汤

(一)经方原文

《伤寒论·辨少阴病脉证并治》(304)

少阴病,得之一二日,口中和,其背恶寒者,当灸之,附子汤主之。

附子二枚(炮,去皮,破八片) 茯苓三两 人参二两 白术四两 芍药三两

上五味,以水八升,煮取三升,去滓。温服一升,日三服。

少阴病,身体痛,手足寒,骨节痛,脉沉者,附子汤主之。(305)

(二)经方功效

温经助阳,祛寒化湿。

(三)经方释义

附子汤主治阳虚寒湿病证。脾肾不足,寒湿之邪凝滞经脉,阳气运行不畅,故见"其背畏寒"。寒湿外邪不伤津液,故无口渴咽干之证,可见"口中和",意

为"口中不苦、不燥、不渴"。治以灸药并施,艾灸可以壮脾肾阳气,散阴寒浊邪;继以内服附子汤,扶阳气祛寒湿,内外同治,疗效益彰。附子汤重用炮附子以为君药,可扶阳温经散寒,兼以人参助其益阳之力,使得阳气得温,经络凝滞得通。湿浊阴邪,当以茯苓、白术健脾渗利。芍药可和营血而通血痹,提高温经止痛的作用,又可防止附子温燥浮热之弊,刚柔并用,实有引阳入阴之妙。本方补益阳气,祛散寒湿,重在补脾肾,固根本,扶正祛邪,阴阳两调。柯韵伯称"此大温大补之方,乃正治伤寒之药,为少阴固本御邪之剂也"。

(四)经方治痹

1. 类风湿关节炎 患者,男,40岁。患类风湿关节炎10余年。因居处潮湿,又下水田劳作而发病,四肢大小关节对称性肿痛,现已变形,畏寒喜暖,肢体沉重,寒暑无间,遇阴雨则更重,面部苍白,微肿,身着厚衣,手足不温,食欲一般,大便溏,小便浅黄,舌淡红苔白,脉缓沉。辨为脾肾阳虚,寒湿内侵关节肌肉。治法当以温经扶阳、健脾燥湿为主,兼以通络之品。处方用:制附片12g,红参12g,焦白术20g,茯苓30g,白芍10g,桑寄生、鸡血藤、狗脊、杜仲、续断、乳香、没药、独活、防风各15g,厚朴、法半夏各10g,全蝎6g。服15剂,疼痛、畏寒略减,将独活、防风减量,继服3个月余,诸症悉减,已能正常劳动。

艾相乾[1]认为附子汤既温又补,为温补少阴阳气不足常用要方,与桂枝附子汤相比,更适用于因虚致病、久病致虚的痹证患者。四肢为诸阳之本,一则寒湿弥漫,二则虚弱之阳,难以温煦,故手足寒;阳虚不能温煦筋骨肌肉,寒湿之气不化,留滞于筋脉肌肉骨骼之间,故身体痛、骨节痛。治疗以附子汤温经祛寒,除湿利水,可取佳效。

2. 强直性脊柱炎 患者,男,24岁。患者右腰骶部疼痛3年,加剧3个月,伴右下肢疼痛,确诊为强直性脊柱炎。刻见:口干,背脊怕冷,右腰骶部、右下肢疼痛,弯腰、行走受限,眠差,夜尿频数,胃纳、大便尚可,舌质黯苔薄黄,脉沉细紧。中医诊断:大偻(肾阳不足,寒湿不化)。治以温阳散寒,化气行水。方选附子汤加减:熟附子12g,党参12g,黄芪30g,白术15g,桂枝12g,猪苓15g,茯苓15g,泽泻12g,芍药12g,杜仲15g,独活12g,补骨脂12g,延胡索12g,细辛5g,炙麻黄6g,防风6g,薏苡仁30g,怀牛膝15g,炙甘草9g。患者二诊时诉服药后大便如水泻样,每日3次,症状未见好转,舌质淡,苔薄黄,脉沉细紧。守上方,改生白术、生薏苡仁为炒白术、熟薏苡仁,加怀山药以益气健脾。三诊时已无大便溏泻,口干及背脊怕冷较前缓解,舌质黯淡,苔薄白,脉沉细紧。守上方去炙麻黄、细辛,加蚕茧 15g、荔枝核 30g、首乌藤 30g、灵芝 15g。四诊患者已无口干,背脊怕冷也较前缓解,右骶髂关节、右下肢疼痛有所缓解,弯腰及行走均较前便利,睡眠好转,夜尿频数明显好转,纳食二便调,舌质黯淡,脉沉细紧。守上方加莪术以加强活血通络之效。

苏励[2]认为强直性脊柱炎的发病与患者禀赋不足,先天肾阳虚衰,督脉失温,加之外感寒湿邪气,内寒与外寒相合。寒性凝滞,湿性重着黏滞,两邪均易凝痰成瘀,日久气血失运,寒湿不化,肾阳被耗,成痰成瘀,留滞不去,导致脊柱疼痛僵硬、强直变形,故"肾虚督寒"是该病的基本病机,并确立了益肾温督、散寒除湿、活血通络、化痰祛瘀的治疗大法,以患者"背脊怕冷"为主证,选"附子汤"为主方加减治疗。

3. 血栓闭塞性脉管炎 患者,男,78 岁。半月前突觉双下肢发凉、麻木、疼痛,入夜加重,剧痛难眠。3 天后,双脚变为紫黑色,以活血化瘀中药及西药等,症状仍不能控制,病情急剧恶化,左脚大趾溃破,流清稀脓液,剧痛难忍。证见:面色青黑,表情痛苦,剧痛难忍,入夜加重,心悸气喘,下肢冰冷,色呈黯黑,双足背、胫后、腘动脉搏动均消失,股动脉搏动减弱。左足大趾伤口腐烂,流清稀脓液。舌淡苔白多津,脉沉迟无力。证属脱疽,为寒凝气滞、络脉不通所致。治宜温阳益气,活血通络。处方:炮附片、党参、茯苓、黄芪各 30g,白芍、桂枝各 15g,白术 18g,细辛 10g。服药 3 剂,疼痛减轻,夜能入睡 3~5 个小时。上方加当归 30g,再服 20 剂后,伤口缩小,双脚黑色渐退。继服 32 剂,伤口愈合,静止痛消失,腘动脉搏动已能触及。

唐祖宣[3]常以附子汤加减治疗外周血管疾病(如血栓闭塞性脉管炎、动脉栓塞、雷诺现象),冻疮见手足寒和脉沉之症者。在治疗雷诺现象时加水蛭、蜈蚣、全蝎等;栓塞性病变加水蛭、桃仁、红花等;年老体弱者酌加当归、黄芪;肢寒甚加细辛、桂枝。

4. 颈椎病 患者,男,56 岁。自诉颈椎二三节处疼痛 2 年,近来渐感右手手臂也随之麻木且抖动,查其颈椎二三节处略有高出,患者为体力劳动者,观其体质尚佳,面黯黄,舌红裂,舌根苔白松散,脉沉弦涩而力弱。辨证属阴阳两虚,血瘀化热。方药:炮附子、党参、白芍、茯苓、墨旱莲、葛根、豨莶草、炒香附、羌活、姜黄、地龙各 15g,炙甘草、鸡内金各 10g,女贞子 30g,乳香 5g。1 周后复诊时,患者麻痛感减轻,仍用原方加减,用药近 6 周基本恢复。

王东海[4]认为脊椎病是病在筋骨,其本质均系心肾精血暗损,阳气渐虚,导致筋髓失养,形体失温,渐使外界寒湿内侵或内生寒湿痹阻,久而化热。在此基础上,或发为血络瘀阻,或因痹阻而气滞等。并确立以温而不燥之法治本,以通而不烈之法治标,标本结合治疗脊椎病,附子汤中用白芍、党参配合炮附子,使其温阳通脉散寒,又使筋髓得其润养,同时配茯苓和白术逐湿,是治本的最佳方剂。患者并未出现明显寒证,反现舌红裂、苔松散的热证,这是因湿痹血瘀气滞,日久化热。但脉沉弱,本质仍是阴阳两虚。方中以附子汤去白术,加女贞子、墨旱莲治本,以羌活、地龙、豨莶草除湿热痹,以姜黄、地龙、乳香化瘀阻,配鸡内金、葛根、甘草和脾胃,诸药合力,使正复邪渐散而病愈。

5. 坐骨神经痛 患者,女,32岁。左腰腿硬痛已四五年,腰痛有沉重感,近年右膝关节酸胀痛甚,怯寒易感,舌苔白黄而腻,脉沉迟弱。投以附子汤加味:熟附子30g,党参30g,白术30g,茯苓30g,炒白芍30g,当归15g,鸡血藤30g,葛根50g,桑寄生30g,杜仲15g,续断15g,3剂。二诊:腰腿痛明显减轻(腿痛减半,腰痛减三分之一),过去不能平卧,现在可以平卧1小时左右,硬感稍有转软,大便成条色黄,守上方再进5剂。三诊:腰腿痛基本解除,硬感转软,可以平卧两三小时,现唯右臀部在卧压时微痛,否则不痛,近又患感冒,发热恶风寒,鼻塞流涕,昨今好转,未影响腰腿痛,守上方加重桂枝为30g,再加黄芪50g、防风30g,再进5剂而愈。

万友生[5]认为本证是因伤寒邪犯少阴而外连太阳所致,但其病机重点在于少阴阳衰阴盛,故用附子汤温补少阴阳气以祛散太阳阴邪。万氏对风寒湿邪外犯太阳而内伤少阴的关节痛证,常用此方获得良效。

6. 痛痹 患者,男,49岁。患风湿关节炎已7年,下肢浮肿,关节疼痛较剧,遇寒更甚,得暖则减,关节屈伸不利,心背后常有冷感,舌淡苔白,脉弦紧。辨证为寒痹,以附子汤加减:附子9g,党参9g,茯苓12g,白术12g,芍药9g,桂枝9g,黄芪15g,方7剂。

姜春华[6]辨证本例为寒痹,病程已久,故以附子汤加黄芪温阳益气以扶正;参、芪与苓、术同用,益气利尿,可消肿;附子、桂枝同用,温通血脉,有强心作用,增加心排血量可改善心背冷感。药后,痛势减轻,水肿及心背冷感均有好转。

7. 腰痹 患者,男,38岁。腰痛10余年。患者因久居潮湿之地,遂患腰痛。开始腰部两侧疼痛,后逐步加剧,竟连及脊膂等部,拘挛而不得舒展,伛偻而行,极为痛苦。腰部有沉重感,寒暑无间,但遇阴雨则发病更重。时值农历七月,见其面部苍白、微肿,怯冷畏寒,食欲一般,大便带稀,小便微黄,舌苔白,脉缓而涩,认为脾肾阳气不足,又感寒湿,是痛痹重证。治法当以温经扶阳、健脾燥湿为主,佐以走腰背、通经络、除湿痹之品。处方用:熟附块7g,党参、焦术各 14g,茯苓、桑寄生各 18g,炒白芍、炒狗脊、炒补骨脂、杜仲、防风、独活各 10g。此方前后共服 3 月余,约 60 余剂。以后,虽略有加减,仍以一法坚持到底。至 12 月,病已愈十之八九,已可全日出工。

李培生[7]认为附子汤可治疗因阳虚而导致风湿痹痛。患者少阴阳气素虚,或感受寒邪之后,形成阳气虚衰、阴寒邪盛的征象。背为督脉循行流注之部,督脉总督诸阳,阳气不足则背恶寒,肾为寒水之脏,脾主运化水湿,火不暖土,水寒不化,阳气虚弱而不能运行,阴血受阻而不得畅通,故手足不温,身体、骨节疼痛。治法宜温经逐寒,益气和营,健脾利水。方用附子汤,以附子为主药,重在温暖少阴肾命真阳,而消除内外阴寒,人参益元气,芍药和营血,白术、茯苓健脾利水,是为温补少阴阳气的常用要方。

(五)经方体悟

附子汤方出自《伤寒论》的少阴篇,该方所治病证不仅包括了少阴病主证中的脉沉,更加突出了"身体痛,手足寒,骨节痛"等关节症状,说明该方是治疗风湿痹病、骨节疼痛的有效方剂。附子汤可温阳通经,散寒祛湿,对于少阴病阳虚寒盛的病证尤为适宜。临床本方常用于阳气亏虚、寒湿偏盛之风湿痹病的治疗,症见畏寒肢冷,骨节疼痛,苔白滑,脉沉。本方以附子命名,可见该药为本方之主药。张秉成曰:"附子味辛性热,能回脾肾元阳,质燥气刚,可逐下中寒湿,斩关夺门之将,痼冷何愁? 善行疾走之功,沉寒立解;或温经发汗,痹病赖此以宣通;或益气和营,补药仗之有力。"

附子汤在痹病的治疗中运用广泛,在临床辨证中要突出两点。一是"脉沉",这是少阴病的脉象,反映了疾病所处的病位与层次,无论是沉弦、沉紧、沉涩或者沉弱都属于附子汤脉沉的范围,说明病已经进入了少阴的层面。当然病人还会有"但欲寐"的表现,风湿痹病患者常常自觉体力差,精神不振,多有困乏的感觉,这也属于"但欲寐"的范畴。二是"关节冷痛",这是附子汤特征性的症状,关节不仅是疼痛,还表现为畏寒怕冷、得温则舒的特点,说明人体阳气不足,不能温经养脉;寒湿痹阻,经络阻滞不通,不通不荣俱在,故见关节痛且寒。有一部分病人也会出现手足畏寒怕冷的症状,但是观其舌脉并无虚寒之征,这往往见于四逆散证,阳气不能达于四肢,非其虚也,为不顺也。四逆散的证候需要和附子汤证做好鉴别,不可因患者临床症状改善不显著,就一味加大附子的用量,这类患者往往是四逆散的适应人群,加大附子用量只会功得其反,于病无益。

（六）经方验案

患者,女,55 岁。近 2 个月来,患者感颈项疼痛,伴有后背处僵硬疼痛,右侧肩胛处感觉寒冷明显,自诉有吹冷风的感觉。患者腰部酸软疼痛,按之则舒,得温则减,劳累后感症状加重,易疲劳,精神不振。畏寒怕冷,季节交替时,较常人着衣更多。纳可,二便正常。舌淡苔白稍腻,脉沉细。诊断:颈痹(肾阳不足,寒湿阻络),拟附子汤和葛根汤加减治疗,处方:制附片 10g,白芍 10g,茯苓15g,白术 15g,党参 10g,葛根 30g,桂枝 10g,炙麻黄 6g,大枣 15g,杜仲 15g,补骨脂 15g,炙甘草 6g。服用 7 付药后,患者症状有所改善。其后逐渐将附子用量增加到 20g,患者畏寒怕冷及疼痛明显好转,前后调理月余,症状基本改善。

参考文献

[1] 艾相乾,张仕玉.附子汤治疗寒湿痹证的体会[J].光明中医,2011,26(2):356-357.

[2] 徐翔峰,向珍蛹,曲环汝,等.苏励辨治强直性脊柱炎验案 1 则[J].上海中医药杂志,2011,45(4):22-24.

[3] 唐祖宣,许保华,冀文鹏,等.附子汤的临床辨证新用[J].中医杂志,1981,22(11):39-40.

[4] 王东海,金东明《伤寒论》少阴病指导治疗脊椎病变探索[J].中国中医基础医学杂志,2014,20(9):1297.

[5] 万友生.中国百年百名中医临床家丛书·万友生[M].北京:中国中医药出版社,2003:54-55.

[6] 姜春华,戴克敏.姜春华经方发挥与应用[M].北京:中国中医药出版社,2012:283.

[7] 李培生.附子汤的临床运用[J].湖北中医杂志,1980,2(5):20-21.

三、甘草附子汤

（一）经方原文

《伤寒论·辨太阳病脉证并治》(175)

《金匮要略·痉湿暍病脉证治》

风湿相搏,骨节疼烦,掣痛不得屈伸,近之则痛剧,汗出短气,小便不利,恶风不欲去衣,或身微肿者,甘草附子汤主之。

甘草二两(炙) 附子二枚(炮,去皮,破) 白术二两 桂枝四两(去皮)

上四味,以水六升,煮取三升,去渣,温服一升,日三服。初服得微汗则解,能食,汗止复烦者,将服五合,恐一升多者,服六七合为始。

(二) 经方功效

助阳除湿,温经散寒。

(三) 经方释义

甘草附子汤所治为风湿痹阻关节的湿胜阳微之证。阳气不充,外感风湿之邪,注经络,流关节,渗骨髓,正气为邪气所遏,不得宣通,故四肢烦痛不已,且程度较甚,伴有关节拘挛不得屈伸。风湿在表,卫阳不固,腠理洞开,如受风邪,则添恶风,不欲去衣之症。湿邪阻于内,气机失其条畅,上见短气,下见小便不利,均为三焦不畅之见证。湿邪阻于肌肤,则见身微肿。本方以甘草为方名,取甘草益气扶正、健脾调中之功效,正因其药性和缓,颇契合本方证痼疾缓攻之意。附子辛热之品,温阳散寒,桂枝解肌和营,化气通阳。白术健脾行水,兼祛风湿。桂附可固表阳,术附可振脾肾之阳。本方能祛关节之风湿,又能温经解表调营卫,温阳补中化风湿,诚为治痹之良方。本方所治病证较桂枝附子汤证为重。桂枝附子汤证治疗风湿在表,故附子用量较大,意在速去其邪。本证是风湿稽留关节,难以速去,病情较桂枝附子汤更深一层。故减附子为两枚,意在缓攻。

(四) 经方治痹

1. 未分化脊柱关节病 患者,男,15 岁。双侧踝、膝关节肿胀 3 年伴右髋疼痛 2 个月。患者平素纳差、便溏,动则感冒,项强、汗出、恶风。3 年前患者出现双侧踝、膝关节肿胀,膝关节腔有积液,诊断为未分化脊柱关节病。2 个月前出现右侧髋部疼痛,盗汗,食欲差,经常腹泻,每日 2~3 次。刻诊:右髋疼痛,双踝及两膝关节肿胀掣痛,屈伸不利,汗出气短,小便不利,面身微肿,项背强痛不适,纳食较差,经常腹泻,舌淡红苔薄,右脉浮弦弱,左脉沉弦。中医诊断:风寒湿痹痛。患者平素脾阳素虚,太阳表虚,复受风湿,邪侵经输,再感寒湿,痹阻肌肉、关节。治以温阳健脾,调和营卫,固密腠理,祛风散寒除湿,温经通络解痛。方用甘草附子汤合桂枝加葛根汤,药用:炙甘草、熟附子、炒白芍、生姜各 10g,桂枝 12g,大枣 4 枚,葛根 20g,炒白术、薏苡仁各 30g。患者诉服用 7 剂后汗出气短、项背强痛皆愈,小便通利,面身肿消,纳食正常,大便成形,右髋、双踝、两膝关节肿胀掣痛、屈伸不利明显好转。舌淡转红,苔薄,右脉浮象已去,转为弦滑,左脉沉弦。三诊时,患者诸病关节肿、痛尽除,仅觉口舌微干,说明风寒湿痹向愈,但有化热之兆,故更以《金匮要略》桂枝芍药知母汤化裁通阳行痹,祛风胜湿,养阴清热善后。

柴瑞霁[1]认为患者平素纳差、便溏,说明脾阳素虚,不能运湿;动则感冒、项强、汗出、恶风,说明表阳不足,卫气不固,同时兼有太阳经输不利;右髋、双踝、两膝关节肿胀掣痛,屈伸不利,说明外受寒湿,痹阻肌肉、关节。因此用甘草附子汤双扶表里阳气,祛风散寒除湿,温经通络解痛,合桂枝加葛根汤调和营卫,固密腠理,疏通太阳经输,合方使脾阳运而水湿化,表阳复而腠理密,营卫和而经输通,阳气宣而痹阻通,寒湿除而掣痛解。

2. 银屑病关节炎 患者,男,40 岁。患银屑病 2 年,周身关节肿痛 3 个月就诊。入院时患者胸腹部可见大片皮癣,色紫、突出皮肤、瘙痒、脱白屑伴发热,午后为重,体温波动在 38.5~38.9℃,且畏寒,初夏仍着棉衣,周身关节肿痛,以髋、膝关节为重,夜间疼痛加剧,重着而走窜,无法屈伸,肌肉轻度萎缩以致瘫痪在床。中医辨证为热痹,曾投桂枝白虎汤、桂枝芍药知母汤治疗 1 个月无效。故邀黄文政[2]会诊,查舌淡红胖嫩有齿痕,舌苔薄黄微腻,脉弦滑而数,重取无力。辨为寒湿久留,脾肾阳虚证。治以散寒祛湿,温肾健脾。处方:桂枝 30g,炙附子 30g,炒白术 30g,炙甘草 30g。服药 10 剂后,患者体温较前下降,波动在 37.5~37.9℃,皮癣渐浅,关节可略屈伸,但仍痛剧,舌淡有齿痕,脉来沉细。前方加炙麻黄 15g,细辛 15g。上方服 2 周后,皮癣面积较前缩小,皮色变浅变淡,已无瘙痒,关节肿痛消退,活动自如,发热、畏寒等症均消失,舌淡苔薄白,脉沉缓。复查类风湿因子示阴性,血沉降至 20mm/h,嘱以前方量减半,继服 1 周后痊愈出院。追访 10 年未复发。

本病案为感受风寒湿邪日久,湿邪不能外达,寒湿凝滞筋骨痹阻关节,累及脏腑,辨证为寒痹。此患者周身关节肿痛夜间痛剧,不能屈伸,说明风湿并重,已由肌表侵入关节。故前诊断热痹为误诊,用桂枝白虎汤、桂枝芍药知母汤治疗 1 个月无效。而且此患者有 2 年银屑病病史,推其病因为外感风邪营卫失和,气血运行不畅阻于肌表,风邪化热,风热久羁,阴血内耗,血液枯燥皮肤失养,外不能宣泄,内不能利导,郁阻于肌肤而发病。病程日久,必损及正气而致表里阳虚。治疗风寒湿痹,黄氏突出温补肾阳。对于痹证而言,其气必虚,主要指卫气虚。脾为卫之主,肾为卫之根,卫气虽源于脾胃,而实根于肾阳。临床见肾阳不足、命门火衰者最易患风寒湿痹。以肢体关节疼痛遇寒加重,得热痛减,舌质淡,苔白滑,脉沉细为临床特征。温补肾阳乃治本之举,祛风散寒除湿仅为治标。

3. **坐骨神经痛**　患者,男,46岁。半年前患者出现腰臀部疼痛,痛引双下肢,左侧为甚,行动日益困难。遂发展至下肢难以行动,生活不能自理。初诊:患者卧床不起,翻身需由他人协助,腰臀部及下肢麻痛沉重,左下肢尤甚,活动患肢则疼痛加重。恶风寒,头痛,小腹胀满,小便不利,双下肢凹陷性水肿。面黄无泽,舌质淡红,苔白滑厚腻,根部微黄。此证属风寒湿痹,湿邪为胜。急当温阳化气行水,以五苓散加味主之。处方:猪苓10g,茯苓20g,泽泻10g,砂仁10g,白术15g,桂枝15g,肉桂10g,五加皮12g。服上方3剂后,患者小便量增多,腹部及下肢肿胀减,但疼痛无明显改变。针对主证,以助阳胜湿、散风止痛之甘草附子汤加味主之。处方:炙甘草30g,制附片120g(久煎),桂枝15g,白术20g,生姜60g,茯苓30g。患者服上方4剂后,全身关节疼痛减轻,扶杖可下地缓步而行。宜原法再少佐麻黄、细辛,以增强开闭、散寒、行水之力。处方:炙甘草30g,制附片120g(久煎),白术20g,桂枝15g,生姜60g,麻黄10g,细辛4g,茯苓20g。服上方5剂后,患者头痛、腰臀部及下肢疼痛大减,离杖能行。肢肿基本消失,尚有寒湿凝聚、经络受阻之象,继以活血通络、舒筋散瘀之品调理之。处方:桂枝、木通、红藤、威灵仙、当归、川芎、海马、松节、牛膝、木瓜、乳香、没药、苏木、细辛、羌活、独活、柴胡、前胡、血竭、伸筋草,以上各10g,共为细末,水打丸。每晚睡前用白酒兑服3g。服药20余日后,病愈恢复工作。

范中林[3]认为本例太阳痹证,以湿为胜。急投五苓散加味,不仅急则治标,同时化气行水,即为治本。前贤曾称"五苓散,逐内外水饮之首剂",而桂枝则为此方之关键,故重用之,以增强通阳化气行水之力。另加肉桂,补命门真火,助气化,散寒凝;加砂仁醒脾化湿,行气宽中以消胀满,且能纳气归肾以助膀胱之气化;再用五加皮祛风湿之痹痛,疗经络之拘挛,且有利小便、消水肿之效。服药3剂而病获转机。然后抓住风寒湿致疼痛之主证,继用甘草附子汤。白术、附子顾里胜湿;桂枝、甘草顾表胜风;重用附子,温里扶阳,除痹止痛。冠以甘草者,意在缓而行之。最终,再用活血通络之法以善其后。

4. **痛痹**　患者,男,42岁。煤矿工人,终年在潮湿阴冷之处劳动,寒湿邪气袭人。患关节疼痛已3年,近期加剧。骨节烦疼,手不可近,伴有心悸气短,胸闷,尤其以夜间为甚。舌体胖大而淡嫩,脉软弱无力。处方:附子15g,白术

15g,桂枝 10g,炙甘草 6g,茯苓皮 10g,薏苡仁 10g。服药 3 剂后疼痛明显减轻。心悸胸闷等症转佳。又服 2 剂,疼痛基本控制。最后改用丸药长期服用而获痊愈。

刘渡舟[4]认为本案的辨证关键是抓住两个方面的证候,一是周身骨节烦疼而不可近的寒湿证;另一方面是心悸、气短和胸满等阳虚证。甘草附子汤由附子、白术、桂枝、炙甘草组成,具有温经散寒、祛风除湿之功。其中附子、白术温肾健脾,行于皮内以逐寒湿邪气;桂枝、甘草温补心阳以扶虚,所以特别适用于心、脾、肾阳气内虚,而寒湿邪气外痹关节;或猝然受寒湿邪气,外伤筋骨,日久而致内虚者。本方治疗风寒湿痹而兼有心脏病的患者,症见汗出、短气、心悸、胸闷、背冷等,亦能取效。

5. 产后痹 一少妇下肢痛畏寒,据云得之于产后,虽盛夏季节下肢亦感似风吹样,久经治疗未效。用甘草附子汤加牛膝 15g,附子初用 15g,稍效,继则加量,最后加至 30g,连进 30 余剂而愈。可见附子为温经散寒、通阳止痛之唯一有效药物。附子煎法皆须先煎 40~60 分钟,以减其毒性,然后再下他药。

张琪[5]借鉴《伤寒论》中治疗痹病方剂桂枝附子汤、桂枝去桂加白术汤、甘草附子汤的精髓,运用附子治疗风湿相搏、身体疼痛之痹证。偏于寒者以附子祛寒止痛;寒热夹杂者,附子与清热药合用,每收佳效。

6. 着痹 患者,男,67 岁。下肢关节疼痛已 5 年,肢体重着,屈伸困难,乏力,有凹陷性水肿,按之没指,小便少,面色晦黯,舌淡胖有齿印、苔白腻,脉弦。治以益气活血通脉,以甘草附子汤加味,处方:黄芪 24g,桂枝 12g,制附子、当归、丹参各 9g,白术、炙甘草各 6g,每日 1 剂,水煎服。服药 7 剂后,疼痛渐减,肿略退,续原方,进服 2 个月后,虚肿尽退,肢体逐渐能活动,辅以持杖行走锻炼而愈。

姜春华[6]辨证本例为着痹,表现有"风湿相搏,骨节疼烦,掣痛不得屈伸,身微肿,小便不利",符合甘草附子汤证。姜氏指出"治疗着痹,多见水肿,用利尿药并不消肿,必须加入活血通脉药方可消肿"。本方重加黄芪益气扶正,又与当归、丹参活血,相使为用加强活血通脉作用。又附子与桂枝能温通血脉,盖心脏衰弱时,血行缓慢,下肢每多水肿。附子能增强心脏搏动,提高心排血量,改善全身循环功能,消除水肿,且术附同用,可治寒湿痹证。

(五)经方体悟

甘草附子汤是针对风湿之邪流注关节所设,为治疗风湿痹病证属阳虚寒湿者的有效方剂。临床辨证时,须抓住寒湿和阳虚两方面的症状。患者表现为关节疼痛较为剧烈,不可触摸,且关节活动障碍,伴有汗出恶风、短气、小便不利等证。舌苔白,脉沉细。本方所治之关节疼痛的特点,不仅较为剧烈而且痛不可近,说明疼痛具有敏感性。本方证所治之风湿痹病以风寒湿痹为主,如有关节肿热及其他热象者,均非本方所宜。如临床辨证并无短气、恶风汗出、小便不利等症,本方亦可参考使用。大塚敬节[7]使用甘草附子汤的指征是"恶寒,脉浮大而数",可资借鉴。本方附子配伍白术,有术附汤之意,扶阳气,祛寒湿,治疗身体疼痛,骨节痛。桂枝配伍甘草,即桂枝甘草汤,振奋心阳,治疗短气和小便不利。本方证病情较重,较之桂枝附子汤,疼痛不但剧烈而且急迫,并出现了短气的表现,说明病程较长,病情顽固,一时难以痊愈,如疗疾心切,峻药猛剂,则风邪易去而湿邪难除,胃气中伤。术附、甘草大补脾肾之阳,佐以桂枝温通经络,风寒湿邪当自散矣。甘草可匡扶正气,调和中焦,使得诸药缓缓发挥作用,痼疾徐除。

(六) 经方验案

患者,男,52岁。因腰背疼痛30年,加重1月就诊。患者30年前因腰骶部酸胀疼痛,夜间疼痛明显,活动欠利,当地医院诊断为腰椎间盘突出症,予以封闭、牵引治疗。其后逐渐出现后背及颈项疼痛,双侧髋关节疼痛,活动受限,颈项转侧不利,经CT检查确诊为强直性脊柱炎。患者由于工作生活环境较为阴冷潮湿,周身关节反复疼痛,腰背疼痛终年不绝。1月前患者因感寒诸症加重,腰部及髋关节疼痛较甚,双髋活动明显受限,局部无肿热,患者拒按,得温稍舒,喜热饮,畏风寒,时时汗出,精神较差,纳食少,二便正常。舌淡苔白,脉沉细弱。诊断:大偻(寒湿痹阻)。处方:炙甘草10g,制附子10g,桂枝12g,白术15g,牛膝20g,狗脊15g,杜仲20g,蜈蚣3条,蜂房10g,淫羊藿10g。服用7剂后,患者疼痛大减,继上方加减善后调治。

参 考 文 献

[1] 柴岩.柴瑞霁经方治疗顽固性寒痹验案举隅[J].山西中医,2015,31(6):4-5.

[2] 张红新.甘草附子汤治疗痹证验案1则[J].河南中医,2014,34(6):1016.

[3] 刘元苑,林霖,伍悦.赵守真、祝味菊、范中林三家医案[M].北京:学苑出版社,2009:178-180.

［4］刘渡舟．经方临证指南［M］．北京：人民卫生出版社，2013：155.

［5］张琪．张琪临证经验荟要［M］．北京：中国中医药出版社，1992：446-447.

［6］戴克敏．姜春华治疗痹证的经验［J］．山西中医，2005，21（3）：8-10.

［7］大塚敬节．汉方诊疗三十年［M］．北京：华夏出版社，2011：40.

第六章　白虎汤类方

一、竹叶石膏汤

（一）经方原文

《伤寒论·辨阴阳易差后劳复病脉证并治》（397）

伤寒解后，虚羸少气，气逆欲吐，竹叶石膏汤主之。

竹叶二把　石膏一斤　半夏半升（洗）　麦门冬一升（去心）　人参二两　甘草二两（炙）　粳米半斤

上七味，以水一斗，煮取六升，去滓。内粳米，煮米熟，汤成去米，温服一升，日三服。

（二）经方功效

清热和胃，益气生津。

（三）经方释义

竹叶石膏汤主治热病后期，余热未清，气津两伤，胃气不和之证。热病后期，余热留恋气分，故见身热而汗出不解、脉数；余热扰心，故心胸烦闷；口干、舌红少苔是阴液亏虚之兆；神疲少气、脉虚是气虚之征；邪热内扰，胃失和降，故见气逆欲呕。阴液经血不足，形体失养，故虚弱而消瘦。方中重用石膏，清透气分余热，除烦止渴。石膏善清肺胃之热，使热去而不伤阴。竹叶引热下行，使心火由小便排出。麦冬甘寒质润，养阴润燥，兼清肺胃之热，半夏和胃降逆止呕。人参、甘草、粳米补益中气。诸药合用，共奏清胃降逆、益气生津之功。全方清热与益气养阴并用，祛邪扶正兼顾，清而不寒，补而不滞，实为清补两顾之良方，使热清烦除，气津得复，诸症自愈，诚如《医宗金鉴》所言"以大寒之剂，易为清补之方"。

（四）经方治痹

1. 干燥综合征 孟庆一[1]在治疗原发性干燥综合征时，强调以养阴生津、清热润燥为主。自拟竹叶石膏汤加减方：人参、沙参、麦冬、粳米、五味子、竹叶、石膏、甘草、生地黄、大青叶等。辨证加减：明显大便干结者，辅以火麻仁15g；外周关节僵痛者，辅以海桐皮15g、防风12g；肢体麻木者，辅以穿山龙20g、全蝎9g。方中以人参、沙参为君，人参配麦冬、粳米甘缓补脾而生津；沙参配五味子清热养阴，益气生津；佐以淡竹叶、石膏、甘草辛甘发散而除热；生地黄、大青叶清热凉血；诸药合用，共奏益气和胃、健脾补中、清热生津之功效。

2. 痛风 患者，男，38岁。双足第1跖趾关节反复肿痛2年，复发6小时。既往有痛风病史，屡治屡发，此次前晚劳累及喝啤酒后出现双足第1跖趾关节红肿热痛，屈伸困难，行走受限，凌晨症状更甚，形体偏胖，口干黏，纳可，二便调，舌黯红，苔黄厚根腻，脉滑数。证属湿热证。治以益气清热，健脾利湿。方用竹叶石膏汤加减：竹叶15g，生石膏60g，党参15g，麦冬12g，法半夏12g，炙甘草9g，粳米30g，金钱草24g，秦艽18g，川牛膝15g，鸡内金18g。3剂后双足红肿热痛明显好转，可行走，口淡不渴，苔黄。再服5剂后症状消除。

田君明[2]认为痛风急性期多为湿热蕴结，恢复期多为湿寒阻络。竹叶石膏汤用于治疗热病夹湿、湿热俱重的证候，因其清热益气力强，化湿利水力弱，宜在湿热并重时使用。若湿重热轻，可酌加化湿利湿药，如土茯苓、萆薢、赤小豆、茯苓、蚕沙等；若有痛风结石，则宜酌加金钱草，以清下焦膀胱湿热；若见不思饮食，则可配伍鸡内金，以加强脾胃的运化功能，同时兼有通淋化石的作用，使痛风结石化而从小便去；亦可配伍秦艽，以祛风湿，止痹痛，清虚热，利湿退黄；可配伍川牛膝，以活血化瘀，利尿通淋，补肝肾，强筋骨，引血下行，具有引经药的作用，使药力直达病所。重用石膏，一般用量在45~120g。根据病情加减竹叶石膏汤，能在短期内控制痛风急性期的红肿热痛症状。

吴生元认为"脾虚湿盛，湿热蕴结"是痛风性关节炎发病的基本病机，以"健脾渗湿，清热养阴"为基本治疗法则，拟加味竹叶石膏汤治疗本病。组方为：淡竹叶12g，生石膏30g，南沙参、薏苡仁、土茯苓各15g，麦冬、知母各9g，法半夏、大枣、甘草各6g。徐翔峰[3]验之于临床80例急性痛风性关节炎患者，疗效显著。

3. 成人斯蒂尔病 赵敏[4]运用竹叶石膏汤治疗气阴两虚兼湿热痹阻型的成人斯蒂尔病患者取得较好疗效。其临床表现为：热势渐缓但低热持续不退,五心烦热,两颧潮红,盗汗,身疲乏力,皮疹隐隐未净,关节酸痛而胀,夜间尤甚,口干溲赤,舌质嫩红或兼瘀斑,苔薄白或薄黄而干,脉细。治以竹叶石膏汤加减:竹叶 12g,生石膏 20g,薏苡仁 30g,党参 10g,麦冬 10g,法半夏 9g,炙甘草 6g,青蒿 20g,炙鳖甲 15g,知母 10g,地骨皮 20g,牡丹皮 12g,半枝莲 15g。该方由竹叶石膏汤与青蒿鳖甲汤加减而成,方中青蒿辛寒,清热透络,引邪外出;竹叶辛甘,清热泻火,除烦生津,二者共为君药。鳖甲咸寒以滋阴退热,入络搜邪,与青蒿配伍,实为一出一入之妙;石膏辛寒以清热泻火,除烦止渴,薏苡仁甘淡以健脾渗湿,清热、除痹;半枝莲之辛甘淡以清热解毒,利水消肿,四者共为臣药。地骨皮、知母之甘寒以清热泻火,牡丹皮苦寒,配青蒿内清血中伏热,外透伏阴之邪,党参甘平以益气生津,半夏甘寒以降逆止呕,共为佐药。甘草、麦冬味甘以益气养阴调和诸药,共为使药。诸药合用,清热、透邪、益气、养阴四者并施。青蒿鳖甲汤养阴透热,竹叶石膏汤益气生津,又加入清热除痹之品而达治疗之效。

(五)经方体悟

竹叶石膏汤本为治疗气阴两伤之方,现也多用于治疗痹证,特别适合于罹病日久、反复发作的患者。病程初期,患者感受风寒湿之邪,故多用祛风除湿之药,如羌活、细辛等温燥之品。病程迁延日久,风湿之邪郁而化热,加之过服辛温之品,患者多形体消瘦,少气懒言,舌红苔少,脉数,一派气阴两虚之象。此时余邪未尽,虚热缠绵,仍可见关节疼痛,虽痛势不剧,但烦痛不已,甚至可见低热不退的现象。临床该方常用于类风湿关节炎及干燥综合征等风湿病的治疗。由于这类疾病顽固难愈,疾病后期的治疗,不仅需要祛风湿通经络,更要注重兼顾益气生津,匡扶正气,竹叶石膏汤就是一张祛邪与扶正并重的良方,适合疾病后期调理。方中重用竹叶和石膏以清解余热,人参配麦冬益气养阴,半夏和降胃气。石膏乃甘寒清热之品,有除烦清热之功。但石膏性寒,大剂量服用,部分患者会出现胃中不舒、食纳不佳等现象,宜减其量,并加麦芽、谷芽、生山楂,这样可顾护胃气,清热而不伤胃。方中粳米虽为日常之品,但不可忽视,可顾护中焦,扶胃气于无形,亦可用张锡纯的经验,用山药代替。久病兼有阴虚的患者,在该方的基础上,酌加太子参、地骨皮、秦艽、青蒿、知母等养阴不敛邪之品。舒经活络药物,宜选温润不燥的桑枝、鸡血藤等,不宜选用辛香燥烈的苍术、羌活等。

（六）经方验案

患者，女，68 岁。因口干眼干 3 年加重 2 月就诊。患者近 3 年出现口干，症状逐渐加重，唾液减少，吞咽干饭及馒头均较为困难，必须饮水方能帮助下咽。患者牙齿先后出现龋齿，继而脱落，初起认为是年老正常脱牙，后因脱落较多而引起重视。眼部干涩，视物昏花，眼泪减少，常常欲哭无泪。患者形体瘦削，少气乏力，时感咽干，喜冷饮，心烦，大便干，小便正常。纳食较少，夜寐欠安。查体：舌红绛苔少，脉细数。诊断：燥痹（气阴两伤）。处方：淡竹叶 10g，生石膏 15g，太子参 15g，麦门冬 15g，北沙参 15g，五味子 10g，制半夏 6g，山药 10g，炙甘草 6g。患者服用半月，自觉口干眼干有所缓解，精神好转，大便正常，夜寐安宁，心烦减轻。以该方为基础加减，患者前后服用 3 月，症状大为好转，正常生活。

参 考 文 献

［1］孟庆一，肖瑞崇，李东书 . 竹叶石膏汤加减方治疗原发性干燥综合征疗效观察［J］. 光明中医，2017，32（10）：1424-1426.

［2］田君明，蓝天莹 . 竹叶石膏汤加减治疗痛风急性期体会［J］. 中国中医急症，2011，20（10）：1642.

［3］徐翔峰，彭江云，李具宝，等 . 加味竹叶石膏汤治疗急性痛风性关节炎临床研究［J］. 浙江中医杂志，2012，47（3）：177-179.

［4］赵敏，唐先平 . 青竹汤对气阴两虚，湿热痹阻型成人 Still 病血清皮质醇水平的影响［J］. 中国实验方剂学杂志，2016，22（7）：204-207.

二、白虎加桂枝汤

（一）经方原文

《金匮要略·疟病脉证并治》

温疟者，其脉如平，身无寒但热，骨节疼烦，时呕，白虎加桂枝汤主之。

知母六两　甘草二两（炙）　石膏一斤　粳米二合　桂枝（去皮）三两

上剉，每五钱，水一盏半，煎至八分，去滓，温服，汗出愈。

（二）经方功效

解表清热,生津止呕。

（三）经方释义

白虎加桂枝汤为治疗温疟之方。多由外感风寒、入里化热所致。邪气犯胃,有呕吐之里证,兼有骨节疼烦之表证。由方测证,亦有脉大、汗出、烦渴欲饮水之白虎证。方中重用石膏,主入肺胃气分,善清阳明气分大热;知母苦寒质润,既助石膏清肺胃之热,又滋阴润燥;粳米、炙甘草益胃生津,亦防止大寒之品伤中之弊;加桂枝引领石膏、知母上行至肺,从卫分泄热,使邪之郁于表者,顷刻而愈矣。

（四）经方治痹

1. 风湿热　患者,女,14 岁。主诉:发热 1 周,两踝关节红肿灼热而来诊。症见:两踝关节及两腕关节红肿,触痛不可近,咽喉痛,扁桃体充血肿大,汗出,舌红少津,苔薄腻,脉滑数有力。体温 38.1℃,表情痛苦,背负上楼,不能自行走路。综上分析,证系热蕴于内,复感外邪,两热合邪,壅阻经络,邪气盛,病势急。阳胜则热,热胜则痛,故关节红肿灼痛;邪热炽盛,表里俱热则迫津外出,高热不解。诊为风湿热痹。治法:清热除湿,疏风通络,采取白虎加桂枝汤化裁,处方:生石膏(先煎)50g,知母 15g,甘草 10g,桂枝 7.5g,忍冬藤 50g,赤芍 10g,苍术 15g,黄柏 10g,葛根 20g,连翘 25g,防己 10g,射干 10g。连服 5 剂,热势减退,体温 37.2℃,咽痛好转,两手腕、两踝关节红肿消减,灼热减轻,全身症状改善,动作自如,自己上楼应诊,仍宗前方连续服用 15 剂,患者发热咽痛消除,手腕及踝关节红肿消退,诸症稳定,症状消失而痊愈。

查玉明[1]认为热痹多由素体阳盛内热,复感外邪而致。热为邪郁,气不得通,邪从热化,瘀热互结,流注关节,故痛处灼热,屈伸不利,甚则不能活动。其发病急,邪热炽盛,多伴有发热。"热者清之",治以辛寒清热、甘寒养液生津法,取白虎汤退邪热,清泄阳明独胜之热。其性寒凉,解肌清热之力强,但恐有凝血滞邪之弊,故配伍桂枝和营、温通血脉为向导,引邪外出也;加忍冬藤、连翘、赤芍增强清热解毒之力;二妙清热除湿;防己善能祛风湿止痛;射干清热利咽,葛根解热生津。全方药简力专,故取效显著。

2. 类风湿关节炎　患者,女,53 岁。患者双膝关节疼痛 1 个月余,1 个月前出现右手关节肿痛,伴发热,在外院确诊为类风湿关节炎。近1周左手关节出现肿痛,局部发热,双肩、膝痛,晨僵,口干,纳可,寐欠安,二便调。苔黄腻,脉弦。双手1~3近端指间关节压痛。诊断为痹证(湿热闭阻证)。治宜清热除湿,通络止痛。处方:石膏30g,知母10g,桂枝10g,白芍30g,防风10g,麻黄6g,秦艽15g,生地黄30g,片姜黄10g,薏苡仁30g,苍术15g,土茯苓30g,青风藤15g,全蝎3g,炙甘草3g。二诊时,患者疼痛改善,关节肿胀有所减轻,局部烫感消失,现偶有胃脘部不适,双腕及掌指关节游走性疼痛,纳寐可,大便偶不成形,原方石膏改为20g,加白术10g。

汪悦[2]观察到湿热痹阻证的类风湿关节炎患者,常表现为关节的红肿热痛,可兼有体温升高,不恶寒,肢体自觉重着,舌红,苔黄腻,热象较为明显。故以石膏清解湿热,同时患者也有关节疼痛的症状,所以选用桂枝温经通脉。此方虽加桂枝,但凉性仍大,中病即止,非久服之方。

3. 强直性脊柱炎 患者,男,11岁。右膝、髋关节疼痛、视力下降2年。高热,诸节肿痛1周。前年9月无明显原因出现身低热、视力下降,右膝、髋关节僵痛,跛行。诊断为强直性脊柱炎,服壮督蠲痹类中药3个月,症状消失。未配合巩固治疗,1周前因野外露宿,次日发热38℃,汗出,全身多关节痛明显,髋、膝关节尤甚。手足关节肿胀,局部灼热,口渴多饮冷。目赤,视力模糊。其父患该病已腰脊强直。检查:腕及膝、踝关节肿胀明显,局部灼热,皮色红,关节屈伸不利,下蹲受限,弯腰双手尖距地15cm。唇红,舌质淡红,苔薄黄。脉浮数。诊断:肾痹(强直性脊柱炎)。患者禀赋素虚,感受风湿热邪,邪热痹络,热在气分。治以清热宣痹,处方:生石膏90g,知母20g,忍冬藤30g,桂枝12g,透骨草30g,萆薢30g,薏苡仁12g,木瓜12g,龙胆草12g,厚朴12g,甘草6g。二诊时,患者身热、目赤、口渴、关节肿痛明显减轻,减石膏为45g,加桑寄生30g、钻地风20g,继服6剂。三诊时,患者发热肿痛若失,关节活动较便利,双手尖弯腰时距地5cm。腰、髋尚僵痛。停汤剂,改服虎潜丸巩固疗效。

娄多峰[3]认为强直性脊柱炎以督脉循经部位为病变重点,督脉注入目。由于督脉邪热偏胜,循经灼目,或督脉亏虚,阳气阴精不达于目,皆可引起目疾。所以治疗强直性脊柱炎,应时刻注意清肝明目,或滋水明目。若该病湿热证突出者注意加龙胆草;风热胜加菊花;肝肾阴虚加枸杞子等。

4. 热痹 患者,男,39岁。2周以来,发热(体温38.2℃)汗出,全身困痛,尤以膝关节游走性疼痛,灼热红肿,难以屈伸,活动时尤甚,舌质偏红,苔薄白,脉洪数,投以白虎加桂枝汤。石膏30g(先煎),知母9g,桂枝9g,甘草6g。服药

5剂后,患者热退,关节疼痛减轻,续服三妙丸(苍术、黄柏、牛膝)而愈。

姜春华[4]辨证本案为热痹。多因风寒湿邪侵袭经络,郁而化热所致,一般发病较急,除关节灼热肿痛外,尚有明显热象。本案热重于湿,故先用白虎加桂枝汤清热泻火为主,佐以疏风解表。待热退痛减,再服三妙丸清热燥湿,以治湿热下注,终获痊愈。

(五)经方体悟

白虎加桂枝汤本为治疗温疟之方,对于风湿痹病急性发作伴有关节红肿热痛者具有较好疗效。患者多感受风寒之邪,寒从热化;或感受热邪,邪热痹阻经络,阻滞气血运行,表现为关节的肿热疼痛,口渴喜饮,骨节疼烦,同时可伴有局部畏寒、怕风等症,舌红苔黄腻,脉象多滑数或洪大。正如《金匮翼》所说:"脏腑经络先有蓄热,而复于风寒湿客之,热为寒郁,气不得通,久之寒亦化热,则痹翕然而闷也。"白虎加桂枝汤是治疗热痹的有效方剂,方中重用石膏、知母为君,清气分之热邪。石膏性虽寒凉,但颇具有辛透之性,可透邪外出,力折热邪。对于热邪偏重者,可加大剂量使用,重剂方可起沉疴,张锡纯使用石膏的经验弥足珍贵,临床大可借鉴参考,用以治疗热痹重疾。甘草和粳米顾护胃气。方中桂枝通营泄卫,配伍于白虎汤中,可谓点睛之笔,尤其适合治疗痹病。张介宾《景岳全书》中曰:"(痹)热多者是阳证,无热者是阴证,然痹本阴邪,故惟寒者多而热者少也。"故在治疗关节肿热疼痛时,虽以热痹为主要表现,但不可忽略"痹本阴邪"的本质,予以桂枝温通经络,逐散阴痹,标本兼治,共奏解表清热、通经止痛之功效。唐容川在《金匮要略浅注补正》中亦言"身无寒但热,为白虎汤之主证。加桂枝者,以有骨烦痛证,则有伏寒在于筋节,故用桂枝逐之也"。桂枝还有温经通络之效。根据王清任"痹证有瘀血"说,运用本方治痹时,可酌加活血通络之品提高疗效,以药性偏寒凉的虫类药如地龙之属较为合适。热痹急性期治疗当以清热祛邪为主,热毒炽盛者,可酌加金银花、连翘、水牛角等,慎用羌活、独活等辛燥之品,以免耗伤阴液。白虎加桂枝汤适合痹病急性发作期的治疗,起效快,疗效显著,但是此时尤需注意,切不可在关节肿痛减轻后就停用本方,须复查血沉及C反应蛋白,这些指标下降至正常范围或接近正常值,方可改用其他相关方剂治疗,否则容易导致关节肿痛复发。

(六)经方验案

患者,女,38岁。反复发作关节肿热疼痛3年。患者3年前,出现突发性关节肿痛,每次发作1个关节,发作部位不定,发作前均无明显诱因。每次发作关节疼痛均较迅速,很快到达疾病高点,一般1~2天自行突然缓解,无后遗关节肿胀及疼痛,关节无变形。外院予以实验室检查,除急性发作期C反应蛋白、红细胞沉降率升高外,风湿病的相关抗体检测均为阴性。每年发作3~5次。近1年来,发作较为频繁,每月发作1~2次,均可自行缓解。舌红苔白,脉洪滑。诊断:西医:复发性风湿病;中医:热痹(风湿热郁)。处方:生石膏30g,知母10g,桂枝10g,山药10g,穿山龙50g,青风藤10g,活血藤10g,忍冬藤30g,地龙10g,泽兰10g,甘草5g。服用半月后,改用健脾清热除湿方调理3月余,患者关节肿痛发作频率显著减少。

参 考 文 献

[1] 尹远平,查杰.中国百年百名中医临床家丛书·查玉明[M].北京:中国中医药出版社,2003:92-94.

[2] 马顾全,刘晏,汪悦.汪悦教授运用经方治疗类风湿关节炎经验撷萃[J].风湿病与关节炎,2016,5(7):30-33.

[3] 娄高峰,娄玉钤,娄万峰.娄多峰论治痹病精华[M].天津:天津科技翻译出版公司,1994:203-205.

[4] 姜春华,戴克敏.姜春华经方发挥与应用[M].北京:中国中医药出版社,2012:120-121.

第七章 四逆汤类方

四 逆 汤

（一）经方原文

《伤寒论·辨霍乱病脉证并治》

既吐且利，小便复利，而大汗出，下利清谷，内寒外热，脉微欲绝者，四逆汤主之。（389）

甘草二两（炙） 干姜一两半 附子一枚（生，去皮，破八片）

上三味，以水三升，煮取一升二合，去滓，分温再服。强人可大附子一枚，干姜三两。

（二）经方功效

回阳救逆。

（三）经方释义

四逆汤为回阳救逆之方，以救少阴阳亡欲绝。从《伤寒论》经文归纳其适应范围大致为：直中阴经之真寒证；误汗、误下后阳衰阴盛之证；太少两感而里证重者；太阴虚寒波及少阴者。费伯雄批注"四逆汤为四肢厥冷而设，仲景立此方治伤寒之少阴证，若太阴之腹痛、下利、完谷不化，厥阴之恶寒大汗、四肢厥冷者，亦宜之……"可谓提纲挈领，要言不烦。临床以四肢厥逆、神衰欲寐、面色苍白、脉微细为辨证要点。本方所治之证乃阴寒太盛、阳气大虚所致。少阴心肾阳虚不能温煦，阴寒充斥，故手足厥逆，恶寒蜷卧；寒气凝结不通，故腹痛；阳虚不能温煦，寒气乘虚充斥于下，故下利清谷；寒气上冲，故呕吐；阳虚不能气化水津上承，故口渴欲饮热水；心阳虚弱而不能温养神明，故精神萎靡，或心悸怔忡；舌淡苔薄白，脉微欲绝，均为阳虚阴寒之象。本方即甘草干姜汤与干姜附子汤的合方，主治少阴阴盛阳虚而四肢厥逆，故方名四逆。附子温肾回阳,干姜温中散寒,甘草调中补虚,合为回阳救逆之要方。附子与干姜同用,一温先天以生后天,一温后天以养先天,相须为用,相得益彰,温里回阳之力大增,是回阳救逆的常用组合。综观全方,药简力专,大辛大热,虽然药仅三味,既能温脾散寒,又能温肾回阳,故不论外感杂病,凡属脾肾阳虚寒盛者,皆可治以本方。

(四)经方治痹

1. 雷诺综合征 患者,女,29岁,患有雷诺综合征已2年。症见四肢逆冷,指端青紫,且伴手指麻木疼痛,四肢骨节酸楚,遇寒则甚。头晕胸闷,纳寐二便尚调。舌淡,脉细。辨为阳气亏虚,寒客经络。治以温经祛寒,养血通络。处方:黄芪18g,当归15g,桂枝9g,豨莶草20g,党参15g,北沙参15g,麦冬15g,五加皮15g,炮附子4.5g,干姜4.5g,白术9g,穿山甲12g,鸡血藤18g。患者坚持服药百余剂,症情大为改善。唯天冷仍有轻微症状,服药即能控制。

叶涤生[1]从中医辨证分析认为,雷诺综合征属阳气偏虚之病。盖阳气衰弱,经脉内寒,血液运行不畅,阳气不达四末,以致出现手足厥冷及肢体痹痛,必以温经散寒、养血通脉方治之,常用益气活血之品合四逆汤化裁。方中用党参、黄芪以振奋阳气;附子、干姜能温命门之火,与桂枝配合温经通脉;当归、鸡血藤养血活血;穿山甲、五加皮等药加强活血通络的作用;沙参、麦冬作为反佐,不仅滋阴养血,尚能制约辛温之性,且寓阴中求阳之意。

2. 骨关节炎 患者,女,66岁。诉劳累后四肢关节疼痛数年,加重半年。症见明显怕风怕凉,双手、双膝时有肿胀疼痛。四肢酸痛发沉,乏力倦怠,时有头颈胀痛,舌淡苔白,脉细。诊断为骨关节炎,中医辨证为脾肾阳虚。处方:黑附片15g(先煎),干姜6g,甘草10g,白芍30g,木瓜15g,熟地黄30g,防风10g,炒白术15g,全蝎5g,蜂房10g,威灵仙15g,地龙15g,葛根15g,藁本10g,骨碎补15g。服药7剂后,症状明显改善。

周乃玉[2]认为该患者年老体弱,肢体畏寒困倦发沉,为脾肾阳虚之证,当选用四逆汤加减为宜。

3. 系统性硬化症 患者,女,36岁。患者双手雷诺现象10年,面部四肢皮肤变硬6年,诊断为硬皮病。患者每逢秋冬季节则四肢皮肤冰冷,色紫,皮肤肌肉肿胀,僵硬,近年症情更剧,即使天气转热仍四肢不温,遇寒冷加重,四肢肘膝关节以下皮肤色黯变硬,纳差便溏,时易腹泻,平素易感,舌苔薄腻,质淡胖稍黯,脉沉细。时近暑天,患者仍厚衣、戴手套,神情倦怠,四肢扪之湿冷,肌肤皮纹消失。患者属阳气不足之体,遇寒则血凝于四末,经脉运行失畅,故见手足逆冷;中虚脏寒,则便溏神倦;脾阳不足,皮脉寒凝,则成皮痹之病。治当温阳散寒,活血通脉。处方:干姜9g,制川乌30g,炙甘草6g,黄芪15g,淫羊藿15g,仙茅20g,地龙15g,川芎9g,红花10g,当归12g,煨木香9g,炒白芍15g。服上方14剂后,患者自觉诸症减轻,再予原方加减服用近2个月,四肢手足得温,大便已成形,四肢皮肤稍软而转服西药,后因天气转寒,雷诺征又趋明显,伴四肢水肿,面部虚浮,腰酸怕冷,四肢乏力,皮肤黯褐,触之僵硬,偶有心悸胸闷,大便稀溏,时伴腹痛,纳差神疲,舌紫黯,边齿痕,苔薄,脉沉细略结。陈氏认为患者仍为阳虚寒凝之证,只是寒象更显,此因阳虚日久累及肾阳,使全身阳气衰弱,故见全身性畏寒、心脾肾俱不足、水道不利之象。治疗在前方基础上合用真武汤,以温通表寒,温振肾阳,兼以利水活血。处方:熟附块30g,干姜12g,炙甘草18g,黄芪30g,猪茯苓各30g,桂枝9g,红花10g,白芍60g,泽兰、泽泻各15g,地龙30g,蜈蚣2条,细辛9g,莪术30g,当归12g,鹿角15g,淫羊藿30g,巴戟天30g,白术12g,车前草30g,王不留行15g。7剂之后,患者怕冷已减,心悸胸闷消失,大便成形,上方加减再服用3个月,肢肿渐退,两手雷诺现象明显好转,安然过冬。

陈湘君[3]认为病者先天阳气不足,不能温于四末,久之脉络瘀阻,寒凝之后血滞更甚,乃发为肢端青紫之症,久成皮痹。一诊以通脉四逆汤方而起效,但停药过久,复归原状,乃体质使然。日久累及真阳、命门之火衰,而见畏寒怕冷、肢肿面浮、腰酸心悸之象。陈氏再以通脉四逆汤合真武汤应手起效。二次所处之方均以大辛大热之姜、附温经散寒通阳。不同之处,初诊邪以肌表为主,附子选用走肌表兼祛寒湿之制川乌,第二诊则因肾阳虚日重,改用直趋肾脏之熟附块,并辅以鹿角、淫羊藿、巴戟天、肉苁蓉之类温补命门之火;地龙、蜈蚣等虫类药配合红花、当归、莪术、王不留行以搜剔经络,破血散瘀;合真武汤旨在温肾利水;此外更佐以养血益气之黄芪、当归、白芍及利水消肿之车前草、猪苓等,使标本兼顾,而祛寒温阳为先,既治所见之症,更治致病之源,方为正治。

4. 血栓闭塞性脉管炎 患者,男,45岁。自述患血栓闭塞性脉管炎2年余。症见:面色晦黯,肢体困乏,手足冰冷,足色苍白,趾甲增厚,毛发脱落,腓肠肌萎缩挛紧,行走跛行,饮食不佳,便溏溲淋,舌质紫,苔白腻,脉沉滑。脉症相参,唐祖宣[4]认为此为肾阳不足,寒湿内侵,经络不畅,气滞血瘀。治宜温阳补肾,祛寒理湿,通经活络,活血化瘀。投四逆汤加味,处方:熟附片(先煎)90g,金银花、干姜、炒薏苡仁各60g,酒当归、粉甘草、生黄芪、紫丹参各30g。

服方 8 剂,诸症皆轻。药已中的,前方加减续服,如此调治 3 月,诸症悉除,1年后追访良好。

5. 产后痹 患者,女,25 岁。症见历节疼痛,腰膝痛楚,足踝肿胀,按之凹陷,伴见咽痛。患者于 1 月半前顺产一男婴,满月后沐浴,随之出现以上症状。证属产后气血不足,复感外邪,肺失宣降,风寒湿痹阻,日久蕴热。治以清热宣肺,祛邪通络。方用:附片 6g,鲜生姜 3 片,炙甘草 3g,防风 6g,防己 6g,当归 12g,川芎 6g,细辛 3g,片姜黄 9g,桂枝 6g,服用 12 剂,患者病愈上班。

风寒湿邪多乘产后气血之虚侵袭人体,病状多较严重,可见周身关节疼痛,宛如锥刺,屈伸不利,或痛无定处,剧烈难忍,或肢体肿胀麻木重着,步履艰难,遇寒加重,得热则舒,舌淡,苔薄白,脉细缓。治宜养血祛风,散寒除湿。路志正[5]指出产后用药不能偏寒偏热,寒则冰伏血瘀,热则伤津动血,宜选性平之药,调补气血为先。重视脾胃,脾胃强健则五脏六腑俱旺,气血充足则筋脉关节得养。产褥期及产后期(30 天以上)者为两个病理阶段,前者以虚为主,治当大补元气,养气血,荣经络,药选功专力宏之品;后者以脉络不通为主,治宜侧重化瘀通络,选活血养血、祛瘀通络之品。

6. 痛痹 患者,女,年三十余,某年 9 月,患风湿痹证,右手关节疼痛发麻,自觉骨间灼热,但又见寒生畏。病已十余日,曾服四逆汤加白术、当归等剂,未效,疼痛忽轻忽重,固着肩肘,痛甚不休。审其病情,查其方药,吴佩衡[6]认为此乃风寒湿邪杂合而至,阻遏经脉,阳不足以运行通利关节,不通则痛。虽应用姜附之辛温以化散寒湿,然杂以归术之壅补滋腻,犹如闭门捉寇,遂使邪气难化。因照前方去归、术加入桂枝、细辛、茯苓治之,一剂显效,二剂霍然。处方:附片 60g,干姜 15g,桂枝 24g,细辛 5g,茯苓 24g,甘草 10g。

(五) 经方体悟

四逆汤所治之证为阴寒弥漫、阳气欲脱的重症。四肢厥逆,无热恶寒,神疲困倦而蜷卧,下利清谷,脉沉微细,皆为亡阳之证。方中生附子以回阳于垂绝,伍干姜以起危于顷刻,非此等大剂难以担救阳之功。本方用于痹病的治疗亦有佳效。由于阴寒内盛,寒主收引,筋脉挛急,故见四肢拘急疼痛;肾阳衰微,无以温煦,故四肢厥逆,小便清长。运用本方治疗痹病时,需抓住阳虚阴盛的病机,肢节厥逆、拘急疼痛和脉微细无力的脉证特点。运用四逆汤治疗痹病时,多采用炮附子而不是生附子。因为生用附子多用于虚脱急救,炮附子则适用于温经散寒止痛的治疗。由于该方药味较少,痹病多虚实寒热错杂,故临床中常常配伍其他方剂,以扩大其治疗范围。乌附麻辛桂姜汤即是由四逆汤加味而成的一个著名方剂,由川乌、附子、麻黄、细辛、桂枝、干姜、甘草、蜂蜜组成,可温经散寒,祛风除湿,是治疗重症风寒湿痹的有效方剂。如配伍苓芍甘草、地黄泽泻,则有温煦肾阳、补虚祛邪之功。四逆汤合独活寄生汤治疗风寒湿痹证有较好的疗效,尤其对风寒湿痹证日久不愈而兼体虚的腰腿痛患者更为适合,可改善腰以下冷痛麻木等症状。四逆汤能培补下焦元阳,真火充足,留滞于经络之邪自无立足之地,可标本兼治。本方对于把握附子的适应证是安全使用四逆汤的前提,对于确属阴盛阳虚的患者,长时间大量使用附子并无明显的不良反应。对于非附子的适应证,即使小剂量的附子,可能也会导致严重的反应,契合"有病则病受之,无病则人受之""有故无殒"之意。

(六) 经方验案

患者,女,51岁。因右侧肩关节疼痛活动受限5个月就诊。患者近5个月来,逐渐出现右侧肩关节疼痛,关节活动受限,症状逐渐加重。肩关节畏寒,夜间疼痛较甚,活动范围日渐缩小。平日畏风寒,着衣较常人为多,性格易焦虑,善叹息。舌淡红,苔薄白,脉沉。西医诊断:肩关节周围炎。中医诊断:肩凝症(阳虚寒凝,气滞血瘀)。予以四逆汤合血府逐瘀汤治疗,处方:炮附片10g(先煎),干姜10g,柴胡10g,枳壳10g,桃仁10g,红花10g,当归15g,白芍10g,川芎10g,熟地黄10g,桔梗6g,川牛膝10g,香附15g,鸡血藤30g,羌活10g,防风10g,蜈蚣2条,炙甘草10g。以此为基础方加减治疗2个月,患者疼痛基本缓解,关节活动受限明显改善,夜间无疼痛,畏寒减轻。

参 考 文 献

[1] 桂美华.叶涤生运用温阳法的经验[J].江苏中医,1996,17(5):6-7.

[2] 张秦.周乃玉教授治疗风湿病经方验案分析[J].风湿病与关节炎,2013,2(12):44-49.

[3] 顾军花.陈湘君运用通脉四逆汤治疗雷诺氏征的经验[J].中医文献杂志,2004,22(3):44-45.

[4] 李华安.唐祖宣运用四逆汤临证拾粹[J].新中医,1990,22(5):9.

[5] 王九一,赵秀勤.路志正治疗产后痹病的经验[J].北京中医,1992,11(5):4-5.

[6] 吴佩衡.吴佩衡医案[M].昆明:云南人民出版社,1979:95-96.

第八章 抵当汤类方

桃核承气汤

（一）经方原文

《伤寒论·辨太阳病脉证并治》（106）

太阳病不解，热结膀胱，其人如狂，血自下，下者愈。其外不解者，尚未可攻，当先解其外。外解已，但少腹急结者，乃可攻之，宜桃核承气汤。

桃仁五十个（去皮尖） 大黄四两 桂枝二两（去皮） 甘草二两（炙） 芒硝二两

上五味，以水七升，煮取二升半，去滓，内芒硝，更上火，微沸下火。先食温服五合，日三服。当微利。

（二）经方功效

活血逐瘀，泻热导下。

（三）经方释义

历代医家认为桃核承气汤证属瘀热互结下焦，治当因势利导，逐瘀泻热，以祛除下焦之蓄血。方中桃仁苦甘平，活血破瘀；大黄苦寒，下瘀泻热。二者合用，瘀热并治，共为君药。芒硝咸苦寒，泻热软坚，助大黄下瘀泻热；桂枝辛甘温，不在疏表，而在温经通脉，邹澍说"桂枝行瘀"，杨时恭说"能祛下焦蓄血"。故桂枝既助桃仁活血祛瘀，又防硝黄寒凉凝血之弊，共为臣药。桂枝与硝黄同用，相反相成，桂枝得硝黄则温通而不助热；硝黄得桂枝则寒下又不凉遏。硝黄与桃仁并用，重在活血化瘀，泻热解结，而不在于通利大便，故方中芒硝用量较调胃承气汤为轻。炙甘草护胃安中，缓诸药之峻烈，顾护正气，为佐使药。

（四）经方治痹

1. 痛风　患者,男,54 岁。主诉右足底剧痛 1 天。患者 1 天前因食羊肉泡馍致夜间突然右足第一跖趾关节剧烈疼痛,伴头痛,失眠,全身不适。有痛风病史 3 年,高血压、高脂血症病史 1 年余。检查:体胖,舌质红,苔黄腻,脉弦数。右足第一跖趾关节红肿灼热,有 3 个痛风石。查血尿酸 836μmol/L,血沉 38mm/h。中医诊断:热痹。治以逐瘀泻浊,用桃核承气汤加减:桃仁、厚朴、枳壳各 9g,红花、全蝎各 6g,蜈蚣 1 条,生大黄(后下)10g,茯苓 30g,连服 3 剂。患者服第 1 次药后 30 分钟左右,感恶心,腹部不适,呕吐 1 次,腹泻 2 次,而后足痛明显缓解。服第 2 次药后,无呕吐症状,腹泻 2 次,次日足痛基本消失。第 3 剂药后,除每天大便 2~3 次外,患者无不良反应,足痛全消。后以痛风宁(姜黄 30g,制川乌(先煎)、炙甘草、威灵仙、羌活、独活、延胡索各 15g,白芍 20g)5 剂,嘱患者浴足 10 天,每天浴 2 次。

朱遵贤[1]运用桃核承气汤逐瘀泻浊治疗痛风性关节炎急性期疗效满意,一般 2~3 剂可缓解症状。继用自拟痛风宁煎汁外洗,每天浴 2~3 次,每次半小时,一般浴 1~2 周。痛风性关节炎以疼痛为主要表现,痛有定处,固定不移,且有结块,属瘀血之征。本病发生多因恣食肥腻引起,病机以食浊凝滞、阻塞血脉为主。故选桃核承气汤逐瘀泻浊,治病求本。又由于本病发生多在关节经络,所以加全蝎、蜈蚣入络搜剔。诸药合用,食浊随泻而下,经脉随下而通,疼痛、结块随通而去,故收良效。因为本病易受风寒引发,所以当食浊瘀血随泻而下后,再以痛风宁汤剂外洗养血散寒,温通经络,杜绝疾病诱发之源。

2. 腰椎间盘突出症　患者,男,49 岁。5 年前患者曾扭伤腰部,疼痛一直未除,每遇劳累或天冷下雨,则左腰拘急疼痛,有灼热感,站立时全靠右下肢支撑,左足跟不能落地,睡时身转健侧,左腿不能受压。3 天前因注射青霉素引起左臀局部肿痛,沿大腿后侧向腘窝放射至小腿。足心灼热,足背外侧及足底发麻,腰腿皆胀,口苦咽干,大便不爽。服西药止痛消炎及中药祛风湿无效。舌黯红边有瘀点,苔黄而燥,脉弦紧。证属太阳腑证,瘀血内搏,经络滞而不通。治以活血化瘀,处方以桃核承气汤:桃仁 15g,大黄、桂枝、牡丹皮、忍冬藤、芒硝(冲服)各 10g,甘草 6g。服药 3 剂,患者大便日解 5~6 次,腰痛明显减轻,足麻灼热好转。再以原方去芒硝,大黄减为 6g,加当归、白芍各 12g 以和营养血,服 10 剂,左腿能站立步行。继以舒筋活络之品调治数日,症状完全消除。

桃核承气汤适用于伤寒太阳病不解,邪热随经入里、血与热结的腑实证。

王吉根[2]认为临床凡是有少腹硬,腰背拘急或刺痛,下肢麻木,局部灼热,舌紫黯,苔黄少津,脉沉紧或弦涩,审是太阳膀胱腑证,不必拘于"其人如狂",可大胆使用桃核承气汤。本例借用"泻腑通经"之法,取芒硝、大黄通便散结,桃仁、牡丹皮、忍冬藤凉血清热,桂枝通经脉,行血气,导滞通络。

3. 动脉闭塞性血管炎 患者,男,53 岁。主诉右大腿疼痛间歇性跛行 5天。现症见:右下肢及臀部疼痛,不走路时腰腿部疼痛比较轻微,行走时或上楼梯则下肢酸胀疼痛加重,常出现间歇性跛行,患处发凉、压痛、麻木,感觉异常,大便秘结,舌质淡红,左舌边有些瘀点,舌苔薄白,脉弦涩。中医诊为脉痹,证属脉络痹阻,气血不通。治以破血祛瘀,缓急止痛,方用桃核承气汤合芍药甘草汤化裁:桃仁、大黄(后下)各 12g,芍药 40g,延胡索 30g,当归、木瓜、牛膝、桑寄生各 15g,红花、川芎、桂枝各 9g,芒硝(冲服)、炙甘草各 6g。服药 3 剂后症状减轻,照原方去大黄、芒硝,木瓜改为 30g,再服 7 剂后诸症渐缓。

温桂荣[3]认为本病多由气虚血滞所致,治宜破血祛瘀,缓急止痛,桃核承气汤合芍药甘草汤化裁。方中桃仁与桂枝、大黄合用,桃仁主瘀血,血闭,由于桃仁善于逐瘀血而止痛,临床上多用于瘀血凝滞所引起的风湿痹痛或一切痛症。桂枝祛风寒湿而利关节,由于桂枝善于调和营卫和温通血脉,肢体血滞疼痛等症尤为适宜。桂枝用量一般从 10g 开始,逐步递增,最多加至 30g,服至口干舌燥时,则将已用剂量略减 2~3g,续服以资巩固。若囿于常法,虽药已对症,但量小力弱,焉能收效。大黄调血脉,利关节。桃仁善入血分,既能破血祛瘀又能止痛,桂枝温通血脉,大黄推陈出新,走而不守,三药配伍合用,直达病所,瘀血和风寒湿并治,共建破血积、通经脉之功。桃核承气汤既能活血化瘀,又能疏通血管,使血行而不滞,还能缓解瘀血引起的麻木疼痛。患者除了右下肢及臀部疼痛之外,又有肢体麻木、患处发凉压痛等症,很明显是血栓形成,气血瘀滞,血流失畅,病情较重,必需加入红花、延胡索、川芎、当归身等活血化瘀才能收良效。考虑到患者年过半百,年纪渐大,肝肾逐渐亏虚,故于方中加木瓜、牛膝、桑寄生、伸筋草等滋补肝肾,强壮筋骨。用药考虑周详,恰中病机,故能逐渐向愈。

4. 热痹 王守满[4]运用桃核承气汤加减治疗热痹临床疗效满意。患者,男,40 岁。主诉:腕、膝、踝关节红肿灼热疼痛 1 个月余,发热 3 周,伴口干口渴,大便干结,小便短赤。体温 38.7℃,脉滑数,舌红苔黄腻,咽红,双侧腕、膝、踝关节红肿灼热。诊断:热痹(风湿热)。此乃湿热蕴脾,流注关节经脉,血行不畅,热壅血瘀为患。治宜清热除湿,化瘀通络。方用桃核承气汤加味:桂枝 20g,桃仁 15g,芒硝 10g(冲服),大黄 15g,甘草 15g,金银花 30g,连翘 15g,薏苡仁

40g,牛膝 20g。患者服 4 剂后,体温已降,关节肿疼减轻,大便已通,仍有口渴、尿赤等症,前方减芒硝。三诊时,患者关节红肿热痛明显减轻,舌苔黄腻,脉滑,前方减金银花、连翘,加滑石、蚕沙各 30g,守方续服 12 剂,临床症状消失。

(五)经方体悟

桃核承气汤为治疗瘀热互结、下焦蓄血证之方,具有逐瘀泻热的功效。本方临床可用于瘀热互结的痹证治疗,特别对病在下焦者较适宜,突出症状为"少腹急结,脉沉实而涩"。患者亦可见小便自利,神志如狂,甚则烦躁谵语,至夜发热,以及血瘀经闭、痛经等症。按照古人经验,病在胸膈以上者,应先进食后服药;病在心腹以下者,当先服药后进食。本方所治之病在下焦,当空腹服用药物。在治疗各种证型痹证中,可根据患者临床表现,以桃核承气汤为基础方进行加减。若无大便干结者减芒硝;瘀血刺痛在胁下者,可予柴胡、枳壳;跌仆损伤者,可加三七;关节疼甚加威灵仙、蜈蚣舒经通络止痛;气滞明显者加青皮、枳实。对于腰腹部疼痛,每逢阴雨寒冷痛势加重者,为体内有瘀血的征兆,本方治疗尤宜。

(六)经方验案

患者,男,35 岁。因腰部酸胀疼痛 3 日就诊。3 天前,患者搬运重物时,因姿势不当,导致腰部扭伤,腰部当时即不能活动,疼痛剧烈。患者平卧床上休息后,感疼痛稍有缓解。自行服用云南白药胶囊及外贴止痛膏,症状稍轻。刻下:患者腰部疼痛,尤以左侧明显,腹部拘急,下肢无牵掣放射疼痛。患者稍稍活动则疼痛加重。已经卧床 3 天,大便未行,腹部胀满拘急不适。纳少,小便正常。查体:舌黯红,苔白稍黄,脉沉涩有力。诊断:腰痹(血瘀阻络)。处方:桂枝 10g,桃仁 10g,芒硝 10g(冲服),熟大黄 10g,赤芍 10g,红花 10g,当归 15g,川芎 10g,川牛膝 15g,甘草 6g。服用 1 剂后,泻下臭秽结硬大便较多,腹部拘急感消失,腰痛减轻。服用 3 剂后,腰痛大减,二便饮食正常。继调理 3 天而愈。

参考文献

[1] 朱遵贤.桃核承气汤为主治疗痛风性关节炎 12 例[J].新中医,2002,34(7):64.

[2] 王吉根.经方辨治腰椎间盘突出症三则[J].安徽中医药大学学报,2001,20(3):32-33.

[3] 温桂荣.经方加减治疗腰腿痛 3 例心得[J].中华中医药杂志,2018,33(4),1415-1418.

[4] 王守满.桃核承气汤加减治疗热痹 13 例临床观察[J].国医论坛,1991,6(6):16.

第九章 芍药甘草汤类方

芍药甘草汤

（一）经方原文

《伤寒论·辨太阳病脉证并治》(29)

伤寒脉浮，自汗出，小便数，心烦，微恶寒，脚挛急，反与桂枝欲攻其表，此误也。得之便厥，咽中干，烦躁，吐逆者，作甘草干姜汤与之，以复其阳；若厥愈足温者，更作芍药甘草汤与之，其脚即伸；若胃气不和，谵语者，少与调胃承气汤；若重发汗，复加烧针者，四逆汤主之。

芍药甘草汤方

芍药 甘草（炙）各四两

上二味，以水三升，煮取一升五合，去滓，分温再服。

（二）经方功效

养血和阴，缓急止痛。

（三）经方释义

本条所述为虚人伤寒误汗，导致阴阳两虚的救治方法。其病可出现脚挛急、咽中干、烦躁、自汗出、脉浮等症状。如伤阴较甚，阴虚血少，筋脉失养，宜用养血和阴之芍药甘草汤治疗。方中虽仅两味药，但配伍严谨巧妙。白芍酸寒，养血和阴以柔筋；甘草甘平，缓急生津以和阳。酸甘合用，养血舒筋，筋脉得以濡养，故其脚胫当可伸展自如。

（四）经方治痹

1. 类风湿关节炎 患者，女，36岁。患类风湿关节炎10年。现症：双腕、指趾、踝关节肿大，疼痛灼热，右肘关节僵硬，不能屈伸，夜间痛热增剧，五心烦热,舌嫩红无苔,脉细数无力。询知患病之初,屡服祛风散寒除湿之剂及药酒不效,迁延至今。江尔逊[1]认为热药久服伤阴,湿热稽留亦伤阴,当先救其阴,再议治痹。予服大补阴丸(汤)10帖,烦热除,疼痛灼热减轻。改用柔润祛风、活血通络之剂专治其痹。讵料才服2帖,疼痛灼热复作如前。又数次更方,皆不中病。为探其底蕴,又投单味药试之:吞服延胡索粉3g,疼痛加重;吞服全蝎粉0.5g,疼痛尤剧。方知活血化瘀及虫类通络药物,均不堪用,然技亦穷矣。恍悟芍药甘草汤,缓急止痛效堪夸。乃予服芍药甘草汤(白芍20g,甘草15g)1帖,果然疼痛稍缓解。继用散剂:白芍500g,甘草250g,蛤蚧大者1对,共轧为细末,每次吞服10g,日3次。服至15日,疼痛灼热均止,但全身水肿。余知系甘草过多之弊,嘱其停药5日,水肿渐退。仍用上方,唯甘草减至125g,服法如前。连服3剂,病情稳定。追踪观察3年,唯偶尔疼痛而已。

2. **皮肌炎** 患者,女,10岁。患儿3年前患感冒,发烧,咳嗽,经治后热型不规则,并有头痛,关节疼痛,继而眼眶周围出现紫红色斑片,逐渐向前额、耳前及胸部扩展,手指甲根处有瘀点,周身肌肉疼痛,以下肢为著,诊断为皮肌炎。西医治疗效果不佳,渐致蹲下后不能站立,须人扶行走,步态拙劣,手指甲全部脱落。诊时除上述症状外,伴见满月脸,口干而苦,时时烘热,舌质红,苔薄而黄,脉弦细而数。四诊合参辨属肝阴不足,营血蕴热。治拟养肝凉血,佐以化瘀通阳。处方:赤白芍各15g,炙甘草10g,枸杞子10g,细生地黄15g,连翘10g,忍冬藤15g,当归10g,麦冬12g,蒲公英15g,淫羊藿10g。服上方30余剂后,患者蹲下已能自己站起,手指甲也长出,烘热之症大减,唯近10余日服药后腹泻。考虑此乃过服苦寒之剂,脾气受损之故。上方去蒲公英、赤芍、连翘,加葛根12g、炒白术10g、党参10g续服。患儿服上药数剂后,诸症消失,疾病向愈。

陈亦人[2]认为患者腰腿疼痛,活动受限,系肝之阴血不足,不能养筋,筋脉拘急,瘛疭不收所致。面有斑纹,指甲脱落,甲床色紫而硬,舌有瘀斑等,系肝热不清、营分郁热所为。满月脸,口干而苦,时时烘热等,系激素不良反应所致,相当于中医久服辛热之品,伤阴化热。故以芍药甘草汤柔肝缓急,舒筋和络。赤芍、枸杞子、生地黄、麦冬配以连翘、忍冬藤、蒲公英养阴清热,凉血解毒,养肝柔筋;赤芍、当归、忍冬藤活血化瘀,通经脉瘀滞;配入淫羊藿温经通阳,寓阴中求阳之意,又能防止诸药清滋太过,损伤阳气。服药30余剂后诸症大减,唯近日服药后腹泻,此乃久病之后,脾气受损,精血化源匮乏所致,故去寒凉之蒲公英、赤芍、连翘,加入葛根,可配芍药甘草汤舒筋通络,其次可升清阳,起阴气,止泄泻,加入党参、白术健脾益气,充实后天,以资化源,故守法服用,终获良效。

3. 痛风 患者,男,76岁。患痛风4年,屡进中西药物未愈。以往足部时肿时消,疼痛较剧。此次发作,双足肿胀2个月未消,且足跟疼痛异常,左下肢痛甚,夜间尤剧,久坐久卧则屈伸不利,必小活动后始能行走,苔薄腻,舌尖紫,脉沉。证属痰瘀阻络,水湿不化。治拟除湿化瘀,舒筋活络。处方:木防己10g,生石膏30g,桂枝3g,白芍30g,炙甘草6g,粉葛根15g,板蓝根15g,左牡蛎15g,薏苡仁15g,桃仁泥10g,赤茯苓15g。水煎服。药后痛减肿轻,续服3周,疼痛全止。其后随访,患者告知自服药后,1年疼痛未作。

陈亦人[3]体会,此案患者久患痛风之疾,痰瘀阻滞,络脉不和,故以木防己汤除湿清热;骨质增生汤(葛根、板蓝根、牡蛎等)舒筋化瘀;芍药甘草汤缓急止痛。随着水肿消退,疼痛逐渐消失。

4. 坐骨神经痛 患者,男性,43岁。1963年曾患关节痛1月,治愈。1973年12月初因感冒,腰及左下肢疼痛复发,约2周症状加剧,不能行动,尤以晚上疼痛甚,并波及左上肢与右下肢,乃于1974年元月31日来门诊,以坐骨神经痛收入病房。患者取平卧位,左下肢不能完全伸直,有明显放射性痛,疼痛范围从腰、臀、小腿外侧直至足底部。入院后,左下肢疼痛剧烈,至晚尤甚,患肢酸重麻木疼痛而以疼痛为突出,视其苔则薄白润,切其脉则弦缓。胡天雄[4]认为此风寒湿痹之寒气偏胜者,当从痛痹论治。药用:川乌6g,白芍30g,甘草10g,蜈蚣2条,牛膝12g,地龙10g。药进两剂,似觉疼痛减轻,十余剂扶杖起行,二十余剂步履如常人,患肢尚有轻微麻木,乃改用独活寄生汤扶正祛邪,以收全功。胡氏自后即以上方治腰椎疾患之表现为寒气偏胜者,用之屡验,顽固者加麝香0.15g无不效。

5. 膝痹 患者,男,18岁。双下肢从委中到足跟疼痛3月,负重之后更甚,休息则痛缓,苔脉如常,余无不适。辨证为血行失常,筋脉失养,治以芍药甘草汤加味,处方:白芍15g,炙甘草6g,萆薢10g,当归10g,5剂。药后疼痛基本控制,守方再进5剂,痊愈。

陈亦人[5]认为芍药甘草汤原用以治疗阴血不足、筋脉失养而脚挛急者,方中芍药和血养筋,甘草补中缓急,二药同用,有舒挛缓急之功。加当归助其和血,加萆薢通络脉,利关节。全方药虽四味,各有专用。

6. 足痹 患者,男,35岁。患者足跟痛如针刺数月,近2个月来又增两目干涩。诊见:足跟疼痛如针刺,坐卧时痛止,行走、站立时疼痛即作,行动困难,查外观皮色不变,压痛明显,右内踝下方静脉曲张,苔薄脉平。证属肾精不足,足跟失养。拟补肾养血,舒筋活络法。处方:大熟地黄 30g,枸杞子 10g,车前子 10g,白芍 30g,炙甘草 6g,当归 10g,川芎 6g。7 剂,水煎,头 2 煎内服,第 3 煎先熏后洗患足。患者用上药 1 周,足跟痛即痊愈,内踝静脉曲张大为减轻,为图根治,要求继续服药治疗。药已中的,效不更方,守方守法又用数剂,终获痊愈。

陈亦人[3]指出,本例患者除足跟痛外,症状无多,舌脉饮食如常,但仔细辨别,尚有两目干涩及内踝静脉曲张等肾阴不足见症,故以芍药甘草汤舒筋活络,缓急止痛。加熟地黄、枸杞子补肾填精,车前子通肾开窍,当归、川芎养血活血,促其精血互化,并内服外洗同施,故取效较捷,此方药对诸多肾虚足跟痛患者疗效确切。陈氏体会本病与肾关系密切,因肾为“作强之官,伎巧出焉”,主骨生髓,其脉经过足跟。正常情况下,肾中精气充沛,循经滋养足跟,则足跟得养,自无疼痛不利之忧。若肾精不足,无力生髓充骨,足跟失养,则疼痛乃发。是故,足跟痛一证,每有肾精不足者,除足跟痛外,常伴见其他见症,如腰酸耳鸣、两目干涩等,此时从肾而治,多有良效。

7. 热痹　患者,女,36 岁。患者在春暖花开之日大洗衣被,赤脚涉水,次日不能下床,两膝关节、踝关节疼痛难忍且感热胀,膝腘窝似牵拉紧束,抽掣作痛,诸身紧束难以转侧,舌质红,苔薄黄,脉弦数。辨证为湿热痹痛,拟缓急止痛、清热燥湿之法。选芍药甘草汤合四妙散加减:赤白芍各 10g,炙甘草 10g,黄柏 10g,牛膝 15g,薏苡仁 15g,苍术 10g,独活 10g,防风 10g。服 1 剂后疼痛明显减轻,继服 2 剂后其病痊愈。

时振声[6]认为芍药甘草汤长于滋阴养血,和营止痛,是缓急止痛的首选方;四妙散清热燥湿,是治疗湿热痹证的良方。合用两方能相得益彰。

8. 腰痹　患者,男,49 岁。患腰痛已十多年。1956 年仅感腰部不适,1959 年逐渐感到腰痛,时作时止,虽痛但不甚,尚能参加体力劳动,至 1965 年后,腰痛逐渐加剧,以致不能参加体力劳动。近年来腰腿痛甚,尤以右侧髋、膝关节更为明显,右大腿外侧皮肤麻痹而灼热,最近且见右小腿皮肤红肿,舌红苔薄黄,脉弦细数。投以芍药甘草汤加味:生白芍五钱,生甘草五钱,当归五钱,鸡血藤五钱,川牛膝三钱,木瓜三钱,杜仲五钱,续断五钱,白茅根一两,生薏苡仁一两,赤小豆五钱,云南白药一瓶,连服 4 剂,腰腿痛基本消失,其他症状悉除。

万友生[7]对属于肝肾阴血不足而外邪留滞不去的,常用芍药甘草汤加当归、鸡血藤为主。腰痛甚的更加桑寄生、杜仲、续断;腿痛较甚的更加牛膝、木瓜。方中主药白芍、甘草、当归和鸡血藤用量至少五钱,多则一二两。万氏认为此方疗效甚佳,不可轻视。

(五) 经方体悟

芍药甘草汤可养阴柔筋,舒痉缓急,治疗阴血亏虚、筋脉失养所导致的各种疼痛,且对于疼痛伴有筋脉拘急的病证尤为适宜。芍药养阴和血,甘草补中缓急,二药可奏酸甘养阴之功效,该方对于缓解疼痛有明显作用。临证时辨清疾病的寒热虚实,通过合适配伍,可以扩大芍药甘草汤的使用范围,提高临床疗效。正如程钟龄所言:"脉迟为寒,加干姜;脉洪为热,加黄连;脉缓为湿,加苍术、生姜;脉涩伤血,加当归;脉弦伤气,加芍药。"临床中可依据病变部位随证加减:颈椎病者,加粉葛根、威灵仙、羌活;腰椎病者,加熟附片、杜仲、续断;上肢病证者,加桑枝、桂枝、片姜黄;下肢病证者,加牛膝、木瓜、伸筋草。

芍药甘草汤中只有两味药,在临床辨证准确的基础上,其用量直接关系到疗效。《伤寒论》原文中二药的比例是1:1。通过系统文献研究,结果提示现代医家运用芍药与甘草的常用配伍比例是2:1和3:1。[8]田维君[9]则认为芍药与甘草用量比例为2:1止痛效果最好,1:1或3:1都无明显镇痛作用。笔者临床运用芍药与甘草的常用比例为3:1,芍药用量为30g,甘草为10g。白芍偏于补益,益阴养血,能于土中泻木,有敛阴益营之力;赤芍偏于泻,凉血止痛,能于血中活滞,有散邪行血之意。临床中白芍、赤芍皆可随证遣用,营阴匮乏较甚者,如见舌质红苔不厚腻,脉弦,宜重用白芍30~60g。血热内盛,舌见红绛者,赤芍较为适宜。如需养阴活血兼顾时,可赤芍、白芍同用,以提高疗效。需要注意的是,对于胃阳虚弱,腹泻便溏,舌淡苔白厚腻,脉微弱者,不宜使用白芍或剂量不宜过大,否则可导致部分患者出现腹泻。

(六) 经方验案

患者,女,75岁。因腰痛伴右下肢酸胀2周就诊。患者2周前,逐渐出现腰部酸胀疼痛,活动受限,仰俯不利,腰部畏寒、乏力感,自述腰不能将身体撑起,有下肢牵掣疼痛,行走明显困难,小腿肌肉夜间不自主痉挛,疼痛较为剧烈,热敷、按摩可以缓解,每晚发作2~3次,影响睡眠,患者较为痛苦,急切就诊,希望能缓解疼痛。观患者形体瘦小,腰背伛偻,精神困顿,表情痛苦。查舌质红苔少,脉弦细,诊断:腰痹(肝肾亏虚,阴血不足)。治拟补益肝肾,养阴舒筋,方以芍药甘草汤合独活寄生汤化裁。处方:白芍30g,独活10g,桑寄生15g,秦艽10g,防风10g,桂枝6g,细辛3g,杜仲10g,川牛膝10g,当归10g,川芎

6g,熟地黄 10g,党参 10g,茯苓 10g,木瓜 15g,伸筋草 15g,炙甘草 10g。服用 1 周后,患者腿部抽筋基本消除,腰腿疼痛减轻,继服巩固 1 周,后以独活寄生丸善后调理数月。

参考文献

[1] 江长康,江文瑜.经方大师传教录——伤寒临床家江尔逊"杏林六十年"[M].北京:中国中医药出版社,2010:115-116.

[2] 张喜奎,赵建宛.陈亦人教授医话[J].国医论坛,2000,15(6):12-13.

[3] 张喜奎,史丽.陈亦人教授医话[J].国医论坛,2000,15(2):14-15.

[4] 胡天雄.中国百年百名中医临床家丛书·胡天雄[M].北京:中国中医药出版社,2001:11-12.

[5] 何永明.陈亦人教授运用芍药甘草汤的经验[J].上海中医药杂志,2004,38(1):14-15.

[6] 蒋旭.时振声诊治肾病经验琐谈[J].江西中医药,1996,27(2):7.

[7] 万友生.伤寒知要[M].北京:中国中医药出版社,2016:212-213.

[8] 宁云红,郭承伟.以 21 篇临床文献综述芍药甘草汤应用概况[J].中医药导报,2017,23(3):83-85.

[9] 田维君.《伤寒论》养阴保津学术思想特色探述[J].四川中医,1996,14(9):6-7.

第十章 葛根汤类方

葛 根 汤

(一) 经方原文

《伤寒论·辨太阳病脉证并治》

太阳病,项背强几几,无汗恶风,葛根汤主之。(31)

太阳与阳明合病者,必自下利,葛根汤主之。(32)

《金匮要略·痉湿暍病脉证治》

太阳病,无汗而小便反少,气上冲胸,口噤不得语,欲作刚痉,葛根汤主之。

葛根四两　麻黄三两(去节)　桂枝二两(去皮)　芍药二两　甘草二两(炙)　生姜三两　大枣十二枚(擘)

上七味,㕮咀,以水一斗,先煮麻黄、葛根,减二升,去沫,内诸药,煮取三升,去滓,温服一升。覆取微似汗,不须啜粥,余如桂枝汤法将息及禁忌。

(二) 经方功效

发汗解表,升津舒筋。

(三) 经方释义

葛根汤治疗风寒之邪,外袭肌表,以致太阳经输不利,津液输布阻滞,经脉失养,营卫不和的病证。使用本方的辨证要点当为"项背强几几,无汗恶风"。"项背强几几",即项背拘紧不舒,活动不能自如,为风寒之邪兼犯太阳经脉所致。"无汗恶风"为辨别葛根汤和桂枝加葛根汤的标志,有汗用桂枝加葛根汤,无汗用葛根汤。葛根汤由桂枝汤减轻桂枝、芍药的用量,加麻黄、葛根而成。恶风无汗为表实证的表现,用麻黄开其腠理,以散外邪。因经脉痹阻,津液难以升达,故发小汗疾可愈,出峻汗则病难瘳。葛根为本方主药,可升津液,舒经脉,可除项背拘急之症。本方所治太阳风寒表证,兼有无汗恶风,故其脉当浮

紧为是,可作为临床辨证参考依据。

(四)经方治痹

1. 颈椎病　患者,男,48岁。患者颈椎疼痛多年,颈部酸胀疼痛,僵硬,手麻,抬举不便,夜晚尤剧,形寒,怕冷,舌淡,苔薄白,脉弦。处方:葛根80g,桂枝10g,白芍15g,炙甘草10g,生姜10g,红枣10g,麻黄10g,白芥子10g,羌活10g,秦艽10g,鹿衔草30g,豨莶草30g,鸡血藤30g。服上方7剂后,患者症状大为缓解,加鹿角霜、穿山甲、蜂房为丸长服,随访多年未发作。

彭坚[1]运用葛根汤治疗神经根型颈椎病疗效较好,并指出葛根类方剂对于各类颈椎病都有效果,并且葛根的用量需要达到50g以上疗效较好。鹿角霜、穿山甲、蜂房治疗手臂麻木特别有效。如果手臂疼痛剧烈,还可以加蜈蚣、全蝎等止痛。倘若颈椎病日久,已经发生器质性改变,则必须在煎剂取得效果后,做成丸剂缓图。

2. 皮肌炎　陈亦人[2]治疗皮肌炎验案。患者,男,47岁。患多发性肌炎3年,长期服用激素,身痛虽得控制,但激素一减量,疼痛旋即又作,再度服用原量,疼痛又得缓解,并出现胃部不舒、满月脸、向心性肥胖等不良反应,特来求治。刻诊:下肢酸胀乏力,下半身汗多,寐差梦多,动则气短,大便色黑,纳食尚可,以往曾有复视,舌质紫,苔薄白,脉弦滑。此为饮邪蕴滞、经脉失调之证也。始拟通阳化饮、调和经脉之法。处方:葛根15g,白芍15g,桂枝6g,炙甘草6g,瓜子金15g,合欢皮15g,炙远志15g,茯苓15g,泽泻15g,薏苡仁15g,忍冬藤15g,炙麻黄6g。日1剂,水煎服,7剂。二诊时,患者下肢酸胀略减,但微肿,睡眠转好,脘腹时感不适。苔薄腻微黄,舌紫,脉弦滑。此显系激素、免疫抑制剂不良反应所致。嘱其缓慢撤减激素用量,因肝胃不和,气滞络瘀之机较著,再参以疏肝理气通阳之品。处方:葛根15g,白芍15g,忍冬藤15g,紫苏梗10g,桂枝6g,合欢皮15g,薏苡仁15g,泽泻15g,防风10g,防己10g,淫羊藿10g,瓜子金15g,绿萼梅10g。三诊时,患者服药百余帖,激素撤减至半量,现下肢肌肉有时尚感酸胀,间或水肿,寐仍差,治遵前法,佐入二妙。处方:茯苓30g,桂枝6g,防己15g,泽泻15g,苍术6g,黄柏6g,薏苡仁30g,制半夏10g,合欢皮15g,淫羊藿10g,黄芪15g,牡蛎15g,水蛭3g。四诊,激素已经全部停用,各项检查均正常。唯肌肉尚有微痛,睡眠尚差,又守原方化裁:忍冬藤15g,葛根12g,淫羊藿12g,牡蛎15g,泽泻15g,炙远志15g,白芍15g,薏苡仁15g,黄芪15g,防风6g,丹参15g。

3. 腰椎间盘突出症 王明喜[3]运用山东中医药大学曹贻训教授所拟经验方当归葛根汤治疗腰椎间盘突出症疗效显著。药用:当归15g,葛根15g,川芎9g,鸡血藤15g,独活9g,桑寄生15g,丹参15g,牛膝9g,白芍9g,续断15g,桂枝9g,全蝎9g,土鳖虫9g,地龙9g,穿山甲9g,蜈蚣2条,延胡索9g,甘草6g。全方有培补肝肾、益气养血、活血通络、解痉止痛之功。如血瘀型加乳香9g、没药9g;寒湿型加姜黄9g、白芥子9g;湿热型加苍术9g、薏苡仁9g;肝肾亏虚型加狗脊9g、杜仲9g,久病加黄芪15g、党参15g。

4. 硬皮病 患者,男,44岁。患者两前臂皮肤变硬半年余。发病初有劳累后受凉感冒史。经皮质激素及维生素等西药治疗,病情时轻时重,但近月来病情加剧,前臂屈伸困难。皮肤科检查:两前臂外侧皮肤呈黄白色,光滑发亮,触之发硬,周缘皮肤不能捻起。诊断:局限性硬皮病。处方:葛根50g,白芍30g,桂枝、甘草、大枣各15g,麻黄、生姜各10g。用药15剂后,患处皮肤潮红,有出汗感。用药30剂后,患处皮肤红润变软;4个疗程之后患处皮肤的弹性、色泽基本正常,前臂屈伸自如。

顾仲明[4]认为本病系由阳虚气亏,复因风寒湿邪所侵,致使气血不畅,寒凝血滞,脉络不通,以致肌肤失濡,发硬成痹。葛根汤中重用葛根解肌除痹,生津润肤;配以桂枝汤解肌发汗,调和营卫,温运肌肤气血;佐以麻黄发汗散寒,引药直达肌肤,兼能利水化湿。诸药合用,解肌表之风寒湿邪,运肌肤之气血津液,皮痹除也。葛根汤由葛根30~60g,桂枝10~20g,麻黄、生姜各6~10g,白芍、甘草、大枣各15~30g组成。剂量以服药后皮肤微汗为度。每日1剂,水煎2次早晚分服,煎第3汁熏洗患处。15天为1疗程。

5. 血栓闭塞性脉管炎 日本医家山之内梅节[5],运用葛根汤治疗闭塞性动脉硬化验案。患者,男,58岁,曾患闭塞性动脉硬化,手术截去两小腿、双手手指,给予镇痛药维持。后因出现感冒样症状,给予葛根汤颗粒剂7.5g/d,感冒症状缓解,同时十多年来的双上肢、双大腿部肌肉疼痛及冷感改善。故感冒好转后继服葛根汤,3个月后,自觉症状较前明显改善。上肢及大腿部肌肉痛50%以上、同部位冷感70%以上、夜间疼痛60%以上改善。故山之内梅节认为葛根汤对于炎症性疾病及上半身神经痛有效。

6. 痛痹 患者,男,34岁,诉右臂沿大肠经疼痛已三四年,右臂酸痛不能抬起,必揉捏后稍缓,脉沉而弦拘,舌可。脉沉弦且拘紧,乃寒邪收引凝泣之象,故臂痛为寒邪痹阻所致。辨证属寒痹大肠经脉,治宜散寒通经,方宗葛根汤主之。处方:葛根15g,麻黄8g,桂枝10g,白芍10g,片姜黄12g,生姜6片,炙甘草 7g,大枣 6 枚。2 剂。水煎,4 小时服一煎,温覆取汗。汗出停后服。二诊时患者诉服药后得透汗,臂痛瘥。虽恙已三四年,然寒邪未除,仍当汗解以祛寒。得畅汗寒散经脉畅达而痛除。可见,寒客无论新久,只要有寒,即当温散。

患者,男,31 岁,患者背凉紧痛已四五年,常敲打以求暂缓,胸闷不畅,脉弦紧,舌可。辨证属寒痹经脉,治宜发汗散寒,方宗葛根汤主之。处方:葛根 18g,麻黄 9g,桂枝 12g,白芍 12g,生姜 6 片,炙甘草 7g,大枣 6 枚。2 剂。4 小时服一煎,温覆取汗,待遍身漐漐微似汗,则停后服。二诊时患者诉服药后得透汗,背紧痛骤减,周身轻松,脉转弦缓,知寒邪已去,获愈。背紧凉痛,乃寒客太阳经腧,经气不利而紧痛,故以葛根汤散寒通经,汗透而愈。葛根汤本治新感,此寒袭经腧,久羁不去,其证备者,虽恙已数载,亦当断然汗之,不可因日久沉痼而踟蹰。

以上医案为李士懋[6]治疗臂痛、背痛验案。李氏据脉而断,知寒客里。脉沉弦拘紧,乃阴寒痹郁凝泣之象。寒主收引,寒客则气机凝滞,血脉不畅,故脉沉弦拘紧,此种脉象李氏称之谓痉脉。见此脉,可断为寒邪凝痹,若见表证者,为寒闭肌表;若见里证者,为寒凝于里,皆当汗而解之。服药后,啜热粥、温覆,令其汗出。汗透的标准为:持续汗出(可连续出汗三四小时乃至大半夜),遍身皆见,微似汗出,随汗出而脉静症解。见此汗则停后服,未现此汗则续服。

(五)经方体悟

"项背强几几"是该方辨治痹病的关键。邪犯太阳经脉,颈项筋脉拘急、屈伸不利是患者的主要症状。肌肉呈紧张状态是运用葛根汤的一个非常重要的指针,不仅患者自觉肌肉僵硬不适,关节活动不利,医者亦可通过触诊感觉到患处肌肉的挛急,患者脉象多为浮而有力。如果肌肉较为松弛,脉象亦微弱,就不是葛根汤所治范围。临床运用葛根汤时,可不仅仅局限于颈项部的疼痛,但凡太阳经循行的区域,如后背脊柱两侧及腰部疼痛,均可以用该方治疗。日本的大塚敬节[7]先生患腰痛服肾气丸无效,自觉全身倦怠、肩凝,脉象浮而有力,遂改用葛根汤内服,一剂而愈。治疗后枕部疼痛牵掣后头部放射性疼痛时,也可以试用本方。本方辨证使用时还应注意,患者是否无汗。因为颈项强痛伴有无汗者,用葛根汤;有汗者,用桂枝加葛根汤。葛根汤较后方多麻黄一药味,专门针对风寒袭表、腠理闭塞而设,故辨证时当细查患者有汗与否,准确施方用药。对于颈项僵硬较为明显的患者可以增加葛根的用量,常用量为 30g,可增加至 60~90g。白芍有缓急止痛的作用,对于缓解肌肉的拘紧有一定的帮助,常用剂量为15~30g,有瘀滞表现者,可加用赤芍,以增加活血的效果。风寒偏重者,可加大麻黄用量,亦可以配伍羌活、防风、威灵仙、片姜黄等药物增强疗效。湿邪偏重者,加苍术、薏苡仁。治疗久痹患者,加用通络的药物,如蜈蚣、土鳖虫、全蝎、乌梢蛇等较为合适。

(六)经方验案

患者,男,32岁。因颈项疼痛伴活动受限3天就诊。3天前,患者因受凉导致左侧颈部酸胀疼痛,活动受限。患者自行在诊所予以推拿治疗,后疼痛逐渐加重,颈部完全不能活动。刻下:颈项疼痛,颈部肌肉紧张,头部不能活动,动则疼痛益甚,无恶寒发热及汗出。查体:风池、天柱和大椎穴处压痛明显。舌红苔薄白脉弦紧。诊断:颈痹(风寒痹阻)。处方:葛根30g,桂枝10g,白芍30g,炙麻黄6g,羌活10g,防风10g,炙甘草10g,大枣15g,生姜3片。服用3天后,患者症状改善大半,1周后完全缓解。

参考文献

[1] 彭坚.疼痛辨治的经方思路[J].湖南中医药大学学报,2013,33(5):7.

[2] 张喜奎.陈亦人医学薪传[M].西安:西北大学出版社,2002:73-74.

[3] 王明喜,高飞,王德才.当归葛根汤治疗腰椎间盘突出症疗效观察[J].中医正骨,1997,9(6):48.

[4] 顾仲明.葛根汤治疗局限性硬皮病[J].浙江中医杂志,1997,32(4):176.

[5] 郭恒岳.葛根汤治疗闭塞性动脉硬化改善1例[J].国外医学·中医中药分册,1997,19(4):34.

[6] 吕淑静,王四平,吴中秋,等.李士懋应用葛根汤治疗杂病验案举隅[J].江苏中医药,2010,42(9):41-42.

[7] 大塚敬节.汉方诊疗三十年[M].北京:华夏出版社,2011:87-88.

第十一章 四逆散类方

四 逆 散

（一）经方原文

《伤寒论·辨少阴病脉证并治》(318)

少阴病，四逆，其人或咳，或悸，或小便不利，或腹中痛，或泄利下重者，四逆散主之。

甘草（炙） 枳实（破，水渍，炙干） 柴胡 芍药

上四味，各十分，捣筛，白饮和服方寸匕，日三服。咳者，加五味子、干姜各五分，并主下利；悸者，加桂枝五分；小便不利者，加茯苓五分；腹中痛者，加附子一枚，炮令坼；泄利下重者，先以水五升，煮薤白三升，煮取三升，去滓，以散三方寸匕内汤中，煮取一升半，分温再服。

（二）经方功效

透达郁阳，疏肝和胃。

（三）经方释义

历代医家认为四逆散证多由外邪传经入里，气机为之郁遏，不得疏泄，阳气内郁所致，治疗以透达郁阳、疏肝和胃为主。阳气内郁，不能达于四末，故见手足不温。此种"四逆"与阳衰阴盛的四肢厥逆有本质区别。正如李中梓云"此证虽云四逆，必不甚冷，或指头微温，或脉不沉微，乃阴中涵阳之证，唯气不宣通，是为逆冷"。方中取柴胡入肝胆经，升发阳气，疏肝解郁，透邪外出，为君药；白芍敛阴养血柔肝为臣，与柴胡合用，以补养肝血，条达肝气，可使柴胡升散而无耗伤阴血之弊；佐以枳实理气解郁，泄热破结，与白芍相配，又能理气和血，使气血调和；使以甘草，调和诸药，益脾和中。

（四）经方治痹

1. 雷诺综合征 陈以国[1]运用四逆散加味治疗雷诺综合征取得较好效果。患者,男,72岁。间歇发作苍白、发紫、寒冷,手指针刺样疼痛,麻木僵硬已2年余,并逐渐发展至整个手掌,冬天尤甚,遇冷水则更加严重,入夏症状稍减,下肢稍有水肿,起初发作时间较短,浸泡温水后可以缓解,后逐渐加重,整天均无缓解之时,手指皮肤变硬,自觉记忆力减退,多梦,脑血栓病史4年。舌红苔白腻,脉沉缓,两寸不足。属上气不足,清阳不升。用药:柴胡10g,枳实15g,白芍15g,炙甘草10g,桃仁10g,赤芍15g,桂枝10g,香附8g,苍术8g,黄柏10g,知母10g,菟丝子15g,桑寄生15g,川芎25g,当归15g,鹿角胶3g,仙茅15g。患者二诊时症状明显改善,仍有记忆力减退、寐差,故在上方基础上加益智仁15g、石菖蒲10g、远志15g。后症状明显好转,未再发。

2. 肋软骨炎 罗茂林[2]运用老中医尹志美拟定的加味四逆散治疗肋软骨炎54例取得满意疗效。方剂组成:柴胡、白芍、橘络各18g,枳实、郁金各12g,薤白、全瓜蒌各30g,甘草6g。加减:闷痛者加法半夏12~18g;刺痛者加归尾、川芎各12~18g,红花10g;痛剧者加桂枝12g。每次服用时加入2滴白酒。

罗氏认为本病病因在于六淫侵袭、七情内伤、饮食劳倦等,最终导致机体气机紊乱,痰瘀凝结,阻痹胸阳,胸阳失展,不通则痛。治宜疏理气机,豁痰化瘀通络,宣畅胸阳。方中薤白辛开行滞,苦泄痰浊,能散阴寒之凝结而温通胸阳,是治疗胸痹心痛之要品,《灵枢·五味》篇曰:"心病者,宜食麦羊肉杏薤。"全瓜蒌利气开胸涤痰,二味是为相须,是方中主药。郁金行气解郁,活血止痛。橘络宣通经络,行气化痰。四逆散斡旋全身气机,再借白酒升散之性,通阳宣痹,轻扬善行以助药势。

3. 痛风 患者,男,53岁。足趾疼痛反复发作16年,诊断为痛风。现足趾疼痛,伴腹部不适,腹胀,得矢气而舒。舌体胖,舌质黯滞,苔薄白而滑,脉沉弦小滑。中医辨证肝胃不和,脾虚湿盛。治法:疏肝和胃,理脾祛湿。处方:柴胡12g,白芍10g,炒枳壳12g,炒苍术10g,陈皮10g,泽兰12g,土茯苓15g,草薢15g,醋香附10g,益母草15g,甘草4g,生姜2片。服用上方半月后诸症改善,疼痛消失。

路志正[3]治疗痛风强调疏肝行气,和血止痛,认为该病病因病机是肝气郁结,横逆克土,脾胃不和,湿瘀互结。其病机的关键是肝郁脾虚,湿瘀互结,脉络痹阻,不通则痛。治宜疏肝理脾,活血利湿,通经活络,宣痹止痛。四逆散可疏肝行气,活血止痛。方中柴胡、陈皮、枳壳疏肝行气、理中和胃,均为主要药物;白芍、香附、川芎、郁金和血通络,濡筋止痛,辅助主要药物更好地起到疏肝解郁作用;甘草调和诸药为使。诸药合用,共奏疏肝行气、活血止痛之功。肝郁得解,脾健胃和,湿去瘀除,诸症渐愈。

4. 着痹　患者,女,48 岁。四肢各关节肿痛活动不利约 1 年。患者膝踝关节局部发热,手脚发凉,舌质红,苔黄腻,脉弦数。辨证为湿热型痹证。予柴胡 12g,炒枳实 10g,白芍 12g,炙甘草 10g,苍术 20g,草薢 10g,牡丹皮 15g,赤芍 15g。5 剂后关节热痛减轻。续方 5 剂,手足凉感消失。继服 1 个月后,病情缓解,关节活动较自如。

周祖山[4]指出本证的辨证要点为关节局部肿痛、灼热、屈伸不利,但有手足不温,舌红、苔黄,脉弦数。主要病机是阳郁于关节或脏腑,不能外达而致里热而外寒,故有手足不温,但关节局部肿热疼痛,屈伸不利。基本病理为阳郁不伸,热与湿裹,气机不畅。四逆散乃调和肝脾表里之方,功能解郁透邪,故凡身热手足不温、关节肿痛者亦可用本方加减治疗。基本方为:柴胡 12g,炒枳实 10g,白芍 12g,炙甘草 10g。痛甚加延胡索 10g;湿甚加苍术 20g,赤小豆 15g;热甚加牡丹皮 20g,赤芍 15g。

5. 肝痹　患者,女,32 岁,未婚。自述右手指关节晨起肿痛半年余,常在活动后自行缓解,情志抑郁时加重,伴有头晕、失眠、多梦、心烦易怒,嗳气频作,纳呆腹胀,大便滞而不爽,小溲不利。视其舌,质淡红而左边黯,苔薄白而微腻。切其脉,弦细而沉,右关尺部细缓。患者平素月经延后,经行乳胀,少腹坠痛,经色紫黯有块。详阅以前病案多从清热利湿通络或清热消肿论治,病情有增无减,而来求诊。四诊合参,详审病机,路志正[5]辨证为情志郁结,木郁克土之候。盖土虚者升降失司,健运失度,痰湿内生,脏腑经络、肌肉四肢不得水谷之精而养之。经络气血空虚,肝气夹痰湿乘虚而袭之,留滞经络,日久则化热,怪症丛生,故见手指关节肿痛。晨起气血平静,阳气初生,阴气尚凝,故见重,活动后气血畅通,故缓解。肝为女子先天,与冲任二脉相连,主月事、胎孕。今肝郁气滞,月事岂能按时而下? 乳胀腹痛为其候也。遂书脉案如下:木郁土虚,痰湿阻络。治宜疏肝解郁,健脾助运。处方:柴胡 10g,白芍 12g,枳壳 10g,党参 12g,白术 10g,茯苓 10g,陈皮 10g,橘络 10g,醋香附 12g,白芥子 12g,炙甘草 6g,水煎两遍,分两次早晚服。方取四逆散合五味异功散之义,增白芥子、橘络以搜剔经络与皮里膜外之痰;用醋香附理肝经气滞。此方进退三诊,药进15 剂,其症若失,月事得时而下。后以归芍六君子汤善其后。

（五）经方体悟

四逆散所治之痹病，多表现为"胀痛"和"窜痛"的特点。上述临床报道中我们可以看到，四逆散治疗气滞导致的疼痛有较好疗效，有的是肝郁气滞，气机失于条畅；有的是外伤或久病导致的气滞血瘀。四逆散通过调节气机，舒畅肝气，而达到气行而血行、络通而痛止的效果。四逆散是治疗阳郁厥逆证、肝胃气滞证的代表方。方中柴胡主升，疏肝理气；枳实主降，行气散结，二药升降互用，通调气机；白芍柔肝敛阴，甘草健脾和中，取芍药甘草汤之义，制肝和脾，缓急止痛。临床常见患者出现四肢畏寒怕冷症状，但验之舌脉，并无脉微舌淡、神倦语轻的征象，细查患者的症状，虽可见肢节畏寒，但并不甚冷，或仅是指头怕冷，还兼见胸胁胀满、情绪不舒等诸多肝气郁结之证，故可予本方调治。因此在辨证四肢厥逆时，尤需区分其病因。寒凝经络者，脉多沉细而微，重在温阳，非姜附不能疗，四逆汤治之；肝郁气滞者，脉多有力，常见弦脉，重在宣通气机，四逆散治之。四逆散的辨证脉象是关键。四逆散疏肝理气以治痹，临证常配伍行气解郁之品以提高疗效，如佛手、香橼、郁金、香附等，其中香附治疗气郁所致的痹病尤为合适。香附性辛而走窜，长于畅通气血；药性平而兼治寒热痹病，"生则上行胸膈，外达皮毛，故能散风寒；熟则下走肝肾，外彻腰足，故能调气血"（《本经逢源》），所以该药在痹病治疗中有广泛的运用。由于痹病日久不愈，患者常生抑郁，痹病兼有肝气郁结症状较为常见。故临床在辨证治疗痹病时，如患者兼有肝气不舒症状时，可以将四逆散合方治疗，并酌加疏肝解郁之品以提高疗效。

（六）经方验案

患者，女，48岁。因口干眼干10年加重半年就诊。患者10年前出现口干、眼干的症状，在外院诊断为干燥综合征，间断服用泼尼松、羟氯喹等药物治疗，症状无明显改善。半年前，患者自觉口干眼干症状逐渐加重，吞咽米饭等较干的食物更加困难。患者情绪易于激动，胁肋胀满不适，心烦，夜寐不安，多梦易醒，腰部酸胀，时有耳鸣，大便干。舌红苔薄白，脉细弦。诊断：燥痹（肝郁气滞，阴虚阳亢），处方：柴胡10g，白芍10g，枳壳10g，炙甘草10g，黄连6g，阿胶10g，黄芩6g，鸡子黄2枚。服用半月而症稍缓，守上方加减化裁调养2月余，患者睡眠明显改善，腰酸耳鸣及口干减轻，仍有眼干症状。

参 考 文 献

［1］刘丽莎,陈以国.陈以国教授治疗雷诺病临证经验[J].辽宁中医药大学学报,2014,16
　　（3）:197-198.

［2］罗茂林,李秋霞.加味四逆散治疗胁软骨炎54例[J].安徽中医临床杂志,2000,12(4):
　　312.

［3］贺兴东,翁维良,姚乃礼.当代名老中医典型医案集·内科分册[M].北京:人民卫生出
　　版社,2009:1090-1091.

［4］周祖山,许竹青.《伤寒论》方治痹证[J].湖北中医学院学报,2004,6(4):89.

［5］路志正.路志正医林集腋[M].北京:人民卫生出版社,1990:55-56.

第十二章 《金匮要略》方

一、肾 气 丸

(一) 经方原文

《金匮要略·血痹虚劳病脉证并治》

虚劳腰痛,少腹拘急,小便不利者,八味肾气丸主之。

干地黄八两　山茱萸　山药各四两　泽泻　茯苓　丹皮各三两　桂枝
附子(炮)各一两

上八味末之,炼蜜和丸梧子大,酒下十五丸,加至二十五丸,日再服。

(二) 经方功效

补益肾气,温阳化湿。

(三) 经方释义

本条文突出的症状为"虚劳腰痛,少腹拘急,小便不利"。腰痛当责之于
肾,"腰者肾之府,转摇不能,肾将惫矣"。肾脏阴阳俱虚,腰失所养,故见腰
痛。肾气不足,少腹失于温煦,可见拘急的症状。肾与膀胱相为表里,肾脏阴
阳两虚,气化失职,故小便不利。本方为肾脏阴阳两虚偏于阳虚的证治,重在
滋肾阴,温肾阳,生肾气,化气行水。方中干地黄用量独大,取其填精益髓、滋
阴补肾功效;山茱萸补益肝肾,固摄精气;山药、茯苓健脾渗湿;泽泻泄肾中之
浊;牡丹皮清肝胆之相火;桂枝、附子温补命门真火,鼓舞肾气。诸药合用,肾
阴阳俱补,肾气可充,腰痛缓解,小便通利。本方是"阴中求阳"运用的典范,
六味丸补其阴,桂附壮其阳,"阳得阴助而泉源不绝"。柯琴所述"肾气丸纳桂、
附于滋阴剂中十倍之一,意不在补火,而在微微生火,即生肾气也",诚可谓要
言不烦。

（四）经方治痹

1. 强直性脊柱炎 患者,男,42 岁。腰骶部伴右髋关节疼痛 5 年余,再发加重半月。症见:腰骶痛伴晨僵,活动后稍舒,右髋关节疼痛,行走不利,时有腰酸不适。舌淡苔白,脉沉细。中药治以补肾强督,祛邪通络。方用肾气丸加减:熟地黄 15g,山药 15g,山茱萸 15g,牡丹皮 10g,桂枝 15g,制附子 10g(先煎半小时),鸡血藤 30g,川芎 10g,杜仲 10g,威灵仙 15g,狗脊 15g,红花 10g,鹿衔草 20g,海桐皮 10g,全蝎 6g,土鳖虫 10g,菟丝子 10g,甘草 6g。服上方 7 剂后,患者腰骶疼痛消失,右髋关节疼痛减轻,效不更方,继服 7 剂,病情控制稳定。

吴生元[1]擅长运用肾气丸配合虫类药治疗强直性脊柱炎。该病是一种慢性炎症性疾病,主要侵犯骶髂关节、脊柱骨突、脊柱旁软组织及外周关节,并可伴发关节外表现。严重者可发生脊柱畸形和强直。本例患者以肾虚督空、邪滞络脉为主要病机。土鳖虫走络中血分,通利血脉而止痛;全蝎息风镇痉,攻毒散结,通络止痛,善治风湿顽痹。诸药同用,对本病起到了控制和缓解的作用。

2. 系统性红斑狼疮 患者,女,55 岁。主诉:乏力、头晕伴贫血、血小板减少近 20 年。患者于 1986 年始感乏力,头晕,1990 年头晕加重,确诊为系统性红斑狼疮。2003 年出现发作性头晕,伴视物模糊,恶心呕吐,左眼视力逐渐下降。刻下:面容虚胖,颜面潮红,头晕头沉,乏力神疲,周身肿胀。畏寒肢冷,虽天气炎热仍需穿厚衣,口不干,左眼视物模糊,左下肢发麻,双下肢间断浮肿。舌暗淡胖大齿痕,苔白腻,脉沉细无力。辨证为阴阳两虚,水湿内停,瘀血阻络。治以温阳育阴,益气利水,活血通络。方用金匮肾气丸加车前子 15g,牛膝 15g,防己 10g,薏苡仁 15g,淫羊藿 10g,鹿衔草 15g,丹参 30g,鬼箭羽 15g。服用 14 剂后,患者体力增加,周身肿胀减轻,仍感头晕沉,不耐劳累,效不更方,守方再合防己黄芪汤、补阳还五汤加减:前方去车前子、防己、薏苡仁、鹿衔草、丹参,加鸡血藤 30g,鬼箭羽 15g。服 1 个月后,患者乏力、肿胀、畏寒均减轻,仍头晕,出虚汗多。舌淡暗苔薄白,脉沉细。考虑水湿已除而阴阳两虚、瘀血阻络仍著,继以前法加减化裁:黄芪加量至 50g,另加水蛭 10g,地鳖虫 6g,茺蔚子 10g,丹参 30g,葛根 15g,天麻 10g,菊花 10g。连服 2 月,精神极佳,畏寒肢冷不明显,体力较前增加,可操持家务。

董振华[2]认为本病多由先天禀赋不足,肝肾亏损,邪气乘虚而入、蕴结不解发病。风寒湿邪壅滞经络,流注关节肌肉,不通则痛,故疼痛肿胀;风寒湿邪郁久化热或直接外感热毒,燔灼营血则高热、发斑发疹;毒邪内陷,蒙蔽心包则烦躁神昏;热毒日久耗伤阴液,阴虚生内热则颧红、低热绵绵;气机阻遏或气虚无力行水,三焦气化不利则水肿尿少;邪伤肾络,封藏失职,精微下漏则见血尿、蛋白尿;毒邪久留脏腑,气血阻滞、血热搏结,致瘀血内生。凡此种种,总以正气亏虚为本,毒邪亢盛为标,而在其发生发展过程中,风寒湿邪、热毒之邪每因患者体质、服药(如糖皮质激素、环磷酰胺)等原因产生兼化、从化的病理特征。本案临床表现为头晕头沉、乏力神疲、舌淡胖大齿痕等一派阴阳两虚、气血不足的证候,故从虚劳治疗。患者长期服用大量激素后,又导致水湿内停的浮肿和瘀血阻络的肢麻疼痛。金匮肾气丸合防己黄芪汤温阳育阴、益气利水;补阳还五汤补气活血通络,随证加天麻、菊花、钩藤平肝熄风;丹参、葛根、地鳖虫、水蛭、鬼箭羽、芫蔚子、鸡血藤逐瘀通络,标本兼顾,使病情趋于稳定。

3. 膝骨关节炎 患者,男,78岁。腰痛,四肢关节反复肿痛,膝部尤甚,伴行走困难18年,肿痛严重时即服用止痛消炎西药,但是关节肿痛逐年加重,近2个月不能上下楼梯。舌淡红,苔薄白,脉细尺弱。中医诊断:痹病。患者高龄,肝肾虚弱,久患痹疾,伤筋动骨,据证舌脉,辨为肾虚夹风湿。方用八味肾气丸改汤加减:干地黄15g,山药20g,山茱萸15g,茯苓15g,桂枝10g,制附子(先煎)10g,桑寄生30g,怀牛膝15g,杜仲15g,续断15g,巴戟天15g。1周后复诊,患者腰痛及膝、四肢关节肿痛大减,行走亦好转,舌脉如前。继服半月,腰膝、四肢关节无痛,步履正常,服成药金匮肾气丸以巩固疗效。

黄仰模[3]认为退行性关节炎缓解期可用补肾法。方选八味肾气丸、六味地黄丸、壮腰健肾丸、独活寄生汤、益肾蠲痹丸等;或在祛风湿的方剂中,适当伍以补肾药,可达到治病求本的功效。

4. 痛风 患者,男,60岁。患痛风3年,左侧膝关节疼痛红肿,脚踝疼痛,怕冷,不喜饮水,无饮酒史。纳可,眠可,未见疲乏。大便干,小便正常,尿酸512μmol/L。给予金匮肾气丸加味治疗:制附子6g(同煎),熟地黄18g,山药15g,山茱萸10g,泽泻6g,茯苓15g,牡丹皮9g,怀牛膝9g,肉苁蓉12g。经3个月治疗,患者关节痛明显改善,怕冷减轻,饮水改善,大便干有所改善。复查血尿酸为375μmol/L。

门九章[4]认为痛风的发生主要由于人体的脾肾不足,尤以肾气不足为本,肾气难以正常发挥推动和温煦的作用,致使机体不能正常的排泄尿酸,并引起一系列代谢问题。门氏用药另辟蹊径,从肾气入手,大胆使用兴阳之法,临证用肾气丸多不用桂枝,而加用怀牛膝。方中用制附子微微生火;山药健脾固肾;

山茱萸微温,补肝肾益精血;熟地甘温补肝肾;泽泻、茯苓利水渗湿;牡丹皮活血散瘀;怀牛膝滋补肝肾,强腰膝,活血且能引血下行。诸药合用有"少火生气"之义,能激发人体正气,通过人体自身的修复,恢复代谢功能,从根本上改变人体的代谢环境。

5. **风湿热** 患者,女,26岁。1个月前在田间劳作,患者汗出而卧于潮湿草地休息,翌日即见腰痛,双下肢关节酸痛,活动不利,继则发热,体温38.9℃,十余天后双手、肘腕关节红肿热痛,诊断为急性风湿热。患者几天来发热渐减,而关节疼痛加剧,尤以两腕、肘关节为甚,局部红肿热痛,活动不利,不任重物,诊为热痹。但细审病人,头晕目眩,面色㿠白,腰脊酸楚,月经量少,畏寒肢冷,大便溏薄,舌质淡而脉沉细数无力,一派阳虚之征。此系阳虚为本,而发热为标,脾肾阳虚不复,其热难除,治病当求其本,投以济生肾气丸,以复其阳。药用:附子6g(先煎),肉桂3g(后下),淫羊藿9g,牡丹皮9g,泽泻9g,山茱萸9g,何首乌9g,山药12g,茯苓9g,怀牛膝9g,车前子(包)9g,薏苡仁12g,鸡血藤9g,伸筋草9g。服药6剂后,患者关节红肿热痛稍减,发热已杳,余症减轻,而大便仍溏,于是再增温脾之力,原方加炒白术9g、干姜6g续进。前方加减服用42剂,双侧肘、腕关节红肿热痛消失,活动自如,参加劳动无明显不适。

本例患者寒热虚实两相径庭。关节红肿热痛,身热,脉数,乍看为实热之象,再又见头晕目眩,面色㿠白,腰脊酸楚,月经量少,畏寒肢冷,大便溏薄,舌淡脉细,呈现一派阳虚而寒的证候。路志正[5]深入分析,认为患者素体脾肾阳虚之躯,劳动汗出卧于湿地,复受寒湿之邪,郁于肌表,客于关节不得泄越,郁久而见化热之势,非实热可知,脾肾之阳愈虚而内寒愈盛,标热愈炽,故温补脾肾实为治本之图。药后阳气来复,客邪得泄,而热势反减,关节红肿热痛渐除。

6. **足痹** 患者,男,73岁。多年来经常足跟痛,久立后加重,1年前又出现膝关节疼痛,因近20天来足跟疼痛加重而不能行走前来诊治。刻诊:足跟疼痛,耳鸣,膝关节疼痛,畏寒,小便频数,舌淡、苔白,脉虚弱。中医辨证:肾虚骨弱证。治疗原则:补肾健骨。肾气丸加味:生地黄24g,山药12g,山茱萸12g,茯苓9g,泽泻9g,牡丹皮9g,附子3g,桂枝3g,牛膝24g,杜仲15g,川芎18g。服药12剂后疼痛明显好转,又以前方治疗一个月,诸症悉除,病告痊愈。

王付[6]认为足跟疼痛与肾经的关系最为密切,一旦肾精虚弱或肾经受邪,传至足跟,即可出现足跟疼痛,所以临床治疗足跟痛,应考虑从肾论治,肾气丸正是补益肾气之良方。此患者足跟疼痛,耳鸣,膝关节疼痛畏寒,小便频数,舌淡脉虚弱,辨为肾虚骨弱证。以肾气丸补肾健骨,加杜仲、牛膝,补肾强骨止痛;加、川芎既活血止痛又行血补血,使骨有所充养。

7. 腰痹 患者,男,86岁。患者腰背酸痛,足冷,小便短而频,不畅利,大便难,口干口苦,饮水不解,舌淡少津无苔,脉象右洪无力,左沉细无力。脉证兼参,属阴阳两虚,水火皆不足。治宜温肾阳滋肾阴,以八味地黄丸加减。处方:熟地黄三钱,茯苓二钱,怀山药二钱,泽泻一钱五分,熟川附子一钱五分,肉桂(去粗皮盐水微炒)五分,怀牛膝二钱,杜仲(盐水炒)三钱,补骨脂三钱,水煎取汁,加蜂蜜一两兑服。连服三剂,患者腰背酸痛、口干口苦俱减,足冷转温,大便畅,小便如前,舌无变化,脉略缓和,原方再服三剂。三诊时,患者因卧床日久未活动,腰仍微痛,小便仍频,其余无不适感觉,高年腰部痛虽减,但仍无力,宜继续健强肾气,以丸剂缓服。处方:熟地黄三两,山萸肉一两,茯苓二两,怀山药二两,泽泻一两,熟川附子一两,肉桂三钱,怀牛膝一两,补骨脂二两,杜仲二两,菟丝子(炒)二两,巴戟天一两,共研为细末,和匀,炼蜜为丸(每丸重三钱),每晚服一丸,并每早服桑椹膏一汤匙,开水冲服,连服两料而恢复健康,至今五年多未复发。

"肾者主水,受五脏六腑之精而藏之。"命门居肾中,统司水火,为人身生命之本。所以命门之火谓之元气,命门之水谓之元精。五液充则形体赖以强壮,五气治则营卫赖以和调。蒲辅周[7]认为患者为高龄之人,真阴本亏,元阳亦微,津涸气馁,不能传送,致成尿频便结、阳虚阴结证象,故主以水火两调之剂。用桂附八味丸去牡丹皮凉血之品,加牛膝、杜仲、补骨脂、菟丝子、巴戟天补肝肾、强筋骨之药,既育阴以滋干涸,复温化以培阳气,使肾中水火渐充,而形体得健,营卫以和,故腰痛足冷、尿频便难均能得治。

(五)经方体悟

肾气丸是治疗痹证的常用方剂,尤其适合于肾阳亏虚与肾气不足证型的患者。各种风湿病中均可见到这种证型。在临证中,重在抓主症抓主脉,要突出"腰膝酸软,四肢不温"的核心症状。由于肾阳不足,亦可出现其他各种症状,如心悸,耳鸣,水肿,眩晕,尿频,其中尿频又是较为突出的表现。本证舌脉当以"舌质淡苔白,脉沉"为特征。朱丹溪称仲景方为"万世医门之规矩准绳""引例推类可谓无穷之应用"。济生肾气丸即在《金匮》肾气丸中加入车前子、牛膝以增强利水作用,治疗肾阳不足,腰重脚肿,小便不利之证。六味地黄丸则是去掉肾气丸方中温阳之桂附,并以熟地易干地黄则成,将温肾阳的代表方改制成为滋补肝肾之阴的代表方。后世医家化裁的麦味、知柏、杞菊、明目等地黄丸相继问世。张景岳受《金匮》肾气丸"阴中求阳"组方法度之启示,创制了右归丸、右归饮、左归丸、左归饮等方,进一步扩大了其运用范围。方中地黄可视具体情况而酌加调整,偏于温补肾精时可用熟地黄;偏于滋补肾阴时则用生地黄。肾阳亏虚者,用肉桂配熟地黄;肾气不足者,用桂枝配地黄。综上所述,痹病患者表现腰膝酸软,畏寒肢冷,舌质淡,脉沉,兼有小便异常,夜尿多,面色不华,倦怠乏力,舌苔白或苔薄,脉细或脉弱等症,皆可选用肾气丸治疗。痹证一般病程较长,老年患者居多,体虚者常见,故本方临床运用甚广。

(六)经方验案

患者,男,75岁。因腰痛2年就诊。患者2年前逐渐出现腰部酸软疼痛,下肢乏力,腰部畏寒,喜温喜按,常贴"暖宝宝"以缓解症状,手足不温,冬季必须用温水,冷水洗手则有寒冷刺骨之感。腰部仰俯不利,下肢无牵掣疼痛。夜尿多,每晚小便5~6次,小便余沥不尽,严重影响睡眠。纳食尚可,大便正常。舌淡苔薄白,脉沉。腰椎X线片提示腰椎骨质增生,彩超提示前列腺肥大。诊断:西医:腰椎骨关节炎;中医:骨痹(肾气不足)。处方:熟地黄24g,山药20g,山茱萸15g,茯苓10g,泽泻10g,牡丹皮10g,肉桂3g,制附子(先煎)6g,怀牛膝15g,杜仲10g,续断10g,菟丝子15g,芡实15g,金樱子15g。半月后复诊,患者感腰部酸软及畏寒减轻,夜尿减为2~3次。舌脉如前,继服半月,腰酸改善,畏寒减轻,夜尿进一步减少。后改服成药金匮肾气丸3个月,巩固疗效。

参考文献

[1] 吴生元,吴晶金.从《金匮要略》虫类药运用谈痹证治疗[J].云南中医学院学报,2013,36(6):44-45.

[2] 宣磊,王景,董振华.董振华教授运用经方治疗风湿免疫系统疾病的经验[J].中华中医药杂志,2015,30(10):3558-3561.

[3] 黄仰模,黄奕蕾,刘丽娟.用《金匮要略》理论指导退行性关节炎治疗[J].风湿病与关节炎,2012,1(5):42-44.

[4] 常兴和,门九章,李霞,等.金匮肾气丸治疗痛风的疗效观察[J].世界中西医结合杂志,2014,9(2):175-176.

[5] 路志正.路志正医林集腋[M].北京:人民卫生出版社,1990:53-54.

［6］王付.王付经方医案［M］.郑州:河南科学技术出版社,2016:178-179.

［7］高辉远.蒲辅周医案［M］.北京:人民卫生出版社,1972:36-38.

二、薯 蓣 丸

（一）经方原文

《金匮要略·血痹虚劳病脉证并治》

虚劳诸不足,风气百疾,薯蓣丸主之。

薯蓣三十分　当归　桂枝　曲　干地黄　豆黄卷各十分　甘草二十八分　人参七分　芎䓖　芍药　白术　麦门冬　杏仁各六分　柴胡　桔梗　茯苓各五分　阿胶七分　干姜三分　白蔹二分　防风六分　大枣百枚为膏

上二十一味,末之,炼蜜和丸,如弹子大,空腹酒服一丸,一百丸为剂。

（二）经方功效

益气养血,祛风散邪。

（三）经方释义

薯蓣丸治疗虚劳不足之病,"风气百疾"指感受外邪导致的各种疾病。虚损之人,卫外不固,更易感受邪气的侵袭而生诸疾。本方补虚祛风,扶正祛邪,将祛邪之药寓于扶正之中,使补虚不恋邪,邪去而正不伤,脾胃得健,气血得补,外邪易于祛除。方中薯蓣为君,专入脾胃,辅以参、苓、术、草、枣补脾益气,襄助薯蓣之功;地、芍、归、芎、与麦、胶滋阴养血,补虚和营;柴胡、桂枝、防风和白蔹祛风散邪;杏仁和桔梗疏通气机,理气开郁;豆卷和神曲健运脾胃,避免补益之品有碍脾胃功能,共为佐使之药。诸药共奏匡正祛邪之功,补泻兼施,以补为主,薯蓣丸是治疗气血不足、正虚邪恋的良方。

（四）经方治痹

1. **颈椎病**　患者,男,78岁。患颈椎病10余年。诉常年颈部发胀僵硬,头昏沉,时或旋转,记忆力减退,夜寐差,精神弱,舌质淡、苔薄白,脉弦。此属高年气血不足,风寒湿气内侵,脉络瘀滞所致,治以益气养血,补虚祛风。方取薯预丸加减:山药、黑豆、大枣各30g,党参、生地黄各15g,炒白芍、六曲、当归、麦冬、白蔹、鹿角胶(烊)各 12g,炒白术、茯苓、杏仁、黄芩、桔梗各 10g,炙甘草、川芎、桂枝、防风、柴胡、干姜各 6g。服上方 30 剂后,患者颈部胀硬遂减,头昏胀大为好转,精神改善,苔薄,脉沉缓,上方加全蝎 6g,继服 60 剂,诸症基本消失。

杨荣军[1]认为本案颈椎病、脑梗死患者乃高年之体,肝肾亏虚,气血不足,风寒等邪入侵,脉络瘀滞,治应大补虚羸,祛风散邪。方中以补肾的鹿角胶代替补血的阿胶,更适合老年人的生理特点。

2. 膝骨关节炎 患者,女,52 岁。四肢关节反复肿痛,双膝肿大、疼痛,伴行走困难 2 年,近 1 个月不能上下楼梯,气短,头晕,面色无华,舌淡红,苔薄白,脉细弱。中医诊断:痹病。证属气血虚弱,筋骨失养,兼夹风湿。治以益气养血,兼祛风湿。方用薯蓣丸改汤加减:山药 20g,当归 10g,桂枝 20g,熟地黄 20g,党参 20g,芍药 15g,白术 15g,独活 15g,鸡血藤 30g,杜仲 15g,牛膝 15g,阿胶 15g(烊化),防风 20g。1 周后复诊,患者四肢关节肿痛大减,双膝肿大减轻,行走较好,能上下楼梯,气短、头晕减轻,面色仍较差,舌脉如前。上方去白术,加黄芪 20g,服用 14 剂后,患者四肢关节无痛,双膝微肿大,步履正常,无气短、头晕,面色较好。

黄仰模[2]认为"虚劳诸不足"指阴阳气血皆不足;"风气百疾"指感受外邪所引起的多种疾病,包括头痛、头眩、肢痛、麻木等。治以补气养血,调和营卫,疏风散邪,方中药味众多,针对性强。薯蓣合四君子汤补气;阿胶合四物汤养血;防风、桂枝等祛风散邪。本方对于气血两虚的退行性关节炎疗效较好,后世治风先治血的理论,实源于此。

3. 骨质疏松症 患者,女,65 岁。全身疼痛反复发作 2 年余,伴腰酸耳鸣,食少纳呆,神疲乏力,舌质淡,苔薄白,脉沉细。西医诊断为骨质疏松。中医辨证为脾肾两虚之虚劳,方用薯蓣丸加炒杜仲、桑寄生、巴戟天、淫羊藿、龙骨、牡蛎以健脾益气,补肾健骨。处方:山药 30g,太子参 30g,炒白术 15g,茯苓 15g,大枣 15g,阿胶(烊化)15g,生地黄 15g,当归 15g,川芎 10g,白芍 15g,麦冬 15g,白蔹 15g,炒神曲 15g,炒杜仲 15g,桑寄生 30g,巴戟天 15g,淫羊藿 15g,煅龙骨 20g,煅牡蛎 20g,炒鸡内金 15g,甘草 10g,2 日服 1 剂。1 周后复诊,患者诉精神明显好转,疼痛减轻,纳食有增。上方改粉剂继服。

李晓[3]认为老年骨质疏松的治疗多从补肾、健脾、活血及养肝论治。薯蓣丸的组方具备了上述功效,治疗骨质疏松疗效显著。临床中在此方的基础上加入补肾健骨之炒杜仲、桑寄生、巴戟天、淫羊藿、龙骨、牡蛎等,制成散剂,长期服用能明显改善老年骨质疏松。

4. 强直性脊柱炎 肖伟[4]运用薯蓣丸治疗强直性脊柱炎疗效显著。处方如下:薯蓣90g,当归、桂枝、神曲、干地黄、豆黄卷各30g,甘草84g,人参21g,川芎、芍药、白术、麦门冬、杏仁各18g,柴胡、桔梗、茯苓各15g,阿胶21g,干姜9g,白蔹6g,防风18g,大枣(去核为膏)240g。上药21味研末,炼蜜和丸,每丸3g。用法:每次2丸,每日2次,饭后温水送服。疗程3个月。

5. 产后痹 患者,女,28岁。患者产后2个多月,恶露已净,乳汁尚可。唯觉四肢诸关节酸楚疼痛,抬举不便且无力,全身肌肉麻木不仁。舌质淡红,苔薄白,脉细弦。此属产后百脉空虚,风寒湿邪痹阻络道,脉络失和所致,治以薯蓣丸加减:山药、黑豆、大枣各30g,党参、生地黄、天花粉各15g,炒白芍、当归、麦冬、白蔹各12g,炒白术、茯苓、杏仁、桔梗、阿胶(烊)各10g,炙甘草、川芎、桂枝、柴胡、防风、干姜各6g。服用10剂后,患者四肢关节酸痛明显减轻,肌肉麻木不仁亦轻松,苔薄,脉细滑。予原方续进30剂。

杨荣军[1]认为产后虚劳怯弱,气血两虚,风寒湿邪入侵肢节经络,故躯体关节疼痛,肌肉麻木。虚劳夹风,既不能专事培补,亦不得一味祛风,必须以补虚为主,寓散于补,使气血恢复而风邪自去。

(五)经方体悟

薯蓣丸是治疗虚痹的良方,痹病缠绵不愈,正气耗伤,脾胃虚弱,气血不足,虚损之证百见,而外邪仍留恋不去。后世医家在此方的制方理念上不断发展,出现了独活寄生汤、蠲痹汤等一系列扶正祛邪治疗痹病的方剂,临床疗效显著。该方所治为虚弱之人,气血阴阳诸多不足,但治疗重在脾胃,扶后天之气,则生化有源,阴血得养。祛邪之药也必不可少,但不可过于峻猛,耗伤正气,损脾碍胃,病必不去。国医大师路志正善于运中焦祛顽痹,重脾胃扶正气,屡起沉疴,实乃渊源于此。临床常见久痹患者,阴血耗伤,脾气不足,纳食亦差,肢节疼痛仍在,但并不剧烈。故本方多用于痹病缓解期的治疗,此时邪气不盛但正气已虚,薯蓣丸可补虚以扶正,正气复而邪可祛。此方制成丸药,以便久服,颇合顽疾徐图之意。在食疗方面,薯蓣乃食药两用之品,补脾养胃,生津益肺,补肾涩精,可嘱患者常服山药粥以匡扶正气。张锡纯在《医学衷中参西录》中有单味山药治疗虚劳的记载,可资参考。章炳麟亦言"薯蓣一味,开血痹特有神效,血痹虚劳方中风气诸不足,用薯蓣丸"。服用薯蓣时间较长,或服用剂量较大时,部分患者可出现腹胀气滞的表现,稍予陈皮自可消除。

（六）经方验案

患者,女,76岁。四肢关节肿痛变形40年。患者40年前出现手足关节肿痛,后逐渐变形,诊断为类风湿关节炎,长期服用各类中药,间断服用西药治疗。病情不断反复,逐渐加重,四肢关节变形明显,形体消瘦。近1年来,患者消瘦乏力明显,两次住院检查,排除肿瘤、结核及内分泌等疾病。患者形容枯槁,面色㿠白,少气懒言,声低言微,纳食较少,食谷不香,夜寐欠安,大便稀溏,小便正常。四肢关节稍有疼痛,无明显肿胀,晨僵半小时。舌淡苔白腻,脉细。诊断:尪痹(气血亏虚,痰瘀阻滞)。处方:山药20g,当归10g,桂枝6g,神曲10g,干地黄10g,党参10g,川芎6g,白芍10g,白术10g,麦门冬10g,杏仁6g,柴胡6g,桔梗6g,茯苓10g,干姜6g,秦艽10g,防风6g,青风藤10g,鸡血藤15g,穿山龙30g,乌梢蛇15g,甘草6g,大枣10枚。以上方出入调理3月余,患者精神转佳,纳食可,大便正常,关节疼痛逐渐减轻。嘱患者长期服用山药薏苡仁粥作为食疗。

参考文献

[1] 杨荣军.薯蓣丸治验举隅[J].浙江中医杂志,2015,50(3):228.

[2] 黄仰模,黄奕蕾,刘丽娟.用《金匮要略》理论指导退行性关节炎治疗[J].风湿病与关节炎,2012,1(5):42-44.

[3] 李晓.薯蓣丸在老年病中的应用[J].光明中医,2016,31(19):2885-2887.

[4] 肖伟,林栋栋.薯蓣丸治疗强直性脊柱炎临床疗效观察[J].辽宁中医药大学学报,2015,17(7):178-180.

三、温 经 汤

（一）经方原文

《金匮要略·妇人杂病脉证并治》

问曰:妇人年五十所,病下利数十日不止,暮即发热,少腹里急,腹满,手掌烦热,唇口干燥,何也? 师曰:此病属带下。何以故? 曾经半产,瘀血在少腹不去。何以知之? 其证唇口干燥,故知之。当以温经汤主之。

吴茱萸三两　　当归二两　　川芎二两　　芍药二两　　人参二两　　桂枝二两
阿胶二两　　生姜二两　　牡丹皮二两(去心)　　甘草二两　　半夏半升　　麦门冬一
升(去心)

上十二味,以水一斗,煮取三升,分温三服。亦主妇人少腹寒,久不受胎;
兼取崩中去血,或月水来过多,及至期不来。

(二) 经方功效

温经散寒,祛瘀养血。

(三) 经方释义

本方治疗冲任虚寒、瘀血阻滞所致的崩漏病证。女子七七,天癸竭,地道
不通,经水当断,然数十日不止,推知必为崩漏。下利当作下血讲。阴虚内热,
故见暮即发热,手掌烦热。瘀血内阻,故见少腹里急,腹满。瘀血阻碍新血再生,
津液不能上润,可见唇口干燥。本方温经散寒,祛瘀生新,调和冲任。方中吴
茱萸、桂枝和生姜温经散寒,通利血脉;阿胶、当归、川芎、白芍、牡丹皮可养血
活血,祛瘀调经;麦冬、半夏降逆润燥;人参、甘草补中益气。

(四) 经方治痹

1. **纤维肌痛综合征**　患者,女,33 岁。1 年前因流产大量出血,诱发周身
疼痛、酸麻僵硬、怕风畏凉等不适。间断行中药内服及熏蒸等治疗效差,渐次
出现心悸、寐差、汗多、急躁、月经量少不规律等不适来诊。诊见:周身多发疼
痛,僵硬,尤以颈、肩、胸胁、背、臀、膝等明显,汗多,乏力,怕风,头昏,寐差,梦
多,烦躁,月经量少不规律,纳呆,大便干,小便黄,舌嫩红,苔白,脉弦细无力。
中医诊断:产后痹,属气血亏虚,冲任虚寒,瘀血痹阻证。治法:益气养血和营,
温经祛风通络。方选温经汤加味:桂枝、防风、白术、阿胶(烊)、麦冬各 12g,白
芍、当归、党参各 15g,川芎、法半夏、牡丹皮各 10g,合欢皮 20g,吴茱萸、甘草各
6g,生姜 5g,大枣 5 枚。服用 3 剂患者即感关节、肌肉疼痛及汗多、怕风畏凉等
症减轻。7 剂尽,酸麻、头昏、寐差等减轻,烦躁如前,稍感乏力。守原方加黄芪
15g,继服 7 剂。三诊时,患者周身关节、肌肉疼痛及汗出、怕风、头昏、寐差、烦
躁等均减轻,心情较前大为好转,纳食增。守原方再进 20 剂,诸症除,病痊愈。

赫军[1]认为患者产后或流产后百日内,机体虚弱,脏腑功能低下,气血不
足,百节空虚,风寒湿邪承袭,或情志不畅,肝郁气滞,邪闭经络、关节、脏腑而

发关节、肌肉疼痛、僵硬麻木,怕风畏凉,寐差,汗出等。本病治疗当扶正为主兼以祛邪,宜益气养血,祛风除湿,散寒通络。药选党参、黄芪、当归、白芍益气养血;桂枝、川芎、吴茱萸温通经络,祛风散寒止痛;配白芍以调营卫;合玉屏风散有益气和营之功;阿胶、麦冬、合欢皮养阴血,安心神;牡丹皮疏肝解郁,清郁热;甘草、生姜、大枣和胃调中。本方益气养血和营,祛风除湿,散寒通络,标本兼治,痹病得除。

2. 雷诺综合征 患者,女,50岁。主诉两手手指疼痛,麻木,遇冷加重反复发作4年。现症见:两手手指疼痛,指趾先变白,继而变紫、麻木,遇冷加重,得温则减,面色苍白,疲倦乏力。舌质淡,苔薄白,脉细弱无力。中医诊为寒痹、血痹,辨证属气血虚弱,血寒凝滞,经脉不利所致。治以补益气血,温经散寒,活血化瘀。以温经汤化裁:吴茱萸、川芎、芍药、干姜、制附子、制香附各9g,当归15g,党参、鸡血藤各30g,带皮桃仁、延胡索各9g,肉桂(焗冲)、炙甘草各5g。服用3剂后疼痛减轻,守原方加减调理1月余,诸症悉除。

温桂荣[2]认为本病由气血虚弱,寒凝血滞,阳气不足,以致血行不畅,不能温养四肢所致,出现两手指疼痛、麻木、遇冷加重的特点。患者正值更年期,其情绪时常激动也是致病原因之一。根据病症,采用补益气血,温经散寒,活血化瘀的温经汤为基础方,随症施治。其中吴茱萸、肉桂、干姜、制附子扶阳温中,散寒止痛;当归、川芎、芍药、鸡血藤补血活血,使血液充足,以加强血液循环;党参、炙甘草健脾益气,使脾旺四肢强;带皮桃仁、延胡索活血化瘀,推陈出新,通络止痛;制香附疏肝理气,改善不良情绪的影响。由于用药紧扣病症,标本兼顾,故收良效。

3. 膝痹 患者,女,43岁。有多年风湿性关节炎病史,近因疼痛加重而前来诊治。刻诊:两膝关节疼痛,固定不移,按压及受凉疼痛加重,下肢麻木,舌淡边略黯,苔薄白,脉沉弱。辨为筋脉寒瘀证,给予温经汤加减,药用:吴茱萸9g,当归6g,川芎6g,白芍6g,党参12g,桂枝6g,阿胶6g,生姜6g,牡丹皮6g,炙甘草6g,生川乌6g,生草乌6g,麦门冬24g。服用6剂后,患者感膝关节疼痛减轻,又以前方治疗30余剂,诸症悉除。

王付[3]认为张仲景设温经汤本是主治妇科(血)虚、(血)瘀、(血)寒病证。而应用温经汤根据方药组成及功效,合理用于治疗风湿性关节炎或类风湿关节炎,则能取得显著疗效。根据疼痛固定不移辨为瘀,因受凉加重辨为寒,又因下肢麻木、脉沉弱辨为虚,以此辨为虚瘀寒证。以温经汤温经散寒,活血化瘀,益血荣筋,加生川乌、生草乌温阳逐寒止痛。

4. 产后痹 马永静[4]运用温经汤加减治疗寒凝气滞证的产后身痛疗效显著。该证患者多有产时、产后失血过多,产褥期起居不慎,又感风寒,或居住环境潮湿阴冷,阴雨天加重的病史。临床可见肢体关节酸楚、麻木、疼痛、重着、畏风恶寒、关节肿胀、屈伸不利,病久不愈可见肌肉萎缩,关节变形。方拟:人参 8g,炙黄芪 20g,生黄芪 15g,制附子 8g,炒白芍 30g,炒白术 10g,桂枝 15g,吴茱萸 8g,荆芥 15g,当归 15g,川芎 10g,细辛末 1g,麦冬 20g,牡丹皮 8g,阿胶(烊)10g,生姜 3 片,甘草 6g。随症加减,畏风甚者加入防风 10g,制川乌 6g,独活 6g;头痛甚者川芎增至 15g;腰痛甚者加入炒杜仲 15g,炒续断 15g,桑寄生 15g;畏寒甚者将人参改为红参,加入鹿角胶 15g;下肢痛甚者加入川牛膝 15g。

马氏强调治疗上应充分考虑患者产后"多虚、多瘀"的病机特点,谨遵"勿拘泥于产后,亦勿忘于产后"之思想,还要在固本补益的基础上,遵循"补虚不滞邪,攻邪不伤正"的原则组方,故临床以益气养血为主,散寒通络为辅。马氏临床用药剂量强调中病即止,尤其是所用补益药物的药味切勿过于甘壅滋腻,以免壅滞脾胃;祛风通络药物的药性切勿过于温燥,以免伤阴助热;祛瘀药物的药力切勿过猛,以免耗伤气血。

(五) 治痹体悟

温经汤治疗痹病以寒证和血瘀证为辨证要点。患者的体质较为虚弱,有贫血貌,又因血虚不能温养,而常常出现手足冰凉、肢寒畏冷的症状。脉象多虚,以沉细无力多见。适合温经汤治疗的患者以女性尤多,特别是形体干瘦、皮肤枯槁、缺乏光泽的人群。患者关节疼痛多以冷痛为主,一般不会出现关节肿胀发热的症状。部分患者有较明显血瘀症状,如疼痛夜间加重,疼痛固定或舌象可见瘀斑瘀点。温经汤中的药物多较为滋腻,适合冬季制作膏方,以做调养之用。根据刘渡舟[5]临床经验,凡用温经汤,必须重用麦冬以滋肺胃之津液,又能通心肺而养营血,同时还能监制吴茱萸、桂枝等温燥而避免耗阴,可以减少服药后引起的头晕、咽干、心烦等不良反应。何任[6]认为温经汤是温养气血,兼以消瘀,标本兼顾,配伍精确的佳方。用温经汤宜用原方全方。若必须加减,亦不可任意取舍,否则容易影响治疗效果。故运用温经汤时,多遵循原方组成,不减少药味,并依据患者虚证和瘀证孰重孰轻,热象的有和无,酌情予以增添药物。腰痛者,可加杜仲、补骨脂、菟丝子、淫羊藿;关节畏寒疼痛者,加附子、羌活、独活;膝痛者,加牛膝、五加皮、鹿衔草;夜尿多者,加金樱子、芡实、覆盆子。许多痹病患者服用温经汤后,不仅关节疼痛的症状得到改善,同时身体较前丰润,皮肤也变得光滑,说明温经汤对于调节患者的体质有较好的作用。

(六)经方验案

患者,女,46岁。因腰痛2年就诊。患者2年前出现腰部酸胀疼痛,畏寒喜暖,常着厚衣,以避风寒。双膝酸软乏力,每于下楼梯时,感关节发软,活动欠利。患者素来形体消瘦,面容枯槁,月经量少,近1年来月经量更是减少,杂有血块。小便清长,夜尿频,每晚2~3次,严重影响睡眠。诊断:腰痹(肝肾亏虚,血虚兼瘀)。治拟补益肝肾,养血活血,方拟温经汤化裁:吴茱萸6g,当归10g,川芎10g,芍药15g,党参10g,桂枝10g,阿胶15g,牡丹皮10g,半夏10g,麦门冬15g,杜仲20g,补骨脂10g,骨碎补10g,牛膝15g,金樱子10g,芡实30g,覆盆子10g,生姜3片,甘草6g。服用半月,患者腰痛明显改善,膝关节酸软减轻,夜尿1次。改用膏滋剂型,服用3月,患者诸症均得缓解,且形体较前明显丰腴,肌肤润泽。

参 考 文 献

[1] 赫军,李丽,何宾,等.运用《金匮要略》方辨治风湿痹病验案3则[J].新中医,2013,45(9):194-196.

[2] 温桂荣.温经汤治疗杂病探微[J].中华中医药杂志,2016,31(7):2606-2609.

[3] 王付.温经汤临床应用札记[J].辽宁中医杂志,2009,36(11):1979-1980.

[4] 马永静.温经汤加减治疗产后身痛寒凝气滞证临床研究[J].河南中医,2017,37(2):331-333.

[5] 刘渡舟.经方临证指南[M].北京:人民卫生出版社,2013:179.

[6] 何任.温经汤论[J].浙江中医药大学学报,2010,34(6):802.

四、乌 头 汤

(一)经方原文

《金匮要略·中风历节病脉证并治第五》

病历节不可屈伸,疼痛,乌头汤主之。

乌头汤方:治脚气疼痛,不可屈伸。

麻黄 芍药 黄芪各三两 甘草三两（炙） 川乌五枚（㕮咀，以蜜二升，煎取一升，即出乌头）

上五味，㕮咀四味，以水三升，煮取一升，去滓，内蜜煎中，更煎之，服七合。不知，尽服之。

（二）经方功效

温经散寒，祛湿止痛。

（三）经方释义

乌头汤所治为寒湿痹阻之历节，以关节疼痛剧烈，痛不可触，关节不可屈伸为主证。方中乌头大热，性疏利迅速，开关通节，祛逐寒湿之力甚捷，对于诸积冷毒，历节疼痛颇有功效；麻黄可开腠理，宣通痹阻，升发郁塞，以治寒湿之痹；黄芪益卫固表，补气除湿，亦防麻黄过于发散之弊；芍药、炙甘草柔筋止痛，以治关节屈伸不利；白蜜甘缓，解乌头毒。方中乌头 5 枚，足可见该方药效峻猛，单刀直入，以温经散寒，除湿蠲痹。

（四）经方治痹

1. 类风湿关节炎 患者，男，56 岁。患类风湿关节炎 3 年余，手指足趾肿痛变形，畏寒乏力，脉沉细，苔薄白。风寒湿久阻脉络，夹瘀凝结。方拟：制川草乌各 9g（先煎），黄芪 15g，麻黄 6g，当归 9g，细辛 3g，甘草 9g，桂枝 9g，炒赤白芍各 9g，桃仁 9g，红花 6g，蕲蛇 9g，全蝎粉 1.2g（分吞），纯蜜 15g（冲）。服用 30 余剂后，患者足趾肿痛大减，手指肿痛亦轻，畏寒依故，脉沉细，苔薄白。阳虚之体，风寒湿瘀已有化机，仍守前法增损。制川草乌各 9g（先煎），黄芪 18g，麻黄 6g，桂枝 9g，细辛 3g，炒赤白芍各 9g，熟附片 9g（先煎），甘草 9g，当归 15g，蜂房 9g，全蝎粉 1.2g（分吞），蕲蛇 9g，纯蜜 15g，服用二十余剂，患者足趾肿消痛止，手指痛止，畸形好转，脉细苔白。风寒湿瘀渐化，病久气血亏耗，前方加入益气养血之品。制川草乌各 9g（先煎），熟附片 3g（先煎），当归 15g，桂枝 9g，细辛 3g，大熟地 15g，炙黄芪 15g，炒赤白芍各 9g，炒川芎 6g，鹿角 9g，全蝎粉 1.2g（分吞），蕲蛇 9g，纯蜜 15g（冲）。

张伯臾[1]指出治疗痹病要辨别属寒、属热，还是寒热错杂。本例指、趾关节肿痛变形，不红不热畏寒，脉沉细，苔薄白，属寒无疑，由于风寒湿瘀凝结经隧关节，不易外攘，故用一般祛风散寒化湿药往往效果不著，须用大辛大热、温经逐寒通络之乌头再加透骨搜络之虫类药,方能奏效。

2. **强直性脊柱炎** 患者,男,17 岁。腰痛伴右膝肿痛 3 月,因受凉后出现右膝冷痛,皮肤不烫,继而关节肿大,伴有双侧臀部隐痛,遇冷加重。舌淡苔白滑,脉沉细弦。当属寒邪入络、血脉痹阻之痛痹。治宜温经散寒通络,活血化瘀止痛。以乌头汤加减:麻黄 10g,川乌粉 30g,白芍 15g,炙甘草 15g,附片粉 30g,细辛 9g,全蝎 15g,乌梢蛇 30g,桂枝 15g,乳香 10g,没药 10g,穿山甲珠 10g,川牛膝 9g。服用 5 剂后,患者右膝痛大减,肿胀有所消失,因伴口干,遂于原方加入葛根 30g。再服 10 剂后,患者臀部疼痛消失,右膝虽仍有轻度肿胀,但冷痛显著缓解,活动自如,行走不受限。

吴启富[2]认为乌头汤多用于强直性脊柱炎痛痹证型的治疗,临床表现为腰髋膝等关节疼痛不移,关节转侧屈伸不利,皮色不红,寒象比较明显者。吴氏临证时对该方予以加减化裁:寒重者,加制附片;痛剧者,加全蝎、桂枝、乳香、没药;关节肿胀怕冷夹痰者,加白芥子、五加皮;腰部冷痛者,加熟附子、金樱子、杜仲;寒凝气滞严重者,可加血竭;关节肿大变形,顽固疼痛者,可加乌梢蛇、穿山甲珠。

陈湘君[3]经过多年临床治疗观察,认为强直性脊柱炎是由于先天肾阳虚衰,督脉失温,外感寒邪,内寒与外寒相合,寒性凝滞,凝痰成瘀,导致脊柱疼痛僵硬,强直变形。故急性期以温阳祛寒为治则。拟乌头汤加减:制川乌 9g,麻黄 6g,芍药、黄芪各 30g,桂枝、白术、防风、防己、知母各 12g,甘草 9g。本方以川乌大辛大热之品,祛逐寒湿,开通腠理,温经止痉;麻黄、桂枝、防风、防己、黄芪、白术共奏发汗除表湿、健脾除里湿、益气固卫表之效;芍药、甘草缓急止痛;反佐知母,以其剂过辛热,监制之也。

3. **肩关节周围炎** 周福贻[4]运用乌头汤治疗肩周炎取得较好的临床疗效。患者,52 岁。自觉右肩疼痛,畏寒怕风,活动艰难已 3 月余,近月加重,入夜尤甚,难以安眠,关节活动受限,生活梳洗诸多不便。舌质黯红,苔薄白,脉沉弦。属寒凝经脉之证,治宜温经散寒,活血通经。以乌头汤加减治疗,药用:附片 10g,麻黄 10g,白芍 20g,黄芪 20g,炒桂枝 10g,川芎 6g,甘草 6g。服药 7 剂后,右肩疼痛有所减轻。上方去附片加制川乌 8g、制草乌 8g,再进 7 剂后,患肩疼痛明显减轻,夜寐安和。调治 5 周,患肩疼痛基本消失,功能活动亦有明显改善。

4. **腰椎间盘突出症** 患者,女,53 岁。腰痛伴左下肢疼痛 1 周,不能行走,坐卧不安。舌质黯红,苔薄白,脉弦紧。患者腰痛急性发作,痛有定处,休息不减轻,证属血瘀型。药用:制川乌 12g,炙麻黄 10g,炒桂枝 10g,黄芪 20g,炒白芍 20g,桃仁泥 10g,鸡血藤 15g,制乳香 10g,怀牛膝 15g,甘草 6g。服药 1 周,患者腰痛明显减轻,脊柱侧弯已基本恢复。三诊时,患者腰腿痛继续减轻,左小腿及足背外侧麻木,胃纳呆,苔白腻。药用:制川乌 10g,炒白芍 20g,炒桂枝 10g,炙麻黄 10g,威灵仙 15g,焦苍术 10g,焦白术 10g,鸡血藤 10g,槟榔 10g,甘草 6g。服用 7 剂后,患者腰痛明显减轻,左下肢仍痛,行走尚可,症情稳定,继以原方加黑杜仲 15g,调治一月而病愈。

周福贻[5]集 40 年临床经验设立"增味乌头汤"治疗腰椎间盘突出症疗效满意。组方如下:制川乌 12g,炙麻黄 10g,黄芪 20g,白芍 20g,威灵仙 15g,鸡血藤 15g,桂枝 10g,甘草 6g。方中麻黄、芍药、黄芪、乌头、甘草为仲景原方所有,具温经祛寒、除湿解痛之功。川乌头大辛大热,温经散寒,除湿止痛。加入威灵仙祛风通络,鸡血藤活血止痛,意取"通则不痛"。桂枝助麻黄温经散寒并有舒筋缓急之功。诸药合用,专为腰椎间盘突出症偏寒湿型而立,具有祛风活血、散寒止痛之功。祛风、活血、温经理气均能止痛,辨证应用,方药随证加减。瘀血证型明显者上方可加川芎、制乳香、制大黄等活血化瘀,通络止痛,重症者加槟榔破气,取"气行则血亦行"之义;寒湿较甚者原方加大制川草乌用量,各6~9g,或方中加北细辛 3~6g;肝肾阳虚者原方选加桑寄生、淫羊藿、杜仲、续断、狗脊、怀牛膝等温补壮腰之品,或去川乌改淡附片 10g。

董建华[6]治疗腰腿痛的常用处方:川乌 5g,麻黄 10g,桂枝 6g,白芍 6g,酒当归 10g,地龙 10g,木瓜 10g,甘草 5g。此方从《金匮》乌头汤化裁而来。乌头除寒开痹,善入经络,力能疏通痼阴洹寒,配伍麻黄宣透皮毛腠理,一表一里,内外搜散,止痛甚捷;桂枝通阳,地龙活络,当归、白芍开血痹以通经脉,木瓜、甘草酸甘缓急。董氏认为,治痹不效之因,大半是用药散而杂,不能切中肯綮。辨证用药要按邪之偏胜,分别主次,突破重点。凡见疼痛较剧,遇寒更甚,局部不温,舌黯不红者,为寒胜。川乌为必用之品,配伍麻黄,其力更宏。

5. 膝骨关节炎 患者,女,57 岁。双膝、踝关节酸楚肿痛 2 月,加重 3 天。3 天前因寒流袭来使上述关节酸楚肿痛加重,步履欠利,无晨僵,无心悸不适。查体:双膝、踝关节有压痛,局部肿胀明显,但局部皮肤不红无触烫。舌淡苔薄白,脉弦。辨证为风寒湿痹。治拟散寒除湿,祛风通络。方以乌头汤加桂枝 12g,细辛 12g,独活 12g,威灵仙 12g,土茯苓 12g,川牛膝 15g,桃仁 12g,红花 10g,大枣 20g,茯苓 15g,薏苡仁 15g,陈皮 10g。治疗 1 月后,患者双膝、踝关节肿胀全消,酸痛明显减轻,步履已可。再以前方去细辛、土茯苓、威灵仙继服 1

月。患者诸关节无酸楚肿痛。

乌头汤为仲景治痹名方,其中川乌、麻黄有温经散寒、除湿祛风之功;芍药、甘草缓急止痛;黄芪益气固表、利血通痹。所加桂枝、细辛增强温经散寒、除湿祛风之功;独活善除下半身之风湿;威灵仙善除全身之风湿疼痛;土茯苓消肿除湿;川牛膝、桃仁、红花共奏活血通经之功;大枣、茯苓、陈皮等健脾扶正;薏苡仁既能健脾又能利湿。鲁贤昌[7]认为上述药物相配,攻补兼施,不仅散寒、祛风湿之力甚强,而且兼有活血化瘀、健脾扶正之功,故见良效。

6. 颈椎病 患者,男,50岁。1年前患左侧颈、肩部疼痛,每遇阴雨或受寒则加重。3天前因过劳,又值天气骤寒,疼痛大发,除肩颈部外,并向左前臂及拇指放射,昼轻夜重,痛楚不堪。面色晦黯,舌淡苔黄而不干,口渴喜冷饮而不多,溲黄便秘,不思饮食,患肢厥冷,颈部经热敷后较轻快,脉弦滑略有数象。此乃痛痹日久,渐至血瘀,此次发病急骤,伴有瘀而化火之象。病以阴寒内盛为本,治宜温经散寒,活血化瘀,稍佐清热利湿。乌头汤加减:麻黄5g,白芍20g,甘草10g,川乌5g,附子15g,鸡血藤30g,当归15g,桂枝15g,黄柏10g,防己15g。服药1剂后酣睡一夜,其痛若失。又服1剂,前症稍有反复。小便清长,大便通下1次;舌苔转白,中心罩黄,脉弦而弱已无数象。原方中加入淫羊藿15g,续断10g,熟地黄20g,黄柏减为5g,连服5剂,疼痛明显减轻,以后遇劳虽偶有发作,但程度甚轻,且服此方一二剂即愈。

王德光[8]认为乌附性虽辛热,但其应用范围却并不限于里寒,于温阳育阴、行气活血、逐表达里之剂中,只要配伍得当,用之皆可提高疗效。本例因痛痹日久,渐致血瘀,此次因操劳而暴发,兼有郁而化火之象,证虽寒热错杂,实以寒滞血瘀为本,故用乌、附、桂、麻以通经活络,散寒止痛,并用养血活血之品以散血瘀,少佐黄柏、防己以清热利湿,药证相投,故效如桴鼓。本例仅用乌头5g、附子15g,与群药同煎,剂量虽然不大,但能使剧烈疼痛基本缓解,可见乌附应用得法,确能散寒通络、逐瘀活血而收效甚捷。王氏在乌附等温热药运用上积累了丰富的经验。他认为久煎后虽然毒性大减,但疗效也随之降低。王氏应用乌、附治疗痹证的经验是:先由中等量(指《药典》规定之量),附子10g、乌头5g开始,如无效可将剂量逐渐加至附子20g、乌头10g,皆不久煎,只要辨证准确,常可获效。若此量仍无效,再增加剂量亦不理想,反徒增毒性作用,为其临床心得。

7. 风湿热 患者,女,21岁。患者于1974年10月下旬起发热(38℃以上),匝月不愈,确诊为风湿热。遂用麻黄连轺赤小豆汤、桂枝芍药知母汤及祛风活血之品治疗,体温一度得退,数日后体温复起。一诊,1974 年 12 月 10 日。发热(39℃)寒战,以傍晚为甚,无汗,面色苍白,左足膝漫肿而痛,不红不热,活动不利,心悸胸闷,口干纳少,四肢不温,舌虽红而苔白腻,脉沉细而数。证属风寒湿为患,痹阻络脉,郁久成瘀,寒热虽高,仍宜温药治之。制川草乌各 6g(先煎),炙黄芪 12g,麻黄 6g,炒赤芍 9g,炙甘草 4.5g,连翘 12g,赤小豆 12g,当归 12g,防风、防己各 9g,红花 9g,白蜜 30g,木通 4.5g,7 剂。二诊,1974 年 12 月 17 日。寒热见减未清,关节肿痛亦轻,能下床做少量活动,面色仍苍白,心悸未已,舌红转淡,脉如前。风寒湿邪新怯,治当猛追穷寇,更进一筹。制川草乌各 9g(先煎),炙黄芪 12g,炒赤芍 9g,甘草 4.5g,桂枝 6g,木通 6g,熟附片 6g,连翘 12g,赤小豆 12g,防风、防己各 9g,磁石 30g,当归 12g。本方略为加味,服至 12 月 29 日起体温正常,后又连续再服三十余剂。三诊,1975 年 2 月 4 日。关节痛全然消失,血化验检查亦均正常,脉细苔薄,久病缠绵,正气已虚,气血不足,痹证后期,当予调补气血,以冀巩固。炙黄芪 12g,当归 12g,桂枝 4.5g,熟地黄 12g,炒白芍 9g,炒川芎 4.5g,炒枣仁 9g,鸡血藤 15g,白毛藤 15g,防己 12g。

张伯臾[9]善用乌头汤治疗风寒湿痹,并拟治寒湿痹的通痹汤:制川乌 4~9g,麻黄 3~6g,独活 6~9g,防己 15~30g,木通 6g,黄芪 12~18g,当归 15g,甘草 4.5g。若风重者,加桂枝、防风;寒重者,加附子、鹿角;湿重者,加薏苡仁、苍术、蚕沙;兼有表证者,可据其偏胜,与麻黄汤、桂枝汤、羌活胜湿汤等合用;发热高者,可少佐清热之品,如金银花、连翘之类;若疼痛明显剧烈而日久者,可加五灵脂、乳香、没药,活血止痛;日久不愈,久痛入络,或痰瘀凝结而变形者,需加入虫类搜剔,如僵蚕、全蝎、土鳖虫、蜈蚣、蜂房、蕲蛇、乌梢蛇等;痹证日久,"其不痛者,病久入深"也,用药宜重,复见痛感者为佳。

8. 痛痹 患者,女,58 岁。患者于 3 年前冒雨涉水,其后全身大小关节疼痛,近来加重,遇冷天阴则加剧,甚则夜难以入睡,查舌淡苔白,脉弦。辨证为寒痹。治拟温经散寒,活络止痛,佐补肝肾。处以乌头汤加味治疗:川乌 9g,麻黄 6g,制附子 6g,桂枝 10g,黄芪 18g,熟地黄 18g,牛膝 10g,蜂房 10g,穿山龙 6g,炙甘草 9g,炙马钱子 0.5g。上方服用半月后,患者诸症消失,投以金匮肾气丸善后。

本例患者肢体关节疼痛较剧,痛有定处,遇寒则增,不可屈伸,局部不热,舌淡苔薄白,脉弦紧,故谢海洲[10]选用乌头汤治疗取得良效。该方具有温经散寒、除湿止痛之功,主治寒痹阴寒盛,且有湿邪,留于关节,深入筋骨,症见关节剧痛,不可屈伸。

（五）经方体悟

乌头汤是治疗寒湿痹病的有效方剂,可温经祛寒,除湿止痛,对于关节疼痛剧烈、畏寒明显、活动受限的症状有显著作用。方中乌头用至5枚,量不可不谓之大矣,然对于陈年痼疾,积冷顽痛,唯有重剂方可起沉疴。临床在治疗寒湿痹病时,川乌、草乌常并用,疗效较好。二药作用接近,但川乌作用温和而持久,草乌毒性稍大,但起效快而作用强,二者相辅相成,共奏散寒湿止痹痛之效。遵循仲景使用乌头治疗痹病的经验,需大量乌头方可奏效,故常从6g开始,逐渐加大剂量,直到症状得到缓解。在方药配伍上,可以加用防风、炙甘草等药物,降低乌头的毒性,提高疗效。《本经集注》记载防风可"杀附子毒",足资借鉴。乌头汤主治以肢体关节经络病为主,在临床中常配伍枝藤类药物及虫类药物以提高疗效。藤以达肢,舒利关节。鸡血藤常用于血虚兼血瘀的病证,取其养血活血之功;青风藤常用于与风湿免疫密切相关的痹病,如类风湿关节炎、强直性脊柱炎等,有较好免疫调节作用。虫以动瘀,搜剔血络。蜂房性甘平,有毒,可祛风散寒,除湿通络;蜈蚣性辛温,有毒,息风镇痉,通络止痛。乌头汤配伍枝藤虫药后,更加适合病情复杂的风湿痹病治疗。

（六）经方验案

患者,男,68岁。因双膝关节冷痛20年,加重1年就诊。患者20年前开始骑摩托车,膝关节常受风寒。患者初感关节处发凉,稍有疼痛,略事活动后,症状可改善,故未予以重视。其后症状逐渐加重,初为冬季明显,夏秋缓解,后四季均感膝关节畏寒疼痛,冬天更是明显。近1年,患者感疼痛加重,屈伸不利,行走亦有困难,夜间睡眠时,需裹棉护膝,或敷热水袋方能入睡。膝关节无肿胀,局部温度显著低于周围皮肤。舌淡苔薄白,脉沉紧。中医诊断:骨痹(寒湿痹阻)。处方:制川乌6g,制草乌6g,炙麻黄6g,黄芪15g,白芍20g,炙甘草10g,鸡血藤30g,当归15g,川芎15g,防风10g,怀牛膝15g,蜂房10g,蜈蚣2条。服用1周后,患者症状好转,无明显不适。遂逐渐加大制二乌的用量,患者感关节畏寒疼痛症状日渐减轻,活动较前灵活。前后治疗2月告愈。

参 考 文 献

[1] 严世芸,郑平东,何立人.张伯臾医案[M].上海:上海科学技术出版社,1979:134-135.

［2］杨敏,张俊.吴启富教授治疗强直性脊柱炎的经验[J].风湿病与关节炎,2013,2(3):53-56.

［3］王政,陈湘君.陈湘君治疗强直性脊柱炎经验[J].辽宁中医杂志,2000,27(5):196.

［4］沈杰枫.周福贻教授运用乌头汤的经验[J].中医正骨,1999,15(7):55.

［5］沈杰枫.周福贻治疗腰椎间盘突出症的经验[J].江苏中医,1999,20(3):10-11.

［6］王长洪,陈光新.董建华治疗痹证的临床经验[J].中医杂志,1982,23(2):15.

［7］何永生.鲁贤昌治疗骨关节炎经验[J].中医杂志,2003,44(8):585.

［8］张存悌,吕海婴.火神派名家医案选(5)[J].辽宁中医杂志,2008,35(11):1746-1747.

［9］严世芸,郑平东,何立人.张伯臾医案[M].上海:上海科学技术出版社,1979:129-131.

［10］谢海洲.谢海洲医学文集[M].北京:中医古籍出版社,2004:392.

五、大黄䗪虫丸

(一) 经方原文

《金匮要略·血痹虚劳病脉证并治》

五劳虚极羸瘦,腹满不能食,食伤、忧伤、饮伤、房室伤、饥伤、劳伤、经络营卫气伤、内有干血,肌肤甲错,两目黯黑,缓中补虚,大黄䗪虫丸主之。

大黄十分(蒸) 黄芩二两 甘草三两 桃仁一升 杏仁一升 芍药四两 干地黄十两 干漆一两 虻虫一升 水蛭百枚 蛴螬一升 䗪虫半升

上十二味,末之,炼蜜和丸小豆大,酒饮服五丸,日三服。

(二) 经方功效

活血化瘀、养血润燥。

(三) 经方释义

本方治疗五劳(心劳、肝劳、脾劳、肺劳、肾劳)虚极,内有干血的证候,虽见于虚劳,实属虚实夹杂之证。"腹满不能食"提示中焦气机阻滞,运化失司,脾胃之气将败。"肌肤甲错,两目黯黑"皆为内有瘀血的外在表现,当以"缓中补虚"法治之。祛瘀而生新,缓慢消除瘀血,使新血得以渐生,此乃久病缓图之法。大黄䗪虫丸以大黄、䗪虫为君药,大黄荡下逐瘀,推陈致新,䗪虫破血通络,力专而缓;水蛭、虻虫、蛴螬活血通络,攻逐瘀血,合以桃仁、干漆增强破血逐瘀之功;佐以黄芩清解瘀热,杏仁宣利肺气;芍药、地黄、甘草、白蜜滋阴润燥养血;酒服以行药势为使药。共奏活血化瘀、养血润燥之功。方中地黄量独大,取其滋润之性,起到"润以濡其干"的作用。该方虽峻猛之药杂陈,但峻药丸制,久病缓图,消中有补,寓补于消,则破瘀血不伤正气,消瘀血于无形,气血得以渐复。参、芪、归、地等固是补虚之品,但干血虚痨之病,不假以大黄、䗪虫、水蛭之属,则难以动其瘀,瘀不去则新血不生,补而无益。仲景独以大黄䗪虫丸补虚,实乃神圣也。本方以破血逐祛为主,补虚润燥,祛瘀生新,邪祛扶正,实得"缓中补虚"之要旨。

(四) 经方治痹

1. 类风湿关节炎　患者,女,42 岁。患者四肢关节疼痛 2 年,双手手指畸形 1 年。双手近端指间关节及掌指关节、双足踝、跖趾关节痛甚,行走活动不利,乏力明显,怕风怕冷。纳寐一般,大便稍干,月经正常。苔白腻,脉弦。诊断为痹证(瘀阻阴络)。治宜活血化瘀,通络止痛。药用大黄 6g,土鳖虫 10g,虎杖 15g,连翘 15g,麻黄 6g,桂枝 10g,防风 10g,防己 10g,白芍 30g,青风藤 15g,生地黄 30g,炙甘草 3g,制南星 10g,全蝎 3g,川牛膝 10g,土茯苓 30g。20天后复诊,患者用药后双手指关节变形仍痛,手腕痛,双足疼痛,肘关节变形活动受限,皮疹发于肘、臂、臀、大腿等部,表面凸起,痒甚,纳寐可,二便调,口眼干改善,睡眠改善,舌苔根部白腻,脉细弦。原方去青风藤,加徐长卿 15g、蝉蜕 6g、制半夏 10g。1 周后来诊,患者双腕、肘关节微痛,乏力,晨僵,双足行走时疼痛明显,怕风怕冷,余情尚可,纳寐可,二便调,苔薄,脉细。原方去徐长卿,加独活 10g、薏苡仁 30g。

汪悦[1]善将大黄䗪虫丸用于类风湿病患者后期的治疗。大黄䗪虫丸本意为治疗虚中有瘀血之虚劳,方中所使用的药物,除了有补虚之药,更有土鳖虫、水蛭、虻虫、蛴螬等药性峻猛之虫类药,祛瘀血而使得正气新生。此类患者瘀血阻络,表现为肌肤甲错,关节变形,一般状况较差,自觉乏力,大虚有羸状。瘀血之邪深入经络脏腑,非虫类药物不能达到搜风剔络之功效,故以大黄䗪虫丸治疗类风湿关节炎瘀血痹阻证患者疗效确切。

2. 干燥综合征　李新一[2]以大黄䗪虫丸为主方治疗干燥综合征取得较好疗效,其中肝肾阴虚者配杞菊地黄丸,气虚津伤者配生脉饮。

患者,65 岁。患者口干舌燥,气短乏力,腹胀纳差,吞咽干的食物困难,关节疼痛,大便干结,舌质黯少苔,脉沉无力。以大黄䗪虫丸加生脉饮口服,1月后症状改善,连服 3 个月,以上诸症明显好转,关节疼痛消失,大便通畅。继服 1 月巩固疗效。

患者,46 岁。患者形体消瘦,肌肤干燥,双目干涩,心烦失眠,头晕头痛,月经量少色黯,舌质黯红少津,脉沉细涩。治疗以大黄䗪虫丸加杞菊地黄丸口服。连服 2 个月,双目干涩及心烦失眠减轻,头晕头痛基本消失。继服 2 个月以巩固疗效。

以上病例证系血瘀络阻,中医燥证有内外燥之分,本病属内燥范畴。其病因多由阳虚体质,或热盛伤津,或失血过多,或久病精血内夺,气滞血瘀,蕴酿成燥毒,煎灼津液,其燥亦甚。本病虽属燥证范畴,单一以润治燥难以获效。要从症候特点分清燥毒证在气、在血和虚实本质所在。大黄䗪虫丸缓中补虚,方中䗪虫、虻虫、蛴螬等虫蚁搜剔,通络化瘀;地黄、芍药养阴活血;大黄养阴祛瘀。配合杞菊地黄丸滋补肝肾,生脉饮益气养阴,诸药合用,共奏益气养阴、活血化瘀之功。

3. 坐骨神经痛 患者,男,32 岁。1 月前因受寒,左侧腰腿剧痛,不能转侧,尤以左下肢疼痛难忍,不能落地,夜寐不安。舌淡苔薄白,脉沉细。辨证为寒邪侵袭,气滞血凝,经络瘀阻之痹证。治当温经散寒,行瘀通痹。先投麻辛附子汤加味。处方:附子 15g(先煎),麻黄 6g,细辛 6g,秦艽 9g,独活 9g,桑寄生 15g,防风 9g,大枣 5 枚,甘草 6g。服一剂后,汗出痛减,再服第二剂则疼痛如前,第三剂加服大黄䗪虫丸。每次 1 丸,连服 2 剂,患者感觉疼痛缓解,左下肢已勉强可以屈伸,连服 20 余剂而痊愈。

祁涛[3]认为本证属日久寒凝血滞成瘀,血行受阻,故剧痛难忍。先投麻辛附子汤加味,以祛风散寒、温经通络为治,已属对证。服第一剂有效,第二剂无效,第三剂加服大黄䗪虫丸又有效,并连服至愈。祁氏认为治疗痹证属瘀者,在祛风散寒、温经通络的同时,应加入活血祛瘀之品,使其经络气血通畅,方能获效。

4. 骨痹 患者,女,48 岁。关节痛已 20 余年,开始关节肿痛,寒热并作,经治热退痛解,但自此以后,频繁发作。近 3~4 年,痛势略轻,但关节逐渐变形,举动步履均受限制,出门乘车,上下须人扶持。周身关节作响,动多响声更大,不动周身又感僵硬。诊时面色萎黄,形体瘦弱,皮肉干着,月经四十岁即断绝。间有心悸,胸闷短气,饮食尚可,但乏味,大便干燥,脉细而弦,按之尚有力,偶见歇止,舌质淡,隐紫气,乏华,苔薄白。早上服:大黄䗪虫丸、指迷茯苓丸各 5g,粥汤送下。晚上服:六味地黄丸 10g,淡盐汤送下;大活络丹 1 粒,研碎黄酒调下。连续服用3个月，渐见效机，自感身体较前轻灵，活动亦稍便利。大便顺，肌肤略温。时入冬令，转为膏丸并进。

丁光迪[4]认为痹证燥化，关节作响，滋补肝肾为最要。是从营养筋骨，润以滋燥，图治其本；同时，虫蚁搜剔，化痰通络，亦须兼进，这些固属治标，但祛瘀可以生新，痰去气化自清，亦是相辅相成之治。

（五）经方体悟

大黄䗪虫丸可祛瘀生新，缓中补虚，治疗罹病日久、正虚形削、瘀血阻滞、肌肤甲错的痹病患者较为适宜。痹证晚期或重证患者，常见关节肿胀畸形，疼痛剧烈，皮肤粗糙如蛇皮，此时正符合"久痛入络"的表现，故投以一般的祛风散寒除湿之品往往无效，此时非虫蚁之类不足以搜剔经络之中的风湿痰瘀诸邪，叶天士虫类搜剔通络之法正以此而设，其渊源则出自鳖甲煎丸、大黄䗪虫丸等诸方。该方迟缓则生血不伤正，善入则坚积易破，祛瘀血不伤新血，默消瘀血于无形。方中诸虫善走络道，搜剔瘀血，通关破结，势猛效宏，再伍以化痰、除湿、通络之品，则瘀去而络通，痰化湿消，顽证可愈。由于该方中集合了众多虫类药物，这类药物患者见之可怖，煎煮时气味亦难闻，难以入口。故临床常常使用丸药服用，既可以减少药物对患者的刺激，又能提高临床疗效，降低医疗费用。更主要的是，该方所治之病，多为慢病顽疾，丸剂正合"丸者缓也"之意。该药既可配合汤药使用，亦可作为缓解期善后之药使用。临床使用该方时，需把握"虚"与"瘀"的病机关键。无论何种痹病，只要辨证属于正虚血瘀络阻较甚者，就可选用该方治疗。方中虫类药物较多，攻逐之力较甚，久病患者往往不耐峻药攻伐，故临证时可以依据患者正气的盛衰状况，血瘀的严重程度，酌情增减虫类药物剂量和种类。

（六）经方验案

患者，女，65岁。四肢关节肿痛变形20年加重半年。患者20年前出现双手指及足趾关节肿痛，晨僵明显，诊断为类风湿关节炎。予以激素、雷公藤、甲氨蝶呤等中西医药物治疗，患者关节疼痛反复发作，手足关节逐渐变形，活动不利。近半年来患者关节疼痛加重，且形体逐渐消瘦，纳食不佳，时感腹满，皮肤色黑，粗糙明显，触之棘手，夜间关节疼痛较甚，关节稍有发热，手足关节基本完全变形。舌黯红苔薄白，脉细涩。诊断：尪痹（阴虚血瘀）。治以养阴润燥、祛瘀通络为法，处方：玉竹15g，白芍15g，石斛15g，薏苡仁15g，五加皮15g，海桐皮 15g,白茅根 30g,忍冬藤 30g,首乌藤 30g,川牛膝 10g,黄柏 10g,知母 10g,桑枝 30g。兼服大黄蟅虫丸。服用月余,关节疼痛缓解,皮肤颜色逐渐变浅,粗糙感好转。汤药依据症状辨证加减,大黄蟅虫丸则一直坚持服用半年,症状明显改善,皮肤恢复正常。

参考文献

[1] 马顾全,刘晏,汪悦.汪悦教授运用经方治疗类风湿关节炎经验撷萃[J].风湿病与关节炎,2016,5(7):30-33.

[2] 李新一.大黄蟅虫丸治疗干燥综合征 35 例观察[J].黑龙江中医药,2001,30(6):13-14.

[3] 祁涛.大黄蟅虫丸的临床运用[J].云南中医学院学报,1980,3(3):13-17.

[4] 丁光迪.中国百年百名中医临床家丛书·丁光迪[M].北京:中国中医药出版社,2001:126-127.

六、当归芍药散

(一) 经方原文

《金匮要略·妇人妊娠病脉证并治》

妇人怀妊,腹中疠痛,当归芍药散主之。

《金匮要略·妇人杂病脉证并治》

妇人腹中诸疾痛,当归芍药散主之。

当归三两　芍药一斤　川芎半斤(一作三两)　茯苓四两　白术四两　泽泻半斤

上六味,杵为散,取方寸匕,酒和,日三服。

(二) 经方功效

疏肝养血,健脾除湿。

(三) 经方释义

仲景载本方于妇人妊娠和妇人杂病篇中,可见本方善疗妇人之疾。妇人以气血为本,以血用事,平素患者气血不足,怀孕以后,藏血养胎,肝血不藏,则肝气不舒。气以养胎,脾气不足,健运失司,则湿浊内生,故见肝脾不和、血滞湿阻之证。气血运行不畅,胎失所养,故见腹中疞痛。此痛属于虚实夹杂之证,但偏于实为主。以方测证,本方证还可见小便不利、下肢水肿等症,舌苔应以白滑为是。本方有疏肝健脾、养血利湿之功效,方中重用芍药,其量多于他药数倍,正取其益肝阴、安肝气、平肝阳的作用,使得肝木不乘脾土,脾气得复。配伍当归、川芎补血柔肝;茯苓、白术健脾益气,利水渗湿;泽泻淡渗利湿。

(四)经方治痹

1. **干燥综合征** 患者,女,64岁。口干、眼干10年余。自诉早年口腔溃疡频发,10年前患者出现口干、眼干。4年前诊断为干燥综合征。现口干、眼干明显,易疲劳,怕冷,下肢易肿,大便多不成形,时有胃痛。容易过敏,过敏多表现为肢体及背部皮疹,伴瘙痒。查体可见皮肤划痕征阳性,双下肢轻度凹陷性水肿,舌黯淡苔薄白,边有齿痕,脉弦细。处方:荆芥20g,防风20g,柴胡20g,黄芩10g,姜半夏10g,党参10g,甘草10g,当归10g,川芎15g,白芍30g,白术15g,茯苓15g,泽泻15g,干姜10g,红枣20g。以本方随证加减,调理半年后,患者口干眼干较前明显改善,口腔溃疡及胃痛明显缓解,大便成形,疲劳感明显减轻。处方:荆芥15g,防风15g,柴胡15g,黄芩5g,党参10g,姜半夏10g,甘草5g,当归10g,川芎15g,白芍40g,白术15g,泽泻15g,茯苓15g,干姜5g,红枣30g。守方继服近半年,患者除偶有口干外,余未诉不适,查体双下肢无水肿,各项实验室指标正常。

黄煌[1]认为患者虽口干、眼干明显,但患者大便多不成形,易腹泻,查体见舌黯淡,边有齿痕,下肢轻度凹陷型水肿,此即机体津液分布失常,多集聚于下部,不能上承,故以治水调血之当归芍药散配合和解少阳、疏通内外之小柴胡汤,使体内津液代谢恢复正常,则干燥诸症均能缓解。

2. **类风湿关节炎** 日本医家中田真司[2]观察到当归芍药散加附子对甲氨蝶呤治疗类风湿关节炎引起的倦怠等不良反应有改善作用。患者,女,51岁。主诉右下肢沉重倦怠。40岁时患类风湿关节炎,服用柳氮磺胺吡啶及甲氨蝶呤治疗。后因右膝关节肿胀及小腿水肿,步行时沉重倦怠而就诊。症见:右小腿水肿,左手关节及双足关节强直,左肘关节变形,右膝关节浮动感,肿胀明显。轻度正细胞正色素性贫血。患者自觉腰以下畏寒明显,易疲倦,忧郁,进食有异味感,腓肠肌易痉挛,下半身沉重,站立易眩晕等。关节疼痛遇冷加重、遇温则缓解。舌黯红、稍干,苔白,脉稍浮实、数迟适中。腹诊:腹软,脐上悸,胃有振水音,小腹不仁,脐旁压痛。辨证为气虚兼郁、血虚、水滞。给予当归芍药散末 6.0g 和制附子末 1.5g,2 周后疼痛未见改善,但全身倦怠及抑郁改善。4 周后,因口干,关节挛缩、变形等并用桂枝芍药知母汤,将制附子末改为白附子 1.5g。2 个月后右下肢水肿改善,但疼痛同前,遂将附子增至 2.5g。2 个半月后右膝关节肿胀明显减轻。因疼痛、下肢冷尚未改善,将附子增至 3.5g。4 个月后类风湿关节炎综合评价改善率为 50%,疼痛明显改善。甲氨蝶呤加量后,全身倦怠及抑郁症状反而减轻。

3. 血栓性静脉炎 患者,男,70 岁。因患急性阑尾炎,术后曾给以大量输液引起右下肢肿胀,不能行走,内踝大隐静脉处有硬结,疼痛,下垂痛甚,确诊为右下肢深部静脉栓塞。脉细涩,舌质红,苔白腻。证属水湿内蕴,气滞血瘀。以化湿通络、活血化瘀法治疗。处方:薏苡仁 20g,当归 15g,丹参 20g,白芍 15g,牛膝 10g,川芎 10g,红花 10g,苍术 10g,知母 10g,黄柏 10g,桃仁 10g,桂枝 5g,泽泻 20g。服药 14 剂后,患者疼痛减轻,下肢肿胀消减,神疲乏力,脉细弦,苔薄白,治以燥湿健脾。处方:黄芪 15g,当归 15g,白芍 15g,川芎 10g,茯苓 20g,赤芍 10g,桃仁 10g,红花 10g,怀牛膝 10g,炒白术 10g,泽泻 15g,薏苡仁 30g,丹参 20g,桂枝 5g。患者服药 7 剂,疼痛消失,行走灵活,精神恢复。原方巩固 14 剂痊愈。

李辅仁[3]认为由于患者年老体虚,气血运行不畅,血瘀壅滞经络,兼之大量输液而诱发,营血回流受阻,水津外溢,聚而为湿。故予以清利湿热、活血通脉法治之,而病获痊愈。

4. 系统性红斑狼疮 胡希恕[4]治疗红斑狼疮验案。患者,女,32 岁。发热、面部、背部起红斑一年余。不明原因发热,皮肤起红斑,确诊为系统性红斑狼疮。现症:不规则发热、面部、背部皮肤斑块或连成片状红肿,表皮有皮屑脱落甚似银屑病,常有颈、项、背、腰痛,时咽干心烦,头易汗出,舌苔薄白,脉弦细数。证属邪郁少阳,血虚水盛。治以疏解少阳,养血利水,与柴胡桂枝干姜汤合当归芍药散:柴胡五钱,黄芩三钱,花粉四钱,生牡蛎五钱,生龙骨五钱,桂枝三钱,白芍三钱,当归三钱,川芎三钱,苍术三钱,茯苓三钱,泽泻五钱,炙甘草二钱,生石膏一两半。上药服 6 剂自感有效,乃连服 30 剂后始来复诊。届时面部、背部红斑基本消失,查血象恢复正常,体温之不规则低热已消失,颈、项、背、腰已不感疼痛。停药约半月,面部又出现红斑,其他症状不明显,仍与上方去生石膏消息之。

5. 腰痹 患者,女,34 岁,患者平时体弱,近 2 年来,腰痛日趋加重,伴小腹冷痛,腰酸软,白带量多而清稀,神疲乏力,食欲不振,情志忧郁,脉缓软无力,舌苔薄白、质淡红。据症状辨为脾虚湿盛,肝郁气滞,拟健脾补肾渗湿、疏肝养血为法,用当归芍药散加减:当归10g,白芍10g,川芎6g,白术10g,茯苓15g,泽泻10g,芡实20g,萆薢10g,乌药10g,杜仲10g,续断10g,菟丝子15g。服7剂后,患者腰痛明显减轻,白带量亦少,小腹冷痛已失,嘱继进7剂后,精神舒畅,食欲增进,再进5剂后一如常人。

患者素体虚弱,脾虚湿邪下注而为带下,湿邪郁久阻遏经脉故为腰痛,湿邪愈盛,带下及腰痛即日趋严重,故脾虚为致病之源,病久肝气不舒。陈瑞春[5]拟当归芍药散治疗该例患者疗效较好,方中用川芎、白芍、当归调肝养血;白术、茯苓、泽泻健脾渗湿,共奏抑肝养血、扶脾利水之功;再配伍乌药、续断等药补肾止痛;芡实萆薢渗湿止带,增强当归芍药散补脾渗湿的功效。

患者,女,29岁。腰痛如折,带下来多,头晕而气短,月经衍期量少。脉弦滑按之无力,舌苔白。此肝脾失调、气血不利、内伤冲任之证。当归10g,白芍16g,川芎6g,泽泻10g,茯苓12g,白术20g。服药5剂后,腰痛减轻,仍守上方服用,共进14剂而痛止,带下消失。

刘渡舟[6]运用当归芍药散治疗腰痹疗效显著。刘氏认为妇女以气血为本,所以病变往往以气血失调为主。脾为气血生化之源,肝为藏血调气之脏,肝脾一旦失调,则气血为病,由此而生。或肝气不柔,横犯脾土而致脾湿不运;或脾湿内盛,壅遏木气而使肝失条达。肝脾失和,气血逆乱,则使妇人患经带之证。所以,大凡妇人病变,或带下,或月经不调,或痛经,或不孕等,都可用此方为主进行治疗。血瘀加桃仁;气郁加郁金、香附;带下多则重用白术;腰腹疼痛严重则加大芍药用量。

6. 产后痹 患者,女,28岁。患者足月顺产,产后3天不慎患重感冒,从产后半个月始出现全身骨节肌肉疼痛,畏风畏寒,迄今已10个月。产后乳汁稀少,1个月后经行,量色尚可,但经行时身痛加重,伴少腹、小腹胀痛,舌淡红,苔薄白,脉缓。诊断:产后身痛。辨证:血虚经络失养。治则:调理气血,温经通络。处方:当归10g,川芎6g,白芍10g,茯苓10g,白术10g,泽泻10g,威灵仙10g,海桐皮10g,桂枝6g,木瓜10g,大枣10g。服用3剂,患者骨节肌肉疼痛减轻,偶有小腹疼痛,便后可减,纳便正常。舌淡红,苔薄微黄,脉缓。方选当归四逆汤善后。

班秀文[7]认为产后气血俱虚,经脉关节失于濡养,复因腠理不密,风寒之邪乘虚入侵,留于经脉关节,使气血运行受阻,故全身骨节肌肉疼痛;气虚失于温煦,则畏风恶寒;血虚则乳汁生化乏源,故产后乳少;经时气血下注血海,其虚益甚,故经行时身痛明显。一诊选用仲景《金匮要略》中专治妇人腹中痛的当归芍药散加祛风通络的威灵仙、海桐皮、桂枝、木瓜治之,意在调理气血,祛邪外出。二诊则选用《伤寒论》当归四逆汤温经散寒,养血通络,使经脉通畅,则其痛自止。由此可见,活用经方治疗妇科病,疗效卓著。

(五)经方体悟

当归芍药散的病机为肝脾不和,血瘀湿阻。在痹病患者中,常可见关节或肢体的肿胀疼痛,并且伴有两胁不适,食欲不振,体倦乏力,大便稀溏,小便量少,双下肢水肿等症状。患者常感心情不畅,身体沉重感,查之舌脉常见淡红舌,苔白或滑腻苔,舌体胖大,脉以弦为主。肝虚气郁则血滞,脾虚气弱则湿胜。气郁者,可加香附、郁金、柴胡;血瘀可加桃仁、红花、川牛膝;湿胜者,可予苍术、薏苡仁;痛甚可加重芍药用量,取其缓急之用。对于颈椎病所致的颈项僵硬,活动不利,可重用芍药30~60g,且赤白芍同用,可除颈项之拘急疼痛。本方不宜加用地黄,因其性黏滞,与病机不符,破坏全方之妙用。本方药性平和,不寒不热,补泻兼施,适合慢性病的长期调理。

(六)经方验案

患者,女,46岁。因周身关节疼痛2年加重半年就诊。患者2年前因家庭琐事,出现急躁易怒,后逐渐出现四肢关节疼痛,关节无肿热,周身不适,颈背、腰、腿皆可见疼痛,夜寐不安,心烦口干,多梦易醒。半年前,患者月经闭停,诸症加重,更感头昏食少,乏力不振,周身疼痛加重,更添双小腿水肿,下午益甚,大便溏薄,小便偏少,时感腹中隐痛。夜间睡眠更差,仅能入睡3~4小时,醒后疲劳感较重。舌胖苔白腻,脉弦。在当地医院行各项风湿指标实验室检查均正常,诊断为纤维肌痛综合征,中医诊断:周痹(肝郁脾虚,血瘀湿阻),处方:白芍15g,当归10g,川芎10g,泽泻10g,白术10g,茯苓10g,香附10g,柴胡10g,生炒薏苡仁各15g,首乌藤30g,合欢花10g,酸枣仁30g,柏子仁10g。患者服用半月,睡眠有所改善,大便正常,小腿水肿明显减轻,周身疼痛稍减。继以上方加减化裁,调理3月余,症状基本改善。

参考文献

[1]徐伟楠,王鹤.黄煌教授治疗干燥症医案2例浅析[J].四川中医,2013,31(4):127-

128.

［2］郭恒岳,张凤菊.当归芍药散加附子对类风湿关节炎用甲氨蝶呤后全身倦怠有效1例
　　［J］.国外医学·中医中药分册,2005,27(1):33.

［3］刘毅,李世华.李辅仁治疗老年病经验［M］.北京:中国中医药出版社,2012:74-75.

［4］冯世伦.中国百年百名中医临床家丛书·胡希恕［M］.北京:中国中医药出版社,2001:
　　108.

［5］舒彤.陈瑞春治疗痛证经验［J］.江西中医药,1996,27(2):6-7.

［6］刘渡舟.经方临证指南［M］.北京:人民卫生出版社,2013:176-177.

［7］李莉.国医大师班秀文学术经验集成［M］.北京:中国中医药出版社,2010:522-523.

七、甘草泻心汤

（一）经方原文

《伤寒论·辨太阳病脉证并治》(158)

伤寒中风,医反下之,其人下利日数十行,谷不化,腹中雷鸣,心下痞硬而满,干呕,心烦不得安。医见心下痞,谓病不尽,复下之,其痞益甚。此非结热,但以胃中虚,客气上逆,故使硬也。甘草泻心汤主之。

《金匮要略·百合狐惑阴阳毒病脉证治》

狐惑之为病,状如伤寒,默默欲眠,目不得闭,卧起不安,蚀于喉为惑,蚀于阴为狐,不欲饮食,恶闻食臭。其面目乍赤、乍黑、乍白。蚀于上部则声喝,甘草泻心汤主之。

甘草四两　黄芩三两　人参三两　干姜三两　黄连一两　大枣十二枚
半夏半升

上七味,以水一斗,煮取六升,去滓再煎,温服一升,日三服。

（二）经方功效

和胃补中,消痞止利。

（三）经方释义

太阳中风或伤寒,当以汗法解之,但误为下法而伤中气,外邪因袭,寒热之邪结于心下,阻碍气机,升降失常,故见痞证。脾胃健运失司,清阳不升,故下

利不止;浊阴不降,则心烦干呕。本为脾虚而复下之,徒增其痞。故方中运用大剂炙甘草以补益中气,健运脾胃,为本方之君药。参枣亦为补益中焦之品,以助炙甘草增其益气之力。半夏、干姜降胃气而止呕。芩连苦寒,清热燥湿,苦降消痞。诸药相合,中焦得健,升降得调,痞利干呕得除。本方见于《伤寒论》,治疗脾胃气虚,痞利俱甚之证,亦见于《金匮要略》,用于治疗狐惑。狐惑之病多与湿热相关,故方中炙甘草易为生甘草,取其清热解毒的功效,治疗湿热蕴蒸之疾更为合拍。

(四)经方治痹

白塞综合征 患者,女,32岁。病变及于上中下三部,上则有口腔颊部黏膜经常溃疡,糜烂疼痛难愈;中则心下痞满,饮食乏味;下则前阴黏膜溃破,疼痛瘙痒难忍。小便自可,大便成形,但每日2次。此属脾虚不运,气痞于中,湿气下流又成䘌毒之害。处方:炙甘草12g,干姜9g,黄连6g,黄芩9g,党参9g,半夏10g,大枣7枚。此方共服十余剂而诸症逐渐得愈。刘渡舟[1]认为上下之变,必从中焦求之。因为中焦脾胃是上下水火之道,善治者,调其中焦以治上下,此即甘草泻心汤治疗狐惑病的道理。

患者,女,34岁。患者自诉2个月来,反复口腔溃疡,眼睛赤痛,前阴溃疡,阴部分泌物多,有异味,伴脐周胀痛不适,大便干结。多次在西医院就诊,最后诊断为白塞综合征,应用抗生素、激素等治疗,症状无明显改善。刻下症见:口腔多处破溃,眼红,刺痛感,脐周胀痛不适,便干,舌质淡红,苔薄白,脉弦细数。辨证:湿热内蕴。治法:清热燥湿解毒。方拟甘草泻心汤加减,处方:甘草6g,黄连6g,干姜3g,法半夏10g,白芍20g,忍冬藤30g,土茯苓5g,厚朴15g,当归15g,肉苁蓉15g,木香10g。分2次温服。外洗方:苦参250g,分2次外洗。1周后复诊,患者诸症均较前好转,无脐周腹胀、便干,出现心烦失眠。上方去厚朴、肉苁蓉、木香,加黄芩10g、牡丹皮15g、生地黄15g。服用7剂后,患者口腔溃疡、眼赤痛明显好转,续服上方7剂。3月后随访,症状悉愈,未再发。田玉美[2]认为狐惑病皆与湿热有关,其证候表现皆湿毒热气所致,而咽干等症状则是由于肝肾二经蓄热在内,阴液不能上达所致。治宜清热化湿,泻火解毒为主,兼用外治法。此方中用甘草,补脾泻火解毒;黄连、干姜、半夏同用,辛开苦降,清热燥湿;忍冬藤、土茯苓解毒除湿;厚朴、木香行气燥湿,辅以白芍、当归养血活血止痛。首诊服药后患者出现明显的心烦、失眠症状,亦属狐惑病临床表现之一,有是证,用是药,加以清热养阴之品后症状悉除。田氏指出,该病溃烂部位较多,病人较为痛苦,应给予全面综合处理,处方用药应多法同用,如内服外洗,上下兼治。

患者,男,41岁。自诉半年前因发热,腹泻,体重减轻。经治腹泻得以控制,但患者低热不退,几个月来体温37.3~38.2℃,动则大汗淋漓,湿透衣服,且纳差,泛酸,偶尔胃部有刺痛感。查体:神疲乏力,舌质淡,边有齿痕,舌苔白腻,脉沉细而弱。询及既往史,曾有反复发作之口腔黏膜溃疡,且近年来自觉视力下降。中医辨证为狐惑病,病机为中虚湿热,治以甘草泻心汤:甘草24g,清半夏30g,黄芩10g,黄连3g,干姜9g,党参10g,黄芪50g,白术15g,防风10g。服药3周,患者不愈之低热已全部消失,纳食增加,唯时而仍觉胃部嘈杂、泛酸,原方去黄芪、白术,续服14剂。随访未发。李发枝[3]注重辨病与辨证相结合,紧紧围绕狐惑病脾胃虚弱、湿热内蕴的主要病机,运用经方甘草泻心汤治疗收效颇佳。其经验如下:甘草用量一般为20~30g,黄芩与黄连的用量遵原方3∶1比例,黄芩10g,黄连3g,干姜用量一般为9~12g,清半夏24~30g,党参15~20g。若伴发热者加柴胡30g;若伴见毛囊样皮疹或痤疮者加荆芥、防风各10g,苦参12g,地肤子、土茯苓各30g;若伴结节性红斑者合麻杏薏甘汤;若伴有关节疼痛者合防己黄芪汤;若伴见胃痛、吐酸者加吴茱萸3g,急性期发热、关节红肿疼痛者配合防己地黄汤加减。

赵锡武[4]认为本病多由湿热蕴蒸所致,可用解毒清湿热之甘草泻心汤治疗。患者,女,36岁。口腔及外阴溃疡半年,在某院确诊口、眼、生殖器综合征,曾用激素治疗,效果不好。据其脉证,诊为狐惑病。采用甘草泻心汤加味,方用:甘草30g,党参18g,生姜6g,干姜3g,半夏12g,黄连6g,黄芩9g,大枣7枚(擘),生地黄30g,煎服12剂。另用甘草12g,苦参12g,4剂煎水,外洗阴部。复诊时口腔及外阴溃疡已基本愈合。仍按前方再服14剂,外洗方4剂,患者未再复诊。

(五)经方体悟

甘草泻心汤在痹病方面的运用主要集中在白塞综合征治疗上,说明该方治疗范围较为明确。甘草泻心汤证为本虚标实之证,所以在运用甘草泻心汤时应重点掌握病机的寒热虚实四要点:一为虚,脾气虚;二为实,气机升降失常;三为寒,胃阳不足;四为热,脾胃运纳不健,食积化热。尤怡《金匮要略心典》云:"虽三焦俱病,而中气为上下之枢,故不必治其上下,而但治其中。"脾胃居于中焦,为气机升降之枢,后天之本,气血生化之源。调理气机以调理脾胃为要。寒热并用以合其阴阳,苦辛并用以顺其升降,补泻同施以调其虚实,使胃气得合,升降复常。[5]刘云霞、郑文君[6,7]总结该方体质症状辨证要点为:病人体质羸弱,腹部按之痞软,触诊腹部温度扪之较凉,肌肉松弛。面色红白或黑白相间或面色油腻,唇红,胃脘部痞硬而满,干呕,肠鸣辘辘,腹中雷鸣,泻利而又完谷不化、厌食等消化道症状;多伴随情志改变,心烦不得安,心情抑郁,失眠等精神症状;易发生口腔黏膜溃疡,喉部溃疡并导致声音嘶哑,也可见外阴部黏膜溃疡等体征。舌红、苔黄腻或白腻。对于有上述症状体质的患者,如发作白塞综合征可以优先考虑使用甘草泻心汤治疗,可期取得较好疗效。患者口腔溃疡,可加用升麻、水牛角;口渴去半夏加天花粉;胸胁苦满,加柴胡;热象重,去干姜;手足心发热,加地骨皮。用《金匮要略》中的苦参汤做外洗治疗,可缩短治疗时间。

(六) 经方验案

患者,女,45岁。因反复口腔及外阴溃疡2年加重1月就诊。2年前,患者反复口腔溃疡,后逐渐出现外阴溃疡,症状反复发作,时轻时重,曾在某部级医院确诊为白塞综合征,实验室检查示:抗核抗体1∶600,C反应蛋白25.4mg/L,针刺试验(+)。1月来,发作口腔溃疡3处,疼痛明显,外阴处可见一溃疡,纳食欠佳,夜寐尚安,二便正常。舌红偏黯苔薄黄,脉细。诊断:狐惑病(湿热瘀阻),治以清热利湿解毒,处方:甘草20g,黄芩15g,姜半夏15g,大枣12枚,黄连10g,干姜10g,党参10g,龙胆草10g,苦参10g,20剂。水煎服,每日1剂,早晚分服。复诊时,患者口腔溃疡明显缩小,疼痛减轻,外阴部溃疡亦缩小,纳食改善。舌红苔薄白脉细,守上方,去苦参,加赤芍10g、桑白皮10g、白鲜皮10g。后改用凉血活血方加减调理2月余,症状控制,服药期间未有溃疡发作。

参 考 文 献

[1] 刘渡舟.经方临证指南[M].北京:人民卫生出版社,2013:74-75.

[2] 杨志刚.田玉美教授运用经方治疗杂病医案2则[J].吉林中医药,2012,32(12):1280-1281.

[3] 刘景超,李莹莹,蒋宁.李发枝教授运用经方治疗白塞综合征的经验[J].中医学报,2013,28(3):354-355.

[4] 中医研究院西苑医院.赵锡武医疗经验[M].北京:人民卫生出版社,1980:99.

［5］李雷兵.甘草泻心汤临床应用浅议［J］.内蒙古中医药,2014,33(7):34.

［6］刘云霞.张仲景甘草泻心汤运用发微［J］.浙江中医杂志,2012,47(9):653-654.

［7］郑文君,裴静波.甘草泻心汤方证缕析与体质辨识应用［J］.浙江中医杂志,2017,52
(2):122-123.

八、桂枝茯苓丸

(一) 经方原文

《金匮要略·妇人妊娠病脉证并治》

妇人宿有癥病,经断未及三月,而得漏下不止,胎动在脐上者,为癥痼害。妊娠六月动者,前三月经水利时,胎也。下血者,后断三月衃也。所以血不止者,其癥不去故也,当下其癥,桂枝茯苓丸主之。

桂枝　茯苓　牡丹(去心)　芍药　桃仁(去皮尖,熬)各等分

上五味,末之,炼蜜和丸,如兔屎大,每日食前服一丸。不知,加至三丸。

(二) 经方功效

活血化瘀,消癥散结。

(三) 经方释义

桂枝茯苓丸是活血化瘀、缓消癥瘕的代表性方剂。本条论述了癥病与妊娠的鉴别方法,并提出了治疗妊娠兼有癥病的方法与处方,充分体现了"有故无殒"的治疗原则。宿有癥瘕的妇女,复又受孕妊娠,停经三月,出现漏下不止,这是癥瘕宿疾影响胞宫养胎的征兆。如癥瘕不去,则漏下不止,孕胎难养。予以桂枝茯苓丸活血消癥,祛瘀养胎。桂枝可温通血脉,茯苓健脾渗湿,扶正养胎;芍药养血和营;牡丹皮、桃仁逐瘀消癥,可使癥瘕逐渐消散,新血遂养胞宫。桃仁、牡丹皮虽为破血行瘀峻药,孕妇不宜,但丸以白蜜,甘缓而润,以缓诸药破泄之力,癥瘕可渐图也。

(四) 经方治痹

1. 强直性脊柱炎　卢军[1]观察由桂枝茯苓丸化裁而成"强柱方"治疗强直性脊柱炎疗效显著。组成:桂枝 10g,茯苓 20g,牡丹皮 10g,芍药 15g,桃仁

10g,宽筋藤 30g,络石藤 20g,土茯苓 30g,草薢 15g,狗脊 30g,续断 15g,杜仲 20g,姜黄 15g,全蝎 5g,甘草 6g。

陈纪藩[2]认为寒湿之邪是导致强直性脊柱炎不可缺少的因素,湿邪留恋往往贯穿于本病整个病理过程。无湿则无痰,无痰则少瘀,故除湿为治疗之第一要务,理应贯穿于治疗的始终。痰湿同出一源,湿凝成痰,痰湿阻络成瘀,则表现为腰背刺痛,强直畸形,面色黧黑,舌质紫黯或有瘀斑、瘀点,多见于中晚期,此时可在辨证的同时合用桂枝茯苓丸,增强活血化瘀的效果。

2. 抗磷脂抗体综合征 患者,女,22 岁。反复发热伴抽搐 20 余天,左下肢肿痛 2 天。症见:左下肢疼痛、肿胀,呈进行性加重,行走困难,伴发热。满月脸,疲倦乏力,左下肢肿胀疼痛发硬,肤温高,肤色红,沉重麻木,不耐远行,站立约 30 分钟左下肢皮肤即变瘀青。上肢不温,畏寒。饮食一般,眠差,因左下肢胀痛不适影响睡眠。舌淡黯边有齿痕苔薄,脉沉细。以桂枝茯苓丸加味治疗:桂枝 10g,茯苓 20g,牡丹皮 10g,白芍 15g,桃仁 10g,姜黄 15g,附片 10g,细辛 6g,当归 10g,干姜 10g,全蝎 5g,黄芪 20g,炙甘草 6g。服用 14 剂之后,患者疲倦乏力、畏寒较前好转,左小腿肿痛减轻,肿硬皮肤较前变软,在原方的基础上加路路通 30g,连续用药 3 月余而愈。

林昌松[3]运用桂枝茯苓丸治疗抗磷脂抗体综合征取得显著疗效。林氏认为该病病机为瘀血痹阻,脉络不通,营卫不合,气血亏虚,契合桂枝茯苓丸活血化瘀、攻补兼施、祛邪扶正的功效,故用于该病的治疗可取佳效。

3. 颈椎病 王书浩[4]运用桂枝茯苓丸治疗血瘀所致的颈椎病取得较好疗效。患者,男,40 岁。主诉:右颈部连及右臂、食指、大指麻痛约半年,加重 2 周。患者形体壮实,面偏红有油光,颈粗短,常觉口干,饮水较多,时有心烦易怒,大便每天 2 次,较稀,无腹痛,舌黯红、苔薄腻,脉略沉滑。予大柴胡汤、桂枝茯苓丸合葛根芩连汤加减:葛根 40g,柴胡、大枣各 12g,赤芍、白芍各 15g,枳实、黄芩、桂枝、茯苓、牡丹皮、桃仁各 10g,半夏 6g,黄连 3g。服药 7 剂后,症状消失,继服 5 剂以巩固疗效。

4. 膝骨关节炎 患者,女,65 岁。患者近 1 年出现双膝关节疼痛,无肿胀,遇寒冷及天气变化时加重,休息时好转,腰痛,纳眠可,二便调,舌黯红,苔薄黄,脉沉涩。中医诊断:痹病,辨证为肾虚血瘀,治以祛风除湿,通络止痛,给予桂枝茯苓丸加减治疗:桂枝 10g,茯苓 20g,牡丹皮 10g,白芍 15g,桃仁 10g,姜黄 15g,杜仲 20g,续断 15g,全蝎 5g,牛膝 15g,炙甘草 6g。服用 1 周后,患者感双膝关节疼痛、腰痛减轻,受风寒时疼痛仍明显,舌黯红,苔薄白,脉沉涩,前方加黄芪 20g。半月后复诊,患者双膝关节疼痛明显好转,稍怕风怕冷,无腰痛,纳眠可,二便调,舌黯红,苔薄白,脉沉。前方去全蝎继服 14 剂。后继以骨痹方加减调治 3 个月余,患者双膝关节无明显疼痛,无怕风怕冷,无腰痛等症状。

林昌松[5]以桂枝茯苓丸加味创制骨痹方治疗骨关节炎,组成:桂枝 10g,茯苓 20g,牡丹皮 10g,白芍 15g,桃仁 10g,姜黄 15g,杜仲 20g,续断 15g,全蝎 5g,炙甘草 6g。方中桂枝茯苓丸活血化瘀,通调血脉;杜仲、续断补肝肾、强筋骨;姜黄行气破瘀,通经止痛;全蝎搜风剔络止痛;白芍配甘草缓急止痛。诸药共奏补肾化瘀、祛风除湿、通络止痛之功。疼痛偏于上肢,加羌活、桑枝;疼痛偏于下肢,加独活、牛膝;伴颈项部拘急不适,加葛根;伴气虚四肢无力,加黄芪;伴关节肿胀,加泽泻、泽兰;湿热偏重,舌苔黄腻者,加木瓜、萆薢;胃脘不适,反酸者,加砂仁、桑螵蛸。

5. 坐骨神经痛 患者,女,48 岁。约 1 年前绝经,绝经后开始出现从左侧腰部至足底疼痛,诊断为坐骨神经痛。常有便秘。腹诊,左下腹部肌肉紧张,左髂骨窝附近压痛。投予桂枝茯苓丸加大黄治疗,服用 10 天后身体明显轻快,20 天的药量尚未服完时已痊愈。

大塚敬节[6]认为坐骨神经痛如果是由瘀血或跌打损伤所致,使用桂枝茯苓丸或桃核承气汤而有效者,为数不少。这两个药方常作为跌打药,用于跌打损伤所致诸种疾患。

6. 产后痹 患者,女,28 岁。患者产后 1 月出现双膝以下冰冷,怕风,左胸锁关节突起,压痛明显,月经量少,有血块,纳食可,眠可,二便调,舌淡红,苔薄黄,脉沉。诊断为产后关节痛,方药:桂枝 10g,茯苓 20g,牡丹皮 10g,白芍 15g,桃仁 10g,姜黄 15g,附片 10g(先煎),细辛 6g,当归 10g,干姜 10g,全蝎 5g,黄芪 20g,炙甘草 6g,益母草 30g。1 周后复诊,患者诉双膝以下冰冷感减轻,但仍怕冷,左胸锁关节突起,压痛减轻。舌淡红,苔薄白,脉沉,继服初诊方。3 周后,患者因意外怀孕行清宫术,术后 10 天来诊,患者诉腰背疼痛,双膝及左肩自觉冰冷,纳食调,眠可,二便调,舌淡红边有齿印,苔薄白,脉细弦。前方黄芪加量至 30g,加盐杜仲 20g、续断 15g。服用半月后,患者关节疼痛好转,左胸锁关节突起减轻,无压痛,双膝稍怕风怕冷,纳食调,眠可。舌淡红,苔薄白,脉沉。前方去盐杜仲及续断。1 周后,患者怕风怕冷症状减轻,无肢体冰冷感,继以产后痹方加减调治 2 月余病愈。

林昌松[7]认为产后关节痛是由瘀血内停,兼阳气亏虚,气血不足,复感风寒导致的,且尤其应重视瘀血,正如《叶天士女科》曰:"产后遍身疼痛者,因气血走动,升降失常,留滞于肢节间,筋脉引急或手足拘挛不能屈伸,故遍身肢节走痛。"林氏以桂枝茯苓丸加味治疗产后关节痛取得较好疗效。

7. 痹痛 患者,女,32岁。患者诉腰部及四肢关节肌肉疼痛、畏寒3年余。3年前由于人工流产后休息失宜,患者出现腰部及四肢关节肌肉疼痛、畏寒,且渐进性加重。患者来诊时诉腰部疼痛,四肢及全身肌肉关节疼痛,关节局部不红不肿,无明显压痛,畏寒怕凉,虽时值夏日,仍穿毛衣毛裤,外披风衣,佩戴棉手套,小便频数、短黄,大便正常,睡眠安。诊断为妇女风湿证。给予桂枝茯苓胶囊和知柏地黄丸治疗。1个月后复诊时,患者诉腰部及周身肌肉关节疼痛明显减轻,最显著的是畏寒程度大大减轻,已脱掉毛衣、毛裤及风衣,仅穿长袖衬衣和裤子,其余未诉不适,效不更方,再服用2个月,巩固疗效。停药后随访半年,未复发。

张英泽[8]临床发现,很多20~50岁的育龄期妇女出现周身肌肉关节疼痛,畏寒怕冷,甚则夏日仍需加盖衣被的表现,各项检查均无异常,既不能诊断为某一种典型的风湿免疫性疾病,也排除了肿瘤等其他疾病,故将这类患者拟诊为妇女风湿证。而且该类患者往往伴有慢性盆腔炎、慢性尿路感染等。张氏认为该病病机为正气亏虚,气血不足,筋脉失养,寒湿之邪入侵机体肌肉、关节、经络,气血不通,日久必生痰浊瘀血而成。从中医辨证的角度分析,该病属寒热并存,瘀血阻络,正好和桂枝茯苓丸的适应证相对应。而且桂枝茯苓丸有抗炎、镇痛、调节机体免疫功能和妇女内分泌等作用,故治疗该病可以起到奇效。

8. 筋痹 患者,男,44岁。自诉右臂酸痛已4年,起于扶犁久耕之际,初仅手腕痛,渐及肘膀,前屈尚可,后弯和高举均受限,天阴益甚,终至不能持物。曾经中西药及针灸治疗,有所减轻,停药则一复如故。饮食二便正常,脉舌亦无异。按风寒湿痹、久病入络论治。桂枝、赤茯苓、赤芍、桃仁泥、牡丹皮、制苍术各10g,五灵脂9g,鸡血藤15g,五帖。嘱煎成加白酒少许和服。1周后复诊,谓服至第三帖,右臂筋肉发痒数次后,其痛尽除,唯觉展伸乏力,与十全丸以调补善后。

龚士澄[9]认为此例患者是风寒湿邪乘虚痹着于臂,致气血瘀阻,不通即痛,屈伸举止受限的证候,即《金匮》"或但臂不遂者,此为痹"是也。桂枝横行为手臂之引经药,善通达阳气;桃仁、牡丹皮随桂直至病所,活血化瘀;芍药缓挛急,合桂枝调和营卫;茯苓则渗湿益脾;苍术、五灵脂、白酒、鸡血藤助主方活血胜湿之势,所以收效较捷。

（五）经方体悟

桂枝茯苓丸临床多用于各种妇科癥块的治疗,由于此方具有温阳通络、活血化瘀之功,且活血通阳的作用较好,亦可用于瘀血痹阻所导致的风湿痹病治疗。痹病缠绵,久病难愈,疾病中晚期往往容易出现血瘀的症状,如关节变形、局部皮肤瘀紫等临床表现,皆需予以活血通络治疗。桂枝茯苓丸方中,桂枝配伍牡丹皮,寒温并用;白芍配伍桃仁,补泻兼施,为治疗轻中度瘀血证的方剂,适合痹病寒热错杂、虚实相兼的病理特点,故广泛运用于各种痹病的治疗。临床中可见多种痹病的急性期兼有血瘀证者用本方治疗。临证辨证时,但见血瘀症状者即可使用本方,使瘀去络通,血脉通畅,风寒湿诸邪无所依附而易于消除。由于桂枝茯苓丸本为妊娠兼有癥瘕所设,峻猛破血药较少,又为丸剂,药性更趋平和。但风湿痹病往往血瘀证较重,可改用汤剂服用。同时单用本方略嫌药力不足,可加用红花、丹参、川芎、当归、鸡血藤等;血瘀甚者,加延胡索、片姜黄、蜂房、水蛭、蜈蚣、全蝎等以增加祛瘀通络之力。本方配伍化痰通络药治疗慢性痛风疗效颇佳。痰瘀互结是慢性痛风的主要病理特征,化痰祛湿贯穿于该病的治疗始终,浙贝母、山慈菇、胆南星和白芥子善除经络之痰,皆为祛顽痰、化瘀浊的佳品,可随证选择使用。久病兼有气滞者,可配伍枳壳、香附等疏肝理气之品提高疗效。

（六）经方验案

患者,男,58 岁。因反复发作关节肿痛 16 年就诊。16 年前,患者突发足趾关节肿痛,查血尿酸增高,诊断为痛风性关节炎。其后患者反复发作,每年发作 10 余次,近年来关节肿痛发作更趋频繁,每月发作 1~2 次,未发作时,仍感关节处持续疼痛,足趾关节可见数个结节,关节处皮肤瘀紫,足背稍有水肿。彩超提示:双肾多发结石。舌红黯,苔白腻,脉弦滑。西医诊断:痛风;中医:瘀浊痹(痰瘀阻络)。处方:桂枝 10g,茯苓 20g,桃仁 10g,赤芍 10g,牡丹皮 10g,薏苡仁 30g,萆薢 15g,山慈菇 15g,浙贝母 15g,威灵仙 15g,白芥子 10g,胆南星 10g,地龙 10g,蜂房 6g,金钱草 15,络石藤 15g,甘草 6g。以桂枝茯苓丸加减化裁,调理半年,患者局部痛风结石明显缩小,关节炎发作次数显著减少。

参考文献

[1] 卢军,陈燕芬,林昌松,等. 强柱方辅助治疗强直性脊柱炎的临床疗效观察[J]. 广州中医药大学学报,2015,32(4):666-670.

[2] 林昌松,刘晓玲,关彤. 陈纪藩治疗强直性脊柱炎经验[J]. 中医杂志,2001,42(8):459-460.

[3] 吴莹,林昌松,卢军,等. 林昌松教授运用桂枝茯苓丸治疗抗磷脂抗体综合征1例[J]. 风湿病与关节炎,2014,3(3):49-51.

[4] 王书浩,曾强. 经方治疗颈椎病3例[J]. 江西中医药,2014,45(7):54-55.

[5] 李楠,林昌松,姜玉宝. 补肾化瘀法治疗骨关节炎经验[J]. 中医杂志,2016,57(23):2047-2048.

[6] 大塚敬节. 汉方诊疗三十年[M]. 北京:华夏出版社,2011:275.

[7] 毛海琴,林昌松. 林昌松教授治疗产后关节痛经验[J]. 时珍国医国药,2014,25(10):2523-2524.

[8] 张英泽,阎小萍. 桂枝茯苓丸治疗妇女风湿症的临床体会[J]. 中医研究,2010,23(11):55-57.

[9] 龚士澄,龚晓林. 桂枝茯苓丸煎剂的运用心得[J]. 江苏中医杂志,1983,18(3):17-18.

九、升麻鳖甲汤

(一) 经方原文

《金匮要略·百合狐惑阴阳毒病脉证治》

阳毒之为病,面赤斑斑如锦纹,咽喉痛,唾脓血。五日可治,七日不可治,升麻鳖甲汤主之。

阴毒之为病,面目青,身痛如被杖,咽喉痛。五日可治,七日不可治,升麻鳖甲汤去雄黄、蜀椒主之。

升麻二两 当归一两 蜀椒(炒去汗)一两 甘草二两 雄黄半两(研) 鳖甲手指大一片(炙)

上六味,以水四升,煮取一升,顿服之,老小再服,取汗。

（二）经方功效

清热解毒,活血散瘀。

（三）经方释义

阴阳毒病多由感受疫毒所致,如素体强盛或内有蕴热,邪正激争,发为阳毒,可见面红有斑似锦文,咽喉肿痛唾脓血。如体质虚弱或里有虚寒,正不胜邪,则发为阴毒,可见面目青,身痛咽痛。阴毒、阳毒皆为疫毒蕴蓄阳络之病,故均以升麻鳖甲汤治之,因证情稍异,用药略有差别。方中之升麻可解百毒,配甘草,清热解毒化斑,并散咽喉之邪毒;鳖甲配当归,滋阴行血散瘀。此四药清热解毒,行血散瘀,引疫毒外出。雄黄解疫毒之邪;花椒辛温通阳,引火下行,泻在上之肺胃邪火,诸药合用,可疗阳毒。

（四）经方治癖

1. 系统性红斑狼疮 患者,女,47岁。从去年春天开始,面部出现红斑,在夏秋之间曾低烧过3个月。现红斑散布于眉心、前额、口角等处,并有灼热、麻辣、痒感,怕日晒和近火,头晕,时头痛,烦躁出汗,夜寐不安,手足心热;上下肢关节疼痛,腰痛,面浮脚肿,神疲肢倦,食欲极差(每餐勉强进食一两左右),大便秘结,经常自服牛黄解毒片,得大便通利则稍舒。月经不通已4个月。舌质紫黯两边多瘀斑,脉象细弱。确诊为局限性红斑狼疮。万友生[1]根据"心者,生之本,神之变也,其华在面,其充在血脉"和"诸痛痒疮,皆属于心"的经旨,认为本病面赤斑斑,痒、灼、麻辣而五心烦热,汗出,为火毒犯心之象。由于心火下灼肾水,水不涵木,故见肝肾虚弱的腰痛、头晕、骨节痛、水肿等症。由于壮火炽盛,壮火食气,中气受损,故见脾胃虚弱的神疲食少等症。热毒壅滞,而气血两虚,病属虚实相兼。治法虽应以化瘀为主,但又必须清解心肝肾热毒兼养其阴血,补益脾胃中气,兼助其运化,三焦同治,攻补兼施。遂取《金匮》升麻鳖甲汤合《千金》犀角地黄汤化裁。处方:升麻60g,鳖甲30g,犀角5g,生地黄30g,牡丹皮15g,赤芍30g,白芍30g,丹参30g,鸡血藤30g,当归15g,黄芪15g,党参15g,山楂30g,神曲10g,谷麦芽各30g,鸡内金10g,白茅根30g,薏苡仁15g,赤小豆15g。本方用升麻、鳖甲、犀角、生地黄、赤芍、牡丹皮等清热凉血解毒,合丹参、茅根、薏苡仁、赤小豆化瘀利水;生地黄、白芍、当归养血活血;党参、黄芪益气;四消(焦三仙和鸡内金)助运。全方攻邪而不伤正,补正而不壅邪。

本病例始终以此方为主加减治疗,红斑痒甚加白鲜皮、刺蒺藜、地肤子各30g,紫草、地丁、紫荆皮各15g;关节痛甚加桑寄生、桑枝各30g,秦艽10g。患者服至48剂后,生地黄增至60g,并加入桃仁15g、红花10g。服至88剂后减半量,前后共服上方108剂,另以原方10剂为丸一料。患者初服4剂时,有肠鸣腹痛,下黑色溏便、日三四行的反应,后渐止而便通畅。8剂后红斑稍退。18剂后明显减退变黑,麻辣痒感减轻,头痛止,腰及关节痛大部解除,饥而思食。38剂后新斑不生,旧斑继退,烦躁亦除。48剂后月经来潮,头晕已止。88剂后红斑基本消退,眠食二便正常,原方除参芪归鳖楂丹外,余药均减为半量继进,又20剂后临床痊愈,改丸剂善后。

2. **皮肌炎** 患者,女,49岁。患者1年前鼻部发现一小皮疹,经某院诊断为皮肌炎,曾经中西医结合治疗,症状时好时作。就诊时可见面部及胸、颈皮损色红,突出皮肤,臀后部皮肤左右侧皮损不甚,但肤色紫融成片,感觉上下肢近端肌无力,且轻度压痛,伴动则气喘,口干甚喜温饮,大便日行2~3次,初硬后溏,舌质红,苔中腻,脉细弱。证属血分瘀热,兼归脾虚湿滞。治宜清热解毒散瘀,兼健脾利湿,用升麻鳖甲汤加减:升麻、当归、蜀椒、紫草、赤芍、白芍、党参、炒白术、茯苓、车前子各10g,炙鳖甲8g,黄芪、炙黄芪、水牛角各30g,炙甘草3g。加减:面部烘热合六味地黄丸;低热不净合青蒿鳖甲汤;多汗合牡蛎散;皮肤瘙痒加地肤子、白鲜皮各10g;肢节酸痛不适加海风藤、川牛膝、羌活、独活各10g;下肢水肿加冬瓜皮10g。服药后肌无力、肌肉疼痛基本消失,皮疹皮损消退,肤色接近正常。

沈继泽[2]认为本病当属"肌痹"的范畴,为外感风湿热毒或风寒湿之邪,结聚于皮肤,气血瘀滞化热,同时与素体正气不足有关,故治疗以扶正祛邪为主,投以升麻、炙鳖甲、当归、蜀椒、水牛角、紫草、赤芍、白芍清热解毒,凉血活血散瘀;生炙黄芪大补正气;炒白术、茯苓、车前子健脾益气利湿;炙甘草调和诸药,配伍得当,而收佳效。

3. **白塞综合征** 患者,女,57岁。2年前口腔溃疡、外阴溃疡反复难愈,听力下降,视力模糊,确诊为白塞综合征。来诊时口中灼热不舒,口干不欲饮,阴部破溃灼痛,大便偏干,舌苔薄黄腻,舌质红有裂纹,脉象细。偶有胃胀胃痛。辨证属湿毒内蕴,肝胃郁热阴伤。仿玉女煎加味治疗,似有一定疗效,但又难以满意。4月后,患者来诊,诉口腔虽未破溃但仍有灼痛不舒感,牙齿时有衄血,外阴溃疡灼痛一直未有明显缓解,痛楚难言。舌质红,苔薄黄腻,脉细。观患者两颧黯红,扪其手心灼热,顿悟其为"阴阳毒",遂处以升麻鳖甲汤治疗。处方:升麻15g,鳖甲(先煎)10g,赤芍10g,生地黄15g,黄连5g,水牛角(先煎)30g,百合15g,知母10g,人中黄6g,生蒲黄(包煎)10g,牡丹皮10g,丹参15g,穿山龙45g,土茯苓15g,黄柏15g,赤小豆15g,白薇15g。患者服药7剂后诸症霍然而解,舌痛若失,阴部溃疡已愈不痛。后连续服用上方半年,患者口腔及阴部溃疡均未发作,关节疼痛亦缓解。

陈四清[3]认为患者虽无面部锦纹表现,但两颧黯红、手心灼热实已表达出其"阳毒"病理变化之机。全方重用升麻,借其升散之力以达透邪解毒之功,故《本经》谓其"主解百毒",与本病十分合拍;鳖甲滋阴潜阳,既可行血散瘀,又可领诸药入阴分以搜毒;热毒内伏营血,故予赤芍、生地黄、水牛角、百合、知母、人中黄、牡丹皮、白薇清热凉血解毒,滋阴生津止渴;生蒲黄、丹参活血化瘀散结;黄连苦寒,清泻胃火,防胃中火热上炎灼口;穿山龙、土茯苓、黄柏、赤小豆清热利湿解毒。诸药合用,滋阴潜阳以治本,热毒湿瘀共祛以治标,故而效如桴鼓。

4. 风湿热 患者,女,30岁。近半月来,患者觉多处关节游走性疼痛,尤以腕、肘及髋关节为甚,四肢屈伸、行走持物困难,腕及踝关节红肿发热,四肢内侧及躯干部位反复出现淡红色红斑,边缘隆起,如黄豆大小,低热(体温波动于37.5℃左右),伴口干咽燥,舌质红有瘀点,脉涩。此乃风热毒邪内侵,损伤经络血脉,络痹血阻所致。拟祛风清热解毒、活血散瘀通络之法,用本方加金银花、赤芍、木瓜。处方:升麻20g,雄黄0.5g(冲),鳖甲12g,当归12g,花椒5g,赤芍15g,甘草10g,金银花30g,木瓜30g。服用3剂后,患者关节肿痛减轻,发热已退,皮肤红斑已消失。继服3剂后,患者唯感关节酸痛,上方去金银花、赤芍,加羌活、独活各15g,继服4剂后,诸症尽消,后未再犯。

程群才[4]体会到,临床上以发斑或疹块为主症,属于变态反应性或免疫缺陷性疾病,均可用升麻鳖甲汤治疗。若发斑或疹块证属血分热盛者,可加紫草、牡丹皮;属气虚者,可加黄芪、党参;血瘀明显者,可加赤芍、川芎。程氏临证观察到,若本方不加花椒,患者服后即有恶心、头晕等反应。若花椒和雄黄同用则未见上述副作用。

(五)经方体悟

升麻鳖甲汤所治阴阳毒的症状和西医学系统性红斑狼疮的表现颇为相似,该病热毒炽盛,高热不退,面部红斑,赤如锦纹,身痛如杖的表现,均为疫毒蕴结、血络瘀滞的证候。现代临床常将该方用于红斑狼疮的治疗,疗效显著。升麻和鳖甲是本方的主药,可透达热毒,凉血消斑,用量宜大,可奏佳效。补中益气汤用少量升麻,有升举阳气的作用。大剂量升麻,则可"解百毒,辟温疾障邪"。《仁斋直指方》中升麻一味煎汤,治胃热齿痛,喉痹作痛。《肘后方》中升麻用于卒毒肿起。大剂量地运用升麻,可以发挥其清热解毒作用,以解百毒。对于长期发热的狼疮患者,可用升麻鳖甲汤配伍蚤休 10g,青黛 5g,虎杖 30g,紫草 30g。升麻可用到 50g,亦无升阳眩冒之弊。[5]花椒和雄黄配伍,苦寒和辛燥相伍,但花椒并不能减少雄黄的不良反应,只有完整使用升麻鳖甲汤时,该组方的毒性反应才较小。[6]临床使用该方时仍需注意,雄黄为砷制剂,不宜长期服用,以免有蓄积中毒之虞。

(六) 经方验案

患者,女,26 岁。面部红斑伴关节疼痛 2 年,伴发热 3 月。患者 2 年前出现面部对称性红斑,每于日晒后红斑更加明显,脱发显著,反复口腔溃疡,关节疼痛,精神饮食较差。在当地医院诊断为系统性红斑狼疮。长期服用激素和免疫抑制剂治疗,症状有改善。3 个月前,患者出现发热,体温在 38℃左右,乏力明显。就诊时,患者面色发青,面颊两侧红斑,中央呈淡紫色,周边布满鳞屑,周身关节酸痛,无明显肿胀。患者乏力纳少,头昏,低热,口干,五心烦热,大便干燥,小便短赤。舌红苔薄黄,脉细数。诊断:阴阳毒(热毒血瘀,气阴不足)。治宜清热解毒,滋阴活血。方用升麻鳖甲汤合犀角地黄汤加减。处方:升麻 15g,鳖甲 15g,当归 10g,赤芍 20g,生地黄 20g,牡丹皮 15g,白术 10g,青蒿 20g,水牛角 30g(先煎),炒麦芽 10g,炒谷芽 10g,花椒 6g,黄芪 15g,穿山龙 50g,甘草 6g。水煎服,每天 1 剂。服药 10 剂后,患者面部红斑明显消退,关节疼痛减轻,乏力感好转。继服上方,发热逐渐好转,偶有下午发热。上方去二芽,加地骨皮 15g,面部红斑消退,予上方加减,两天 1 剂。随访 1 年半病情稳定。

参考文献

[1] 万兰清,黄海龙. 万友生老中医用药经验[J]. 辽宁中医杂志,1982,9(11)22-24.

[2] 沈继泽. 沈继泽用升麻鳖甲汤治疗结缔组织疾病的经验[J]. 浙江中医杂志,1999,34(9):371.

［3］孙莉.陈四清运用升麻鳖甲汤治疗白塞氏病1例［J］.江苏中医药,2015,47(6):47-48.

［4］程群才.升麻鳖甲汤临床应用举隅［J］.国医论坛,1989,17(5):22-23.

［5］马斌.经方方证今论［M］.北京:科学技术文献出版社,2007:238.

［6］王雪华,王俊志,周泉宇,等.升麻鳖甲汤与系统性红斑狼疮的理论研究［J］.中医药学报,2010,38(3):3-5.

十、甘草干姜茯苓白术汤

（一）经方原文

《金匮要略·五脏风寒积聚病脉证并治》

肾着之病,其人身体重,腰中冷,如坐水中,形如水状,反不渴,小便自利,饮食如故,病属下焦,身劳汗出,衣里冷湿,久久得之,腰以下冷痛,腹重如带五千钱,甘姜苓术汤主之。

甘草 白术各二两 干姜 茯苓各四两

上四味,以水五升,煮取三升,分温三服,腰中即温。

（二）经方功效

祛寒除湿。

（三）经方释义

腰者,肾之府也;着者,留滞而附着也。肾着病,非肾之本脏为病,乃寒湿外袭,痹着于腰部所致,故以"肾着"名之。此证多起于"身劳汗出",久之则寒湿内侵,留于腰部;或居处卑湿,寒湿直接侵于腰部,以致"其人身体重,腰中冷,如坐水中,形如水状"和"腰以下冷痛,腹重如带五千钱"症状。邪在下焦经络肌肉,未伤及脏腑气化功能,津液运行正常,故口"反不渴""小便自利"。中焦未受湿邪之困,因此"饮食如故"。根据以上病机,本病当为阴寒湿邪外受,痹阻腰部肌肉经络,阻碍气血所致。治当温中胜湿,使寒湿之邪,温而化之。方中以干姜为君,温中祛寒;茯苓为臣,淡渗利湿。二者配合,一温一利,温以逐寒,利以渗湿,寒祛湿消,病本得除。佐以白术,健脾燥湿,使脾气健运,则湿去而不得聚。使以甘草,调和脾胃,而理中州。

（四）经方治痹

1. 腰肌劳损　患者,女,23 岁,腰痛 1 周。1 周前,患者劳累后出现两侧腰痛,站立时加重,俯卧时减轻,无下肢放射痛、麻木等症。刻诊:腰痛,腰冷,胃脘凉,易心悸,口中和,纳可,大便干,每日 1 次,饮水则排尿,夜尿 1 次,四肢逆冷,舌淡、苔白微腻,脉细。中医诊断:腰痛(太阴饮停,寒湿下侵),方选肾着汤加味:干姜 15g,茯苓 15g,苍术 15g,炙甘草 6g,制附片(先煎)15g。二诊时患者腰冷痛,胃脘凉,四逆减轻,偶尔心悸,大便略干,口中和,舌淡、苔薄白,脉细。前方加党参 10g。三诊时患者腰冷痛消失,胃脘时凉,四逆明显减轻,余症已。

丁红平[1]介绍冯世纶运用肾着汤加味治疗腰肌劳损的经验。冯氏认为肾着汤所治腰痛的特征是:身体重,腹重,腰冷,腰以下冷痛,不渴,小便自利,饮食如故。用药经验为:干姜 10~18g,茯苓 10~15g,苍术 12~18g,炙甘草 6g。寒偏重者,多予干姜;湿饮盛者,多投茯苓、苍术,反之则少用。因苍术燥表里之湿的功效优于白术,冯氏应用肾着汤多取苍术。

2. 强直性脊柱炎　患者,男,26 岁。腰脊部疼痛 3 年,病起于田间劳作受雨淋而致。脊柱强直,后仰及左右转动受限,双臀部疼痛,行走困难。诊断为强直性脊柱炎。刻诊:腰脊部疼痛,怕冷,冒凉气,如坐凉水中,晨僵现象明显,腰髋部活动受限,伴身重乏力,畏风,多汗,大便偏稀,口不渴,纳食、睡眠尚可,舌淡红,苔白腻滑,脉沉细。证属寒湿痹阻经络,治宜散寒除湿,温经通络。方用甘姜苓术汤加味:干姜 10g,茯苓 15g,白术 15g,炮附子 8g,黄芪 15g,五爪龙 20g,杜仲 12g,徐长卿 15g,炙甘草 10g。服用 7 剂后,患者感腰部寒冷好转,继服 14 剂,患者诸症有所减轻,大便成形,舌偏红,苔薄白微腻,脉沉细。原方去附子,加生地黄 15g、狗脊 15g。再进 30 剂后,患者腰脊臀部疼痛、寒冷感明显减轻,腰髋部活动好转,怕风、汗出已止,舌淡红,苔薄白,脉弦细。宗上方稍有出入,继进 100 余剂,诸症消失。

路志正[2]认为腰为肾之府,劳作汗出,受冷感湿,寒湿留滞肾府,着而不去,寒湿留滞腰部,肾脉受阻,阳气不行,故见体重,腰痛胀、重着,腰冷如坐水中,口不渴等。本案依其因症,实属“肾着”之病,故选甘姜苓术汤温经散寒,健脾除湿,使寒散湿除,阳气复行,脾气健运,水湿自化,诸症自消。加附子助干姜温阳散寒;黄芪、五爪龙、徐长卿健脾益气,除湿通络;杜仲强腰脊,祛风湿。

3. 腰痹　患者,女,26 岁。患右侧腰臀及大腿酸重疼痛,而且带下极多。

脉沉迟,舌质淡嫩而苔白,此寒湿下注腰肾、脾阳不能温焙之证。予以干姜12g,茯苓16g,白术12g,炙甘草6g,杜仲10g,续断10g。4剂后,腰腿疼痛止,带下减七八。后以肾气丸巩固。

甘姜苓术汤是治疗"肾着"病的主方,所以又称肾着汤。《金匮要略》对肾着病的特点描述为"身体重,腰中冷,如坐水中",注家皆以为腰腹寒冷如坐溶溶水泉之中。刘渡舟[3]根据临床观察和治疗经验指出,"如坐水中"一句,注家认为应另有所指。即女子则见带下多,在男子则见阴部潮湿,不论带下或阴部潮湿,皆为水类,因其处在下身,而又特别多,非一般所能比,所以仲景以肖妙之语形容为"如坐水中"。这对于临床治病很有指导意义,临床所见肾着病以妇女为多见,但亦有见于男子。曾治一男子,腰膝酸软无力,阴囊潮湿如水渍,每日三换其内裤,因投以肾着汤而愈。肾着病的病机是脾肾阳虚而寒湿下着于腰肾,其辨证关键要抓住两点:一是"腰以下冷痛",如腰膝酸软、冷痛无力等;二是"如坐水中",即妇女之带下或男子之阴湿甚重。参合舌质淡嫩、苔白、脉沉迟等特点,往往准确无误。

(五)经方体悟

该条文所描述的腰痛"如坐水中"言其冷也,"腹重如带五千钱"言其重也,故甘姜苓术汤所治腰痛的特点是"冷痛沉重",因腰为肾之外府,名曰肾着。其病多起于身劳汗出后,感受寒湿之邪,痹阻腰部,郁遏阳气,阻塞经络,气血不畅,经气不利所致。推之舌脉当舌淡苔白或兼腻,脉沉缓。本方重在祛寒除湿,温经通络。由于寒湿之邪仅仅着于肾之外府,尚未波及里脏,口不渴,小便自利,饮食如常,故施治不必温肾,只需除寒燥湿,甘姜苓术即可愈沉寒湿冷诸疾。尤怡所言颇中肯綮,肾着"病不在肾之中脏,而在肾之外腑,故其治法,不在温肾以散寒,而在燠土以胜水。甘姜苓术,辛温甘淡,本非肾药,名肾着者,原其病也"。王旭高亦言"腰为肾腑,冷湿之邪著而不移,是著痹也,甘姜苓术,暖土胜湿,所以制水也"。肾虚腰痛亦可见腰部冷痛,且常伴有少腹拘急、小便不利或频多等症可资鉴别。本方证可见于西医学的腰椎间盘突出症、腰肌劳损、坐骨神经痛、风湿性多肌痛等病。原方配伍为甘草二两,干姜四两,茯苓四两,白术二两,其比例为1:2:2:1,按照该比例用药是本方临床取效的关键。其中白术气味芳烈,其味甘浓,其性纯阳,补气健脾,燥湿利水,为胜湿除痹之良药。仲景组方用白术达29首之多。如患者感受湿邪较甚,舌苔厚腻,可用祛湿之力更胜的苍术,以提高疗效。干姜辛热燥烈,苍术辛散有功,如用量过大,则易耗散津液,需注意用量,中病即止。

(六) 经方验案

患者,男,52 岁。主诉腰痛 5 年。患者久居一楼潮湿之地,近 5 年感腰部疼痛,沉重下坠,腰腿活动不利,双下肢酸痛,行走活动时更感发沉明显,伴有畏寒怕冷。纳食可,二便正常。舌淡红,苔白腻,脉沉缓无力。诊断:腰痹(寒湿痹阻),治拟散寒除湿止痛,处方:干姜 12g,茯苓 12g,白术 6g,甘草 6g。服药7 剂后,患者疼痛缓解。依上方加减化裁调理月余而愈。

参 考 文 献

[1] 丁红平.冯世纶运用肾着汤临床经验[J].上海中医药杂志,2016,50(4):24-26.

[2] 高社光,刘建设.路志正教授运用经方治疗风湿类病经验[J].世界中西医结合杂志,2006,1(3):130-132.

[3] 刘渡舟.经方临证指南[M].北京:人民卫生出版社,2013:166-167.

下篇 药物研究

第一章 上　　品

一、术

味苦,温。主风寒湿痹,死肌,痉疸,止汗,除热,消食。作煎饵,久服,轻身延年,不饥。(《神农本草经》)

(一) 名家治痹

张志远　大剂白术疗腰痛。张志远[1]运用"宽腰汤"加减治疗寒湿腰痛疗效较好。药用:生白术80g,茯苓70g,薏苡仁70g,桂枝9g,车前子(包煎)9g。此方出自陈士铎之《辨证录》,治疗脾阳不振、肾气不利所致的腰部冷痛,如坐水中,阴雨天加重之腰痛。白术擅利腰脐之气,散腰脐死血,故用白术为主治疗腰痛。张氏重用白术,恃其量大力专,燥而喜动,动腰脐之气从而舒畅气机,散腰脐死血从而调和气血,使气行瘀除,经脉通利而痛自止。配伍大剂量茯苓、薏苡仁既可增强白术利腰脐之气,又可利膀胱之水,使寒湿之邪从小便而出,三药大剂量投用,共奏散寒除湿通痹之力;又佐以少许车前子以利水,桂枝助阳化气,可引肾气外达。本方以五味药组方,药少量多以施救治,常常收到奇效。张氏临床大剂量应用白术、茯苓、薏苡仁,未发现不良反应。张氏亦指出,白术虽可利腰脐之气,但在临床应用时仍需注意两点,一乃利气散血必须生用,二须大剂量投用方能起效。

张义方　苍术治痹重在祛湿。张义方[2]认为湿气淫胜乃为导致痹病的罪魁。湿邪内蕴,随气之蒸腾可上入颠顶,下至足膝,内达筋骨,外浸肌肤,以其无窍不入,无处不渗,遏伏缠绵,遇热则蒸,遇寒则凝之性而致证情多端,病位不一,病程绵长,屡治屡发。湿为主要矛盾,余邪皆诱因,正气不固是内因,痹病病程绵长,其间原发因素与诱发因素、新感与旧疾循环交错,从而寒热互化,表里交错,虚实夹杂,故痹病无绝对的虚实寒热之分。张氏拟治痹验方"苍术八味饮"祛湿疗痹,组方:生苍术15g,苍耳子、党参、川芎各12g,细辛、牡丹皮、防己、石斛各10g。方选生苍术为君,取治湿先理中焦,湿去则诸邪无依之义,生苍术既汗且燥,绝湿之源;苍耳子、川芎通上下内外,祛湿利窍止痹痛,乃开通痹闭之良药,以为臣;细辛善走,防己善守,寒热并举,燥烈苦寒互制,行血而不乱血,取血行风自灭之意;党参、石斛滋养胃气而不腻滞,制风湿剂之燥烈伤正,石斛兼除痹热,共同扶正祛邪以为万全。

谢兆丰　苍术祛湿利关节。凡对风寒湿邪留滞皮肉筋脉的痹痛,无论疼痛性质属寒属热,谢兆丰[3]均用苍术治之。苍术配附子、桂枝、甘草治寒湿痛痹;配石膏、秦艽、薏苡仁等治热痹关节红肿;配羌活、独活、防风、威灵仙等治风寒湿痹,止痛效果肯定。苍术擅疗腰部冷痛。腰痛病位在肾,多由肾虚或寒湿之邪入侵肾府,经脉受阻,气血运行不畅,发为腰痛。根据腰痛的性质,常以苍术配干姜、茯苓、甘草等药,如《金匮要略》肾着汤,治疗湿邪伤肾的腰部冷痛,身重如坐水中,活动转侧不利等证,用之每能应手取效。考肾着汤组成,并无治肾之药,而是温脾祛湿之品。腰为肾之府,痛在腰部,称为肾病,实非肾病,乃湿邪伤肾,用此方治疗腰痛重坠,疗效极为满意。

张廉卿　麻黄加术汤擅治表寒夹湿之痹证。麻黄汤是辛温解表的主方,主治伤寒太阳表实证,加苍术可治"湿家身烦痛"。张廉卿[4]用此方治疗痹证时,根据风寒湿三气轻重加减化裁,取得满意效果。凡见全身骨节疼痛,兼见恶寒怕风者,验之于舌,见腻见白,证之于脉,见浮见濡,即投此方,无不应效。麻黄加术汤中,麻黄散风,桂枝温经,苍术宣湿。临床应用时,还应结合患者体质进行加减,如阳虚者可配附子;气虚者配参芪;阴虚者配生地黄;血虚者配归芍。总之,此方偏热偏燥,对阴虚血少津亏之人,须慎重施用。

康良石　生苍术治疗痛风疗效显著。康良石[5]认为苍术气味浓香雄厚,外能解肌表风湿,内能燥脾胃之湿,为治痹证常用药物。

对痛风病急性发作,关节红肿灼痛,痛不可近,得冷则舒,伴有畏寒、发热、头痛、口渴、口苦、烦闷不安,舌质红、苔黄腻,脉滑数等风湿热证(热重于湿)的临床表现者,以苍术为主,合知母、石膏、防己相使应用。脾胃较弱者加用粳米、甘草;疼痛较甚者加延胡索。对痛风病急性发作,关节红肿灼痛,肌肤麻木,身硬如裹,手足笨重,倦怠喜卧,纳呆腹胀,舌苔白腻,脉濡缓等湿热并重者,取苍术为主,配黄柏、牛膝、薏苡仁;脾胃湿浊者加厚朴花、蚕沙;疼痛较甚者加两面针。

对痛风病慢性反复发作,关节肿痛,日轻夜重,痛伴酸楚或时如针刺,关节畸形或僵硬,或耳轮、跖趾、指间、指掌处有黄白色痛风石,舌下血脉青紫,舌质黯红、紫黯或有瘀斑,脉涩等风湿瘀阻经络的临床表现者,以苍术为主加红花、

三七、穿山龙。气血不足者加当归、黄芪;疼痛较剧加蕲蛇。对痛风病慢性反复发作,关节酸痛,时剧痛不能忍,遇寒痛增,得热痛减,关节肿大畸形或僵硬,或耳轮、趾指、掌间有痛风石,形寒背冷,口淡喜热饮,常伴砂淋,舌质黯、苔白润滑,脉细弦或迟等风寒湿痹阻经络的临床表现者,以苍术配独活、威灵仙、木瓜。肝肾虚者加骨碎补、续断;剧痛者加制川草乌;砂淋者加金钱草、猫须草。

王光润 重剂苍术治顽痹。王光润[6]临床常用大剂量的苍术治疗寒湿痹证,项筋脊骨强诸症,尤以偏湿重者效果为佳。选用李东垣《兰室秘藏》的"苍术复煎散",方为:苍术 120g(先煎去渣留汁),羌活 3g,升麻 3g,白术 1.5g,柴胡 1.5g,藁本 1.5g,泽泻 1.5g,黄柏 1g,红花少许。上数味入苍术汁内复煎,去渣,空腹分 2 次温服。苍术复煎散以苍术健脾祛湿为君;佐以羌活、升麻、泽泻升阳祛湿散风,可"治寒湿相合,脑痛恶寒,项筋脊骨强,肩背胛眼痛,膝髌痛无力,行步沉重"等痹疾。王氏运用该方治疗一例四肢小关节肿痛变形 4 年余的中年男性患者,取得较好疗效。患者腰胸疼痛,俯腰行走,不能直立,X 线片见腰胸椎部分融合,指(趾)关节变形。予苍术复煎散原方治疗,因苍术性较辛燥,初量不宜过大,故从 9g 起渐增至 15g、24g、45g、90g,终至 120g。服上方 60 余剂,关节肿消痛止,胸腰及四肢活动自如,已恢复工作。

(二)治痹体悟

风湿痹病缠绵难愈的原因在于感受湿邪,湿性黏滞,困阻经络,故而关节疼痛肿胀。"湿胜则肿",关节肿胀者必定有湿邪为患,其肿势与湿邪的轻重密切相关,肿势不消,湿邪留恋,黏滞不去,导致气血运行不畅,痰湿瘀浊相互胶着,深入骨骱不去,如油入面,久则骨节蹉跎,关节变形畸形。故言"伤科治肿,重在化瘀;痹证治肿,重在祛湿",所以祛湿之法在痹病的治疗中贯穿始终。

术乃除湿治痹之良药,临床配伍用之尤为应手。《神农本草经》但言术而未有苍、白之分,仲景之书亦未区别。迨陶弘景指出术有赤术、白术两种,至《证类本草》始有苍术之名。二者虽皆为术,功能祛湿,但功效仍有差异。"白术守而不走,苍术走而不守,故白术善补,苍术善行。"(《玉楸药解》)

苍术功善除湿,"气重而体沉""有雄壮上行之气",对于风湿痹病,湿邪为患较甚者尤为适宜,其临证用药指针为"舌苔厚腻,关节肿胀,脘腹胀满"。苍术可治疗"痰湿留饮或挟瘀血成巢囊"(《本草纲目》),对于湿邪较轻者,一般用 10~15g;湿邪较重时,用 15~30g。湿邪尤甚时,可用至 60g,注意中病即止,不可重剂久投,以免耗气伤阴。苍术临床常配伍黄柏,治疗湿热下注之下肢关节肿痛发热。湿热痹患者见周身关节多处肿热疼痛明显者,可予白虎加苍术汤治疗,以清热邪、利湿邪。老年痹病,腰背骨节疼痛,伴有视物不清者,可配伍熟地黄,有补虚明目、健骨和血之功。痹病患者久治不愈,多伴有气郁之证,常配伍香附理气解郁,苍术气味辛烈,强胃健脾,发谷之气,香附乃阴中快气之药,下气最速,二药配伍,一升一降,气机条畅,故郁散而平,于治痹有利。

李东垣谓白术"去诸经中湿而理脾胃"。故无论虚实之痹皆可用之,风湿在表,"湿家身烦疼"的风湿痹病,可选用麻黄加术汤治疗。肌肉痛,浮肿者,加白术20g;关节疼痛明显者,加附片10g。麻黄配伍白术,可发汗但不致于过汗,且能并行表里之湿,两者最为相得益彰。对于阳虚不能化湿之风湿痹病,白术附子汤和甘草附子汤治之;寒热错杂之风湿痹病,桂枝芍药知母汤治之;诸方皆用白术,取其祛湿之功也。临证运用术治疗痹证时,脾虚湿困证常用白术,外湿困重证多用苍术。

参考文献

[1] 岳娜,刘桂荣. 张志远先生应用大剂量白术经验[J]. 山东中医杂志,2015,34(11):877.

[2] 张家兴. 治痹验方"苍术八味饮"[J]. 四川中医,1996,14(8):54.

[3] 谢兆丰. 苍术的临床妙用[J]. 中医杂志,1997,38(1):5.

[4] 张廉卿. 苍术的临床运用[J]. 辽宁中医杂志,1980,7(2):5-7.

[5] 康素琼. 康俊杰. 苍术治疗痛风病[J]. 中医杂志,1997,38(2):69-70.

[6] 王光润,胡勇. 古方"苍术复煎散"治验一得[J]. 辽宁中医杂志,1982,9(12):43.

二、地 黄

味甘寒。主折跌绝筋,伤中,逐血痹,填骨髓,长肌肉,作汤,除寒热积聚,除痹,生者尤良。久服,轻身不老。(《神农本草经》)

(一) 名家治痹

姜春华 大剂地黄疗热痹。姜春华[1-3]尝谓地黄滋阴,养血补肾,具补药之体,而有通利之用。阴虚血少者,可取之以补;血脉瘀滞者,可用之以通;顽邪固结者,可与之以逐。姜氏在治疗痹证上,主张扶正固本,强调以肾为本,运用补肾法为主治疗各种类型痹证,并结合中西医科研成果,将大量具有祛风除湿、散寒止痛、补益肝肾、强筋健骨功效的中药广泛地运用于临床,取得较好疗效。"地乌蠲痹汤"就是姜氏自拟的一个治疗风寒湿热痹的有效方,方中以大剂量生地黄为君药。生地黄具有滋阴润络、凉血清营、补益肝肾之功,《本草经》有"逐血痹""除寒热积聚""除痹"的记载。姜氏用生地黄治疗顽痹一般用量在 60~90g,最多可用至 150g。其用意有三:第一,生地黄甘寒,入肝肾经,可滋养阴血,补肝益肾,得酸平之怀牛膝、辛温之五加皮协助,共同发挥补益肝肾、扶助正气的作用;第二,风寒湿三痹中寒痹和湿痹均需辛温或燥烈之品方可消除,然辛温燥烈之品无不有伤阴耗血之弊。方中的川乌、蚕沙、威灵仙、独活便是此类药物,得大剂量之生地黄,可缓和其燥烈之性;第三,根据《本经》记载,地黄有除痹作用,生者尤良,风寒湿三痹中行痹需以散风为主,佐以祛寒理湿,但古有"治风先治血,血行风自灭"的理论,更须参以补血之剂,血不足者痹着不行,生地黄补血养血,补养充足,自然流通洋溢而痹行矣。川乌温经散寒、祛痹止痛之功最著,故张寿颐言其"善入经络,确是妙药",与生地黄相配,各具其功,相得益彰,共为方中主药。姜氏言"地黄为补血药,用小剂量 9~15g 已足够。生地黄大剂量应用,每次用 30~90g,有滋阴清热作用,同时有激素样作用,而无激素的不良反应,用于热痹最为合适,亦可推广应用于诸痹"。治疗痹证关节疼痛,常加五加皮、地骨皮、钻地风等药。

生地黄味甘性寒,姜氏重用生地黄一味,滋阴养血而补益肝肾,临床多用于热痹之热灼营阴,或阴虚内热,耗血伤津之证。今通权达变,姜氏用以治疗寒湿痹证,是取其滋阴补肾、鼓舞正气之用也。正气乃固卫御邪之动力,但必以阴精为之粮资,地黄滋补肾阴,则一身活力由之振奋,祛邪乃能得力,此其一也。且地黄能通利血脉,《名医别录》云"生地为散血之专药。盖通脉之品大都具有破瘀攻伐之性,而生地散血通脉,既无燥烈伤正之害,又有滋柔润脉之用,并具通中寓补之功效,乃寓以于养血之中,尽其祛邪之能,正如《本草逢源》所曰:"统领他药,共襄破宿生新之功"。

周仲瑛 地黄配伍青风藤擅疗痹。基于复杂网络图分析方法,对周仲瑛治疗类风湿关节炎的常用药物,即核心处方进行了分析,发现青风藤 - 地黄是配伍频度最高的药对。周仲瑛[4]认为类风湿关节炎的主要病机为风湿热邪阻滞经络,或由直接感受风湿热之邪,或外感风寒湿邪蕴而化热,或由内伤脏腑功能失调,内外相因,同气相召,导致风湿热痹。故用味苦、辛之青风藤,具有祛风除湿通络功效,最为合拍,该药是周仲瑛的核心用药,出现频次最高。地黄,具有补益肝肾之阴的功效。盖肾主骨,肝主筋,针对的基本病机为肝肾阴虚,不能濡养筋骨,且肝肾不足,外邪易乘虚而入,发为本病。青风藤-地黄药对共奏扶正祛邪之功效。

刘柏龄 熟地黄可疗骨痹。刘柏龄[5]认为熟地黄甘温味厚,质地柔润,既补精血,又益肝肾,是骨伤科常用的补益肝肾之药,补阴诸方中均以此为主药。常用经验方,如抗骨质增生丸、壮骨伸筋胶囊和健骨宝胶囊,均大量运用到熟地黄,治疗骨质增生以及颈、腰椎退行性疾病。特别是骨质增生丸的组方中,以熟地黄为君药,补益肾中之阴,配伍淫羊藿、鹿衔草、骨碎补、肉苁蓉、鸡血藤和莱菔子,共奏补益肝肾、强筋健骨、活血止痛的功效。方中虽有滋腻之熟地黄,但配伍莱菔子后,健胃消食理气,起到补而不腻的效果。中成药"抗骨质增生丸"即以此方为基础研发而成,疗效显著。

房定亚 地黄补肾治膝痹。膝骨性关节炎病程晚期,病变关节畸形较为严重,关节活动显著受限,甚至不能行走,肌肉萎缩。中医辨证该病病机为肝肾气血虚损,阴阳俱虚,痰瘀互结。房定亚[6]对此常予大补肝肾气血,兼以活血化瘀为法,方剂常选用地黄饮子、独活寄生汤、三痹汤等加虫类药治疗。患者多为老年人,脏腑气血俱衰,地黄饮子可填精滋髓、阴阳双补,切合病机,当须久服,方可见效。在辨证用药基础上,配伍搜风剔络的虫类药可提高疗效,房氏指出虫类药性多温燥,久用易耗伤阴血,宜配伍养阴、补血之品,如生地黄、白芍、石斛等。

阎小萍 生地黄滋阴疗燥痹。阎小萍[7]认为干燥综合征的病机基础在于肝肾阴虚。在中医学理论中,肝主藏血,在液为泪,开窍于目,肾藏精主骨生髓,在液为唾。肝肾同源,肝肾之阴阳为各脏腑阴阳之本。肝肾阴虚,致五官九窍、关节、经络失于濡养,进而伤及内脏,五脏皆可发病。临床上虽有口、舌、眼、咽、食管等不同部位的干燥症状,究其根本当责之肝肾。因此治疗上以滋补肝肾合滋阴养液为法。对于肝肾阴虚、津枯液少的燥痹处之以六味地黄丸,重用地黄,味甘入肾,补益肾精。有阴虚火盛,手足心热者,用知柏地黄丸。有相火妄动,头晕耳鸣目赤者,用杞菊地黄丸。

连建伟 地黄补肾治久痹。连建伟[8]在临床上经常以独活寄生汤随证加减治疗慢性关节炎、坐骨神经痛、强直性脊柱炎等属肝肾不足、气血两亏之痹证。其中地黄有填骨髓、除痹、养血之功。临床应用此方时,连氏认为辨证要点为痹证日久,表现为腰膝冷痛,肢节屈伸不利,或麻木不仁,或关节变形,尺脉沉等。若患者腰脊正中疼痛,无明显人体下半部痹证且尺脉沉、迟者,则以六味地黄丸或肾气丸合用祛邪之品为治。

（二）治痹体悟

地黄适合治疗肝肾亏虚引起的腰腿疼痛、筋骨痿软等证。肾虚疼痛的特点是腰膝酸软疼痛，其痛隐隐，喜揉喜按。如患者伴有畏寒较甚，大便稀溏，熟地黄较为合适。如伴舌红，咽干便秘，则选用干地黄为宜。地黄有滋补肝肾、益精填髓之功，用量多为 15~30g，量大疗效方著。诚如《本草乘雅半偈》所言，地黄"性惟润下，功力到时，二便通利，以为外征"。大便通利是药物在该剂量发挥作用的标志。百合地黄汤中亦有记载，服用该方后，"中病，勿更服。大便当如漆"。服药后，大便呈黑色，是地黄的本色，也是中病即止的标志。但对于痹病的治疗，则是地黄剂量使用到位的标志，鉴于痹病病情的特殊性，该病需要长期坚持服用药物，不能见利则止。肾阳亏虚畏寒肢冷，尺脉微者，宜加桂附。阴虚内热，尺脉旺，宜用黄柏、知母，滋阴降火补肾，如知柏地黄丸。亦可干地黄和地骨皮同用，如两地汤。对于痹病日久，阴血亏虚者，佐鹿角胶，补血之功极佳。熟地黄，微温，其性黏滞，如配伍麻黄，则黏滞之性尽去，且能通血脉，温肌腠，适合治疗阴寒痹病，颇为应手，如阳和汤（熟地黄、麻黄、白芥子、鹿角胶、肉桂、姜炭、甘草）。

痹病日久，常导致阴液耗伤，患者可见肌肉瘦削，皮肤干燥，骨节发热，疼痛明显，但关节肿胀并不甚，或出现口干眼干等症状。干地黄养阴滋肾，配伍玄参、桑枝、石斛等药提高疗效。加麦冬、沙参，润肺清火；加天冬、桑椹、知母，滋肾降火。阴虚痹病的患者，往往多脾胃薄弱，不耐滋腻，干地黄、玄参用量稍大，即可出现便溏、腹泻和食欲不振等，故使用上述药物时，须小剂量使用，逐渐加量，以大便溏软而不腹泻为度，食欲无明显影响较为合适。地黄用法可以借鉴《本草纲目》的经验"生地黄酒炒则不妨胃，熟地黄姜汁炒则不泥膈，此皆得用地黄之精微者也"。

对于伴有皮肤红色皮疹的痹病，如结节性红斑等，干地黄性甘寒而苦，可起到良好的清热凉血消斑的作用，通过配伍水牛角、赤芍、牡丹皮、玄参、连翘、郁金、竹叶提高疗效。

参 考 文 献

［1］戴克敏. 姜春华运用地黄的经验［J］. 山西中医，2001，17（6）：1-3.

［2］董其圣. 姜春华教授用地黄通利血脉案探析［J］. 辽宁中医杂志，1991，22（6）：6-7.

［3］宋光飞.痹证之本在肝肾,重用生地效称奇［J］.中医函授通讯,1995,14(6):2-3.

［4］朱亚梅,李桓,周学平.基于复杂网络分析国医大师周仲瑛治疗类风湿关节炎的用药经验［J］.中国实验方剂学杂志,2016,22(5):198-202.

［5］刘柏龄,马晓春,刘茜.刘柏龄治疗脊柱病经验撷要［M］.北京:北京科学技术出版社,2003:328.

［6］李斌,唐今扬,周彩云,等.房定亚三期论治骨关节炎经验［J］.辽宁中医杂志,2013,40(1):31-33.

［7］陶庆文,徐愿,阎小萍.治燥痹三途［J］.中华中医药杂志,2011,26(12):2903-2906.

［8］徐宇杰,胡正刚,连建伟.连建伟教授《神农本草经》药物效用解难举隅［J］.中华中医药杂志,2015,30(4):1102-1104.

三、防 风

味甘,温,无毒。主大风,头眩痛,恶风,风邪,目盲无所见,风行周身,骨节疼痹,烦满,久服轻身。(《神农本草经》)

(一)名家治痹

焦树德 防风可疗周身痹痛。防风有祛除经络筋骨中风湿的作用,善疗全身关节肌肉疼痛,焦树德[1]运用防风治疗风寒湿痹、周身骨节疼痛、脊痛项强、四肢挛急等症,常与羌活、独活、当归、薏苡仁、威灵仙、伸筋草、鸡血藤等药配伍使用,以提高临床疗效。

胡希恕 防风祛风疗诸痹。胡希恕[2]认为防风有发表祛风、胜湿止痛的功效,是治疗风湿痹痛的良药,通过合理的配伍,可入诸经而解痹痛。防风配伍桂枝、麻黄、杏仁、生姜、荆芥,可解太阳之表;防风配伍附子,可解少阴之表;防风配伍干姜、黄芩等,可引半表半里之邪外出。胡氏临床遇到使用桂枝麻黄各半汤的适应证时,以桂枝汤加防风和荆芥治之。胡氏使用防风的常用剂量为6~10g。

张志远 重剂防风善疗外感痹痛。防风又名屏风,有保护体表、御外的作用,性辛温,可祛风胜湿,散寒止痛,能解除头项肩背和四肢肌肉关节疼痛,尤其对于外感风寒湿邪,表现为恶风、怕冷、身体拘急、沉重酸楚、四肢疼痛的症状,有明显的缓解作用。张志远[3]常处大剂防风治之,方药为:防风30g,独活15g,桂枝15g,羌活15g,白芷30g,细辛6g。张氏临证体悟,如防风、白芷为常规剂量 10~15g,常常疗效不显,一旦将二药的剂量加到 30g,则疗效倍增。

周超凡　防风重在祛风。周超凡[4]从《神农本草经》的记载"防风……主大风"中体悟出,防风的主要作用在于"大"字。所谓大风,即防风可以通治一切风疾,不仅治疗外感表证,还可以治疗风湿性关节炎、神经痛性肌肉萎缩证、骨膜炎、痛风性关节炎等一系列疾病。故言"大",其实是说明防风的治疗范围广泛。防风是治疗风病的主要药物,被称为"风药中的润剂"。配伍防己,治疗风湿滞络之风湿性关节炎;配伍苍术,治疗风寒袭内之痛风性关节炎。周氏指出,防风主治的病证应该是比肌表略深,即在肌肉一层,由此可见防风可以治疗一系列难治性肌肉及关节病,如肩部粘连滑囊炎、无菌性骨坏死和雷诺综合征等。由于荆芥临证所治之风在肌表,比防风所治的风邪位置要浅,所以防风治疗疑难病较荆芥要多。人体受病邪入侵的位置越深,则病也越难治。

肖进顺　防风擅疗风湿热痹。肖进顺[5]用防风通圣散加减治疗风湿热痹疗效满意。防风通圣散源于《宣明论方》,由防风、荆芥、连翘、麻黄、薄荷、川芎、当归、白芍、白术、栀子、大黄、芒硝、石膏、黄芩、桔梗、甘草、滑石、生姜十八味药物组成,具有发表清里、调气和血之功效,临床常用来治疗风热壅盛、表里三焦俱实引起的诸症。肖氏常在本方基础上加入苍术、黄柏、牛膝即"三妙丸",两方合用,治疗风湿热痹,以达祛风散寒、和血通经、清热除湿之功效。

方敬岐　防风治疗大偻。方敬岐[6]选用大防风汤加味治疗强直性脊柱炎疗效较好。大防风汤出自明代陈实功所著《外科正宗》一书,由人参、防风、白术(土炒)、附子(制)、当归、川芎、白芍(酒制)、杜仲、黄芪、羌活、牛膝、甘草、熟地黄等 13 味中药组成。强直性脊柱炎中医属"痹证"范畴,凡痹证多因风寒湿邪侵入人体,气血运行不畅所致,多运用通络祛风药物治疗,而往往忽视了扶正这一要点,故效果不明显,而大防风汤可补气血,益肝肾,扶正培本,尤其是痹证日久,正虚邪实者,效果较为显著。方中当归、地黄、白芍养血活血;防风、羌活祛风湿止痹痛;牛膝、杜仲补厥阴、少阴;参芪、白术、甘草益气健脾,使正气旺而邪自除;川芎、附子温经通络,温阳化气。

(二)治痹体悟

防风辛温,可祛风散寒,胜湿止痛,长于祛风,是治疗痹证的要药。风为百病之长,风寒湿三气杂至,合而为痹。可见风邪在痹病发病中的重要作用,祛风治疗贯穿于治疗的始终,故祛邪的同时必兼祛风治疗。防风被誉为风药中的润剂,祛风而不燥烈,所以痹证无论属寒属热者,均可配伍使用防风,以提高疗效,防风尤适宜治疗风寒湿痹。痹证多因风与寒湿之邪杂至而成,以风邪为主,称之行痹,症见肢体关节疼痛、游走不定等,方取防风汤加减,药用秦艽、独活和当归等药。痹证日久,肝肾两亏,气血不足,症见腰膝疼痛、肢节屈伸不利,或麻木不仁,畏寒喜暖,方用独活寄生汤加减,配伍杜仲、牛膝、黄芪、附子等同用。痹证兼有汗出,气虚卫外不固者,方用玉屏风散加减,配伍白术、黄芪等。防风虽为风药中的润剂,但其味辛,能发表祛风除湿,仍为辛燥之品,凡阴血亏虚、热病动风者不宜使用;血虚发痉、阴虚火旺者慎用。用量不宜过大,以免助火伤阴,其常用剂量为10~15g。

参 考 文 献

[1]焦树德.用药心得十讲[M].北京:人民卫生出版社,2004:13-14.

[2]冯世伦.胡希恕经方用药心得十讲[M].北京:中国医药科技出版社,2011:39.

[3]张志远.国医大师张志远用药手记[M].北京:中国医药科技出版社,2017:189.

[4]周超凡.周超凡临证用药经验集锦[M].北京:人民军医出版社,2013:45.

[5]肖进顺.防风通圣散治风湿热痹[J].四川中医,1984,3(6):57.

[6]方敬岐,聂存平.大防风汤加味治疗强直性脊柱炎16例体会[J].西部中医药,2003,16(5):23-24.

四、桂 枝

味辛,温。主上气咳逆,结气,喉痹,吐吸,利关节,补中益气。久服通神,轻身不老。(《神农本草经》)

(一) 名家治痹

焦树德 风寒痹证用桂枝。焦树德[1]临证体会,桂枝有祛风寒、温经络、通瘀血的作用,治疗风寒痹证疗效显著。配伍片姜黄、防风治疗风寒阻络、气血不畅所导致的肩臂疼痛;配合赤芍、红花、伸筋草等治疗骨节拘挛难伸、肢体疼痛等;配合羌活、独活、防风、威灵仙、当归、附片等,治疗风寒湿所引起的四肢关节疼痛。桂枝有横通肢节的特点,能引诸药横行至肩臂手指,为上肢的引经药。

周超凡 重用桂枝治疗颈椎病。周超凡[2]认为桂枝是治疗颈椎病的良药。治病务必求本,治疗颈椎病不可仅仅局限于止痛和止眩。周氏强调,用温通经脉方法,搜寒于营分,祛风于筋脉,方为万全之策。桂枝的常用量为12~24g,常常配伍葛根同用,葛根可解项强,但无温通经络之功,故以桂枝为主,葛根为辅,以提高疗效。配伍麻黄可增强桂枝的解肌效果,麻黄能走肌表、通经络、除寒邪,常用剂量为6g。

治疗尪痹首选桂枝。周氏认为桂枝可温经通阳,化气行水,对于祛除风寒湿痰瘀等病邪有较好的疗效,治疗尪痹的常用基本方为:桂枝15g,续断10g,补骨脂10g。对于热象明显者,先用桂枝10g、石膏(先煎)15g、知母10g。待热退后,再用桂枝10g、续断10g、补骨脂10g治疗。尪痹为慢性疾病,周氏在运用以桂枝为主的配方中,根据病程长短,予以加减。早期:加防风10g,秦艽10g;中期:加青风藤10g;晚期骨节变形:加当归10g,山茱萸10g,巴戟天10g,狗脊10g。

史欣德 桂枝治疗各种疼痛有效,尤以身腰痛和关节痛为宜。史欣德[3]通过文献研究发现,疼痛多由经络气血壅滞不通所致,桂枝味辛而苦,性温,可温经散寒,疏通气血,故可达止痛之效。临证用桂枝治身痛证时,多按虚实论治。虚证由气血不足所致者,多配伍人参、芍药补气养血,缓急止痛;由表虚湿盛所致者,多配白术补气固表,利水渗湿;素体表虚又感风湿者,多配白术祛表里之湿;妊娠营血不足者,多配当归养血活血止痛。实者因外感风寒所致者,多配麻黄、石膏散风寒,清里热;素体湿盛者,多配麻黄、白术发汗除湿;素体湿重又感风寒者,多配附子温化寒湿。史氏还将桂枝用于四肢关节疼痛症的治疗。对于外感风寒所致骨节疼痛者,用桂枝配麻黄,方用麻黄汤;外感风邪,引动寒饮,致关节冷痛者,则以桂枝配干姜、细辛温经散寒,方用桂术汤;表虚受风,肩背麻木,手腕硬痛,则可用桂枝橘皮汤;关节疼痛并伴有少阳证者,则以柴胡桂枝汤主之;热在阳明,骨节烦疼者,则用白虎加桂枝汤;风寒湿三邪痹阻足三阴经,致肢节疼痛者,以桂枝芍药知母汤治之。对于虚寒性腰痛,史氏常用《金匮要略》八味肾气丸治之:对于素体血虚,又感寒湿之腰痛,多以桂枝配养血之阿胶、当归,利湿之茯苓同用。

张云鹏 大剂桂枝疗脉痹。张云鹏[4]体会桂枝具有辛散通络之性,治疗肢体、关节疼痛、麻木,每获显效。脉痹(血栓闭塞性脉管炎)的患者出现肢体疼痛,非外感风寒湿邪所致,实属血脉内寒,气血凝滞,经络痹阻,不通则痛。肢体失于温养,则肢麻而冷。寒凝滞重,非大剂辛温不得散,无迅捷通达不得开。故张氏用大剂量桂枝散寒通络开痹阻,配伍当归、赤芍、鸡血藤、黄芪益气养血,载阳以温养;细辛、木通通经络而畅引气血,诸药散寒凝、运气血、止疼痛;怀牛膝、甘草、大枣补虚,强骨壮筋。张氏运用桂枝的初始剂量为15g,其后逐渐增加剂量到30g,随着桂枝剂量的增加,患者症状改善日趋明显。

邱健行 桂枝内外合用治疗痹证效果显著。邱健行[5]认为桂枝入肝家而行血分,走经络而达营卫,具有"利水通阳兼下气,和营行瘀补中虚"功效。邱氏认为桂枝是温经通阳、宣利关节之妙品,临证时常与当归、黄芪、鸡血藤、海风藤、五爪龙、羌活、防风等配伍,用于治疗各种关节炎疼痛、肌肉疼痛、神经痛、肢体麻木等寒凝瘀阻、血脉不通之痹证。同时,邱氏还将桂枝配伍过山香等药煎水温洗,以达温通经络、通利关节之效。邱氏强调桂枝则为桂树之嫩枝,且越嫩越好,其性味甘温通行,温而不燥,走表窜窍而通行十二经。在桂枝为主药的方剂中,可重用桂枝,一般10~30g,甚至可用至50g。

张正元 寒热之痹,桂枝可疗。张正元[6]临证体会,寒痹多由寒邪凝滞、血脉不通所致,而桂枝辛散温通,横走四肢,活血通络止痛,则痹证可除,故在临证时常用此药。对于热痹,张氏考虑到桂枝辛温之性,故去性取用,将桂枝与大队辛凉祛风通络药相伍,使其温性受到制约,仅取其辛散走窜之性。对于久痹患者,张氏常将桂枝与补益气血、肝肾之药合用,因桂枝入血分,能增强补益药的功效,同时桂枝可通利血脉使之滋而不腻。

(二)治痹体悟

桂枝性温,徐忠可谓"外证得之为解肌和营卫,内证得之为化气调阴阳",诚为内祛脏腑之寒、外通经络之痹的良药,尤适宜寒邪凝滞所致肢体麻木、关节疼痛等症。在类风湿关节炎的治疗中,无论证属寒热虚实,均可配伍桂枝使用,不可因热痹而畏惧桂枝之温,而不敢使用。白虎加桂枝汤即为治疗热痹的效方,大剂石膏中伍以温通之桂枝,可使热去络通,不至于冰伏热郁,热无出路,病终不解。所以白虎汤中加入桂枝,寒热并用,有效治疗痹病热郁之患。气血亏虚所致的血痹当用黄芪桂枝五物汤加减治疗;寒热错杂、虚实并存的历节病可用桂枝芍药知母汤治疗;血虚寒凝、脉细欲绝的寒痹运用当归四逆汤治疗;寒凝经脉较重者,可予桂枝附子汤或乌头桂枝汤治疗。故在类风湿关节炎的治疗中,无论何种证型,在辨证的基础上,均可采用含有桂枝的方剂予以治疗。桂枝通过合理的配伍,可以扩大治疗范围,提高临床疗效。桂枝配伍附子,温通心肾阳气,散寒通络除痹。桂枝温阳通经脉,利关节。附子温肾阳,散寒湿除痹痛。二药合用,温通心肾阳气、散寒通经止痛的功效益彰。桂枝配伍麻黄,温经散寒,通痹止痛,用量6~10g,治疗关节疼痛明显时,可用至20g左右。

桂枝配伍桑枝,温凉并用,可增强温经散寒、舒筋活络的作用,治疗肢节疼痛拘挛的疾病有较好疗效,桂枝常用10g,桑枝多用30g,量小则疗效不显。

桂枝的禁忌证非常重要。张锡纯[7]认为桂枝乃辛温香窜之品,易耗阴分,又提升善行,导致动血耗血,血证当忌用。桂枝辛温助热,易于伤阴动血,故风温热病及阴虚阳盛之证或素有内火而口干舌燥等忌用,孕妇及月经过多者慎用。久痹患者,阴精亏耗,虚火内盛者,使用桂枝时尤需谨慎,部分患者可出现牙龈肿痛及上火等症状。

参 考 文 献

[1]焦树德.用药心得十讲[M].北京:人民卫生出版社,2015:12.

[2]周超凡.周超凡临证用药经验集锦[M].北京:人民军医出版社,2013:31-32.

[3]史欣德.从方剂文献看桂枝在痛证中的运用[J].南京中医药大学学报,1998,14(5):303-304.

[4]杨悦娅,陈理书.张云鹏应用桂枝举要[J].中医文献杂志,1998,16(4):28-30.

[5]吕雄.邱健行老师临床运用桂枝经验[J].新中医,1998,30(8):8-9.

[6]蒋俊娥.张正元临床巧用桂枝之经验[J].江苏中医药,2016,48(6):64-65.

[7]吴皓萌,徐志伟.张锡纯运用桂枝经验的探讨[J].中国中医基础医学杂志,2013,19(8):910-911.

五、细 辛

味辛,温。主咳逆,头痛,脑动,百节拘挛,风湿痹痛,死肌。久服明目,利九窍,轻身长年。(《神农本草经》)

(一)名家治痹

刘沛然 重用细辛疗顽痹。刘沛然[1]是深入研究细辛临床运用的重要医家,其专著《细辛与临床》总结了作者丰富的运用细辛的临床经验。刘氏认为细辛性辛温,入肺肾二经,可通脉络,疗死肌、顽痹等,还可用于偏寒、偏冷之冷疾、冷风,这皆是使用细辛认证定经之关键。刘氏在细辛的用量上大胆尝试,自用细辛120g煎汁服用,未见不良反应,并在临床实践中不断探索,发现大剂量的细辛可以治愈不少疑难奇症。从刘氏治疗各类痹病的医案中,我们可以看到其用量是较大的,治疗风湿低热用15g,腰肌劳损用21g,类风湿关节炎用45g,坐骨神经痛用60g,大动脉炎、深部大静脉炎用120g。刘氏指出细辛用量应按证权衡,重者重用,轻者轻用,血者重用,气者轻用,有是病则用是药、是量,诚为经验之谈。通过药物配伍,刘氏提高了细辛的临床疗效,细辛配附子,开关节而祛寒湿,利膝踝而缓挛拘,通经络而逐寒瘀。细辛配柏叶、柏实,治疗历节疼痛,行凝滞,开肌郁。细辛配川芎,通肌痹,疗死肌,止痛痒。细辛配赤芍,通经脉,除关节逆冷。细辛配黄酒,温血脉,散寒凝。刘氏强调细辛的煎煮方法宜后下。刘氏认为细辛禁忌证:劳痰失血非所宜,反能引血化热;寒化口渴慎用,外感风寒已解或未解口渴亦慎用;目疾胬肉有障翳者,赤白膜肉皆不用;衄血、溺血、便血,及咯、咳、呕、吐血,皆不用;久病阴虚灼热,非所宜;病内热火盛及气虚、血虚、阴虚者慎用。

邓铁涛 细辛外用治疗脉痹。邓铁涛[2]擅用细辛治疗股动脉硬化、血栓闭塞性脉管炎等一类因脉络瘀阻而见肢体痹痛的患者,常常用细辛配伍川乌头、吴茱萸、葱、艾叶、红花、荆芥、独活、羌活、防风、海桐皮等药,煎汤热洗或湿敷,屡效。邓氏认为细辛性辛温发散,芳香透达,长于解表散寒,祛风止痛,具有"内之宣络脉而疏通百节,外之行孔窍而直透肌肤"(《本草正义》)的功效,是治疗脉痹的良药。

丁光迪 风寒湿痹用细辛。丁光迪[3]认为细辛温经发散,除痹止痛,治疗风寒湿痹死肌,汗不出,血不行,常与麻黄、肉桂、川芎、独活、白术等配伍使用。特别是痹痛身冷,见风遇寒更甚者,细辛配伍附子、乌头、桂枝、黄芪、芍药同用,疗效甚佳。寒湿腰痛,细辛同独活、续断、肉桂、杜仲、白术等配伍。身痛拘急,掣引痛甚,细辛配伍防风、独活、制乳香、芍药、桂枝等。

冯恒善 重用细辛治尪痹。冯恒善[4]重用细辛治疗寒凝型重症类风湿关节炎。方药组成:细辛30~160g,制附子10~30g,稀莶草30~100g。辨证加减:指间关节肿胀变形疼痛加川芎3~9g;趾、踝关节肿胀变形加怀牛膝3~9g;指、趾、踝关节肿胀变形疼痛加川芎、怀牛膝各3~9g;指趾关节疼痛、游走不定者加防风、羌活、独活各3~9g;关节肿胀明显加薏苡仁9~15g;腰痛明显加狗脊3~9g,续断3~6g;颈椎、胸椎、腰椎增生变形,疼痛显著者加白芍、木瓜各3~9g。冯氏认为凡寒湿入络的病人,使用散寒利湿中药当以细辛为主,药到痛止,肿胀即消。凡患者无严重心血管病,即可大胆使用细辛治疗。中药水煎2次,每次煎40分钟,2次煎取200ml,每次服50ml,3小时服1次,日服4次,无副作用发生。如一次服量过大,可发生心悸、恶心、呕吐之现象,甚至出现心律紊乱。

冯氏指出,只要辨证准确,使用方法得当,即使大剂量服用细辛半年之久,亦未见有任何不良反应,并可取得良效。

高家骏 重用细辛效更佳。高家骏[5]对比重用细辛与常规剂量细辛治疗晚期重症类风湿关节炎疗效差异,重用细辛60g,配伍制附子30g,制川乌10g,豨莶草40g,防风10g,羌活10g,薏苡仁10g,川芎3~9g,黄芪30g,甘草20g,防己20g,白术20g,白芍15g,淫羊藿15g,巴戟天15g。对照组用细辛3g,余配伍药物同治疗组。结果提示重用细辛组的疗效显著优于常规剂量组,且不良反应仅为轻度烘热及口干,未经处理,自行消失。

周超凡 "冷+水"证用细辛。周超凡[6]总结使用细辛的临床经验,临证见恶寒喜暖,四肢厥逆,稍受风寒则觉冷气入骨,或觉口内有冷气,脉迟,均属于冷的症状;唾液清稀且量多,胸闷,舌苔滑,小便清长,咳有寒饮,属于水的症状。凡见上述症状者,为细辛的适应证。周氏善用细辛治疗脉痹(血栓闭塞性脉管炎),常用处方:炙黄芪15g,细辛10g,鸡血藤20g,当归10g,干姜10g,川牛膝10g,桂枝10g,炙甘草6g。寒甚加附子;血瘀加桃仁、赤芍;健脾胃加白术、山药。如果患肢局部缺血缺氧,局部皮肤发凉发白,细辛用量10g;患肢局部坏死,皮肤颜色由紫变黑,细辛用量12~15g;患肢发生溃疡,呈火灼样,病趋热化,此时一般不用细辛,若确因组方需要,细辛用量不宜超过3g。周氏指出,轻症及年老体弱者,不宜大量使用细辛;细辛做丸散剂时,要遵循"细辛不过钱"之说;细辛入汤剂可以先煎30分钟。

郭诚杰 依据疾病部位确定细辛用量。郭诚杰[7]的经验是:颈部及肩部一般用9~15g,常配伍葛根、黄芪、丹参、赤芍和地龙等;腰腿痛用至12~15g,常配伍川乌、草乌、乳香、没药、木瓜和牛膝等;顽痹用至20g,常配伍附子、豨莶草、狗脊、牛膝、续断等。重用细辛,并与附子、川乌、羌活、独活、黄芪、桂枝等同用治疗风湿、类风湿关节炎。

煎煮细辛须开盖。郭氏指出细辛用量在9g以上时,煎煮时间不少于30分钟,且必须将锅盖打开,以利于毒性成分黄樟醚的挥发,提高细辛使用安全性。

张鸣鹤 细辛治上部痹痛尤佳。张鸣鹤[8]认为细辛枝叶纤细轻柔,但性味却芳香辛烈,是祛除上焦风寒的要药,尤适宜风邪阻络所致风湿或类风湿、肩关节炎、肩周炎、肌纤维炎、风寒湿性关节痛等累及上肢关节者,但腰以下关节风寒冷痛,用之则效不佳。细辛治痹辨疾病,张氏治疗不同的风湿病,非常注重细辛用药配伍。对于肩关节炎、肩周炎常相伍麻黄、桂枝、半枝莲、板蓝根;对于类风湿关节炎累及两手指间关节者常配伍猫眼草、土贝母、蜂房、乌梢蛇;对于颈椎病引起肩臂麻痛等症状者常配伍威灵仙、板蓝根、白芥子、葛根;对于颞颌关节炎常配伍白芷、忍冬藤、红藤。细辛的剂量不完全与疗效成正相关。张氏临证体会,细辛的剂量为6~15g,当用量达15g效亦不佳时,则不须加大用量,因细辛入煎剂超大量使用会引起头痛、头晕、心悸等不适,对高血压或神经衰弱之头痛必须慎用,对于有器质性心脏病、心率过快或有心律失常的病人也当慎用。

孙定隆 细辛配伍威灵仙止痛效佳。孙定隆[9]善用细辛治疗风湿痹病,通过细辛与威灵仙的配伍提高了止痛效果。龚小雪运用孙氏经验,通过观察76例风寒湿痹型风湿痛患者临床疗效,认为细辛和威灵仙加入对证基础方中,治疗顽痛疗效确实明显提高,并显著优于基础方加细辛和基础方加威灵仙。孙氏认为细辛辛温性最烈,发散力强,善走头面,散寒止痛,又为厥阴、少阴的引经药,故少量细辛即可"画龙点睛",一取其轻清升提,发挥其上行透达之功效;二又防止其助火伤阴。威灵仙辛散善走,性温通利,行十二经,既可祛在表之风,又能化在里之湿,通经达络,可宣可导。孙氏认为风湿顽痛,其病机关键是经络气血凝滞不通。细辛、威灵仙二药均辛散温通,性猛善走,入里达表,以"开通"见长,故能建功。而且细辛、威灵仙两药联合应用止痛效果显著,特别适合寒湿性疼痛患者。

杨钦河 细辛治痹须辨病因。杨钦河[10]注重辨别痹病的病因,重用细辛治疗各种痹证,不论寒热虚实,随证配伍,疗效满意。行痹配防风、秦艽、羌活、独活;痛痹配乌头、附子、麻黄、桂枝;着痹配苍术、木瓜、薏苡仁、防己;热痹配忍冬藤、生石膏、黄柏、蚤休;气血两虚配黄芪、当归、熟地黄、鸡血藤;肝肾亏虚配桑寄生、怀牛膝、续断、骨碎补;兼血瘀配丹参、红花、牡丹皮、三七;夹痰浊配白附子、白芥子、僵蚕、天南星;顽痹配全蝎、蜈蚣、白花蛇、乌梢蛇等搜风剔络之品。常用剂量在10~30g,未见任何不良反应。

细辛用量辨体质。杨氏在临证运用细辛治疗痹病时发现,寒湿痹证,形体肥胖之人,细辛用量可偏大。阴津匮乏,形瘦体小虚羸者,细辛用量要酌情掌握,不宜过大。

陈才明 热证亦可用细辛。陈才明[11]认为细辛对于寒湿痹痛有较好疗效,以形寒怕冷,痛处不移,遇寒痛剧,舌淡苔白腻,脉沉而紧为主要表现,细辛用量多为20~100g为佳。但是热病或阴虚不足的病人,使用细辛时必须与寒凉的石膏、养阴的生地黄、首乌相配伍。细辛剂量要小,而石膏、生地黄剂量偏大,取其温而不燥,寒而不滞,补而不腻,达到相互制约、相得益彰之效。

王劲松 细辛外用治痹病。王劲松[12]以细辛为散外用治疗风湿痹病,疗效显著。王氏选用细辛、延胡索、羌活、独活、川芎、制川乌等量,共研为细散,白酒调散,敷于疼痛的部位,每日 1 次,每次 3~4 小时。对于风寒湿冷外袭,络脉闭阻不通所导致的寒湿痹病效果尤佳。

郑勇文 安全使用细辛的要点在于久煎和配伍。郑勇文[13]在重用细辛治疗风湿病时,体会到只要注意两点,其毒性及不良反应完全可以避免:一是久煎。细辛用量达 10~30g 时,需要先煎煮半小时以上,再与其他药同煎 20 分钟。二是注意配伍,如配白芍、甘草,白芍滋阴之品可中和细辛之辛烈,配甘草"调和诸药而解百毒"。郑氏自拟"细辛白芍汤"治疗风湿痹证 35 例疗效满意,细辛用量为 10~30g,配伍白芍 15g、甘草 10g,采用久煎法煎煮,未发生过严重毒性反应及不良反应。

(二)治痹体悟

细辛温热,辛香浓烈,可解表散寒,蠲痹止痛,常用来治疗各种风湿病,对于风寒湿痹效果尤佳。细辛散风邪,祛寒凝,无处不到;宣络脉,通百节,无微不至。可上行,可横行,善开通结气,宣散郁滞,能行能散,被历代医家誉为除风湿之要药。细辛的用量一直是众多医家探索的焦点。综合目前文献的报道,细辛入煎剂,其用量可不受"不过钱"的限制,部分医家甚至超大剂量使用,取得较好临床疗效,尤其对于难症和重症较为适宜,且较长时间服用亦未发生明显的不良反应。至于散剂入方,医家们则颇为一致地认为"细辛不过钱"是较为合理的。笔者体会细辛温经止痛效果较佳,治疗痛证、痹证等证时,可加大剂量使用,起始剂量为 3~6g,其后可逐渐增加剂量,常可达到 10~15g。且宜久煎,时间以 30~60 分钟为宜,煎药时药罐宜敞开罐盖,便于有害成分挥发。在治疗表证时,细辛可散寒解表,可按常规剂量应用,3~6g 为宜。细辛多入复方治疗各种寒湿性痹病,但是对于热痹或阴虚痹,可取其温经通络作用,通过合适的配伍予以运用。肾病患者不宜大剂量或长时间使用细辛,避免该药所致的肾损害。

参考文献

[1] 刘沛然. 细辛与临床[M]. 北京:人民卫生出版社,2012.

[2] 邱仕君. 邓铁涛用药心得十讲[M]. 北京:中国医药科技出版社,2012:160.

[3] 丁光迪. 中药的配伍运用[M]. 北京:人民卫生出版社,2012:130.

[4] 冯恒善. 重用细辛治疗类风湿性关节炎 100 例分析[J]. 河北中医,1984,6(1):16-17.

［5］高家骏.重用细辛与常规剂量细辛治疗晚期重症类风湿性关节炎临床对照研究［J］.中医杂志,1997,38(5):283-286.

［6］周超凡.周超凡临证用药经验集锦［M］.北京:人民军医出版社,2013:57-60.

［7］冯伟,张卫华.国医大师郭诚杰教授临床应用细辛的经验［J］.浙江中医药大学学报,2016,40(3):194-195.

［8］张立亭,傅新利.张鸣鹤应用细辛的经验［J］.山东中医杂志,2000,19(8):489-490.

［9］龚小雪,孙定隆,陈继婷,等.细辛、威灵仙联合应用止痛疗效观察［J］.中国实验方剂学杂志,2012,18(6):247-249.

［10］杨钦河.重用细辛治痹证［J］.四川中医,1996,14(7):15.

［11］陈才明.细辛大剂量用于煎剂治疗痹证和寒实证［J］.时珍国药研究,1993,4(1):5-6.

［12］王劲松,查安生,陈浩.细辛外用验举隅［J］.陕西中医函授,1997,17(3):38.

［13］郑勇文.重用细辛治疗风湿痹证 35 例［J］.中医杂志(增刊),2007,48(6):181.

六、薏 苡 仁

味甘,微寒。主筋急拘挛,不可屈伸,风湿痹,下气。久服轻身益气。(《神农本草经》)

(一)名家治痹

冯兴华 薏苡仁可疗诸痹。冯兴华[1]善于运用薏苡仁治疗各类风湿病,疗效显著。类风湿关节炎,关节红热肿痛明显者,重用薏苡仁 60g,清热利湿除痹。血清阴性对称性滑膜炎伴凹陷性水肿综合征,疼痛较轻但水肿较重,当属热轻湿重之证,治疗祛湿除痹为法,以 60~90g 薏苡仁大剂量利水消肿,疗效甚好。强直性脊柱炎,如伴有炎性肠病病史或易出现腹泻者,用薏苡仁健脾除湿止泻。外周关节炎明显,出现膝、踝关节肿胀者,多属于湿热下注,用薏苡仁清热利湿。无症状高尿酸血症期,仅出现尿酸波动性或持续性增高而无关节症状,取薏苡仁健脾益气为治。急性痛风性关节炎期,常有关节红肿热痛,重用薏苡仁清热利湿。间歇期关节红肿热痛基本消除,但湿热未尽,宜重用薏苡仁益气祛湿,助脾运化。慢性痛风性关节炎伴痛风石,重在健脾益肾,化湿祛瘀,重用薏苡仁健脾益气,祛湿除痹,缓缓图功。对于膝骨关节炎,冯氏常以补益肝肾为主,对出现膝关节肿痛,关节腔内积液增多者,则认为是湿热下注所致,故常重用薏苡仁清热利湿,加以补益肝肾,活血化瘀,疗效甚好。冯氏注重薏苡仁治疗风湿病，认为痹多夹湿，不论寒热，但凡有湿，皆可重用薏苡仁。痹证日久，正气耗伤，薏苡仁可利湿热之邪，又可健脾益气，扶正祛邪，一举两得。如患者脾胃虚弱，泄泻或大便溏稀者，用炒薏苡仁健脾止泻。

郭会卿 薏苡仁擅疗着痹。郭会卿[2]临床观察到痹证以湿邪所致尤为多见，认为湿为阴邪，其性重浊黏滞，感邪后缠绵难愈，留于关节则肿胀、酸痛和重着。故在临证时，郭氏每每重用薏苡仁，取其利水消肿、清热除痹之功。薏苡仁亦可顾护中焦，健脾运湿，使湿热之邪得以化散，治疗湿邪为患的痹病效果满意。郭氏总结用药经验，认为薏苡仁可利水消肿，能有效抑制滑膜炎症反应，减轻水肿，80g以上大剂量运用薏苡仁能够起到抗炎镇痛的作用。该药还具有利湿兼清补的特点，虽性寒但不伤胃，益脾但不滋腻，可明显减轻非甾体抗炎药对胃肠道刺激，同时兼顾到脾胃，起到祛邪而不伤正的作用。

王纪云 大剂量薏苡仁止痹痛效果佳。王纪云[3]临证体悟，大剂量薏苡仁对于各种风湿痹病均有较好的止痛效果。在诊治以局部肢体或关节疼痛为主要症状的痛风、肩周炎和类风湿关节炎患者时，在中医传统辨证基础上，再加入50~100g薏苡仁有很好的止痛效果。王氏治疗踝关节肿热的热痹患者，使用薏苡仁20g时，疗效并不显著，增加薏苡仁用量至60g时，一剂而愈。治疗气血亏虚兼有血瘀的肩周炎患者，辨证施治，疗效欠佳，后加用60g薏苡仁后，3剂即痛缓。治疗寒湿入络、气血不足的类风湿关节炎患者，在独活寄生汤基础上，逐渐增加薏苡仁用量，从60g渐增至100g，临床疗效逐渐凸显。由此可见，无论何种证型风湿病，在辨证基础上，予以大剂量薏苡仁均可取得较好的止痛效果。孙泽艳[4]运用此经验，治疗一例风寒侵袭筋脉、气血痹阻的肩痛患者获得佳效。防风、川芎各12g煮水，加入薏苡仁60g，熬制稀粥，服用8天而愈。

刘秀英 薏苡仁治疗足跟痛有效。刘秀英[5]取薏苡仁150g、黄芪50g、怀牛膝20g、猪蹄1只（500g），将猪蹄洗净，用布将黄芪、怀牛膝包好，一起放在砂锅里炖烂，吃薏苡仁、猪蹄及喝汤。足跟痛是因气血痹阻不能达四肢末端，气血不通则痛。方中重用薏苡仁舒筋除痹止痛为主药，黄芪益气行血以除痹，怀牛膝壮筋骨，活血祛瘀，引药下行至足跟，三药合用舒筋除痹止痛，益气壮筋骨，足跟痛病愈。

范中旗 薏苡仁可疗急性腰痛。范中旗[6]运用薏苡仁治疗腰椎间盘突出症急性期取得较好疗效。范氏认为腰腿痛急性期，证属本虚标实，因扭伤劳损致络脉不利，络脉瘀阻，水液停滞，湿瘀互结，治以利水通络，除痹止痛，处方：黄芪30g，茯苓15g，泽泻15g，炒薏苡仁30g，天南星10g，川芎15g，当归15g，鸡血藤20g,川牛膝10g,地龙10g,制川乌6g,威灵仙10g。待症状明显缓解后,每天继服炒薏苡仁30g,持续1月以善后。

邹波 薏苡仁可消关节积液。邹波[7]重用薏苡仁治疗各种原因导致的膝关节积液疗效较好。创伤性膝关节积液药用:薏苡仁100g,苍术30,黄柏15g,怀牛膝15g,刘寄奴20g,泽兰30g,土鳖虫30g,没药10g,三七10g,透骨草20g,红花10g等。痹证性膝关节积液药用:苍术30g,怀牛膝15g,黄柏10g,薏苡仁100g,威灵仙30g,泽兰30g,益母草30g,全蝎10g,没药10g,忍冬藤30g,制川乌6g,青风藤30g。增生性膝关节积液药用:薏苡仁100g,苍术30g,怀牛膝15g,黄柏10g,骨碎补40g,血竭5g,威灵仙30g,土鳖虫30g,苍耳子15g,没药15g,透骨草10g,宽筋藤30g,伸筋草30g。上药煎煮两次混合后口服,第3煎热敷患处。

张洪林 薏苡仁治疗脉痹。张洪林[8]重用薏苡仁治疗20余例大动脉炎均获痊愈并附验案1例。患者,女,31岁。1年前感到右上肢发凉、酸困,活动时酸困加重,未进行任何治疗。嗣后症状逐渐加重,伴有头晕右眼困痛。检查右上肢血压未测出,右颈动脉及颞动脉搏动减弱,在右颈动脉处可闻及血管收缩期杂音,西医诊断为多发性大动脉炎。舌质淡、边有瘀点,舌苔白腻,右寸口脉搏动消失,左寸口脉沉迟。证属气虚血瘀,湿热阻络。治宜益气活血,清热通络。药用:生薏苡仁120g,桂枝10g,黄芪30g,鸡血藤30g,制没药10g,丹参30g,广木香10g,路路通10g。上方加减服4月余,症状消失,测右臂血压属正常范围,右寸口脉搏动正常,各项化验已正常。

韩俊生 薏苡仁重在缓和拘挛。韩俊生[9]认为薏苡仁作用核心是"缓和拘挛",治疗不同病因所致的筋肉挛急、屈伸不利。韩氏研究"缓和拘挛"与"除痹"含义是不一致的。痹证分许多类型,"行痹""寒痹""历节"等,其"除痹"的功效并不能直接表明所治何种"痹证";同时不同类型、不同阶段痹证,不一定均出现筋脉或筋肉挛急的症状,说明薏苡仁并非凡"痹证"均能治疗。《本草衍义》载:"《本经》云'微寒,主筋急拘挛'。拘挛有两等,《素问》注中'大筋受热,则缩而短,缩短故挛急不伸',此是因热而拘挛也,故可用薏苡仁。若《素问》言因寒则筋急者,不可更用此也。凡用之,须倍于他药,此物力势和缓,须倍加用即见效。"故薏苡仁长于治疗筋急拘挛不可屈伸或筋骨邪气不仁或拘挛筋急的风痹、风湿痹证。薏苡仁药性甘淡、微寒,甘可缓急,淡可渗湿,寒可清热,故治疗湿邪或湿热等引起的筋脉或筋肉挛急之证较为适宜。张涛[10]重用薏苡仁治疗四肢拘挛验案1例。患者,女,42岁。手足抽筋3年余,呈间歇性反复发作,每次 1~5 分钟不等。发作时意识清楚,手足拘挛,甚则疼痛,经牵拉后缓解,轻者自行好转。患者面色萎黄,语言无力,精神欠佳,胸闷纳差,倦怠嗜睡,伴有心悸健忘,舌体胖大、有齿印,舌苔白腻,脉弱。证属脾虚湿滞,经络不利,筋脉失养。治以健脾化湿通络。处方:薏苡仁 60g,木瓜 30g,党参 30g,白术 15g,陈皮 10g,砂仁 10g,甘草 10g,大枣 5 枚。服用 20 剂后拘挛未作,精神爽朗。

(二) 治痹体悟

薏苡仁适合治疗筋脉拘挛、关节肿胀的风湿痹痛。薏苡仁性能除湿,淡能渗湿,适合治疗痹病。痹久难愈的原因,往往和湿邪为患密切相关,故在其治疗过程中,淡渗利湿的药物必须贯穿始终。薏苡仁药性平和,不仅能利湿亦能健脾,脾运则湿除,且该药为药食兼备之品,其性纯良,药力缓和,利而不猛,补而不峻,扶正祛邪,久服无弊,适合风湿痹病患者长期使用。《本草纲目》载薏苡仁粥,以薏苡仁为末,同粳米煮粥,日日食之,可补正气,利肠胃,消水肿。治疗久风湿痹,筋脉拘挛,用于痹病患者食疗,颇为适宜。大剂量薏苡仁有除湿浊、止痹痛之功效。薏苡仁药力缓和,故非重剂无以起沉疴。临床治疗关节肿胀者,必须用到 30~60g 方效,缓解疼痛需用 60~100g。同时要注意临床辨证和药物配伍。湿热盛者配伍四妙丸、土茯苓、五加皮等,加强清热利湿作用。寒湿盛者配伍乌头、麻黄、桂枝、细辛等,取其利湿之用而去其寒凉之性。下肢风湿痹肿者,薏苡仁配伍牛膝、木瓜,可补肝肾、舒筋脉。上肢痹痛甚者,配伍桑枝、羌活、片姜黄等,祛风除湿,通络止痛。薏苡仁功效与其炮制密切相关。生薏苡仁可利水祛湿除痹;炒薏苡仁能健脾益胃止泻。在治疗痹病时,常常生薏苡仁、炒薏苡仁并用,可奏健脾利湿的功效。薏苡仁诚为利湿之良药,疗痹之佳品。

参 考 文 献

[1] 陈仲汉.冯兴华教授临床应用薏苡仁治疗风湿病经验研究[D].北京:北京中医药大学,2016.

[2] 马琳琳,孔伶俐,郭会卿.郭会卿教授运用薏苡仁治疗痹证经验[J].风湿病与关节炎,2012,1(2):51-52.

[3] 王纪云,姜玲,王元康.大剂量薏苡仁善止痛[J].中医杂志,2006,47(8):573.

[4] 孙泽艳.大剂量薏苡仁止痛[J].中医杂志,2008,49(4):341.

[5] 刘秀英.薏苡仁治疗足跟痛有效[J].中医杂志,2008,49(4):342.

[6] 范中旗. 薏苡仁善治急性腰腿痛[J]. 中医杂志,2011,52(1):71.

[7] 邹波. 重用薏苡仁治疗膝关节积液[J]. 中医杂志,2008,49(1):59.

[8] 张洪林,谢牡丹,张丽. 重用薏苡仁治疗疑难病症举隅[J]. 中医杂志,1995,36(10):592.

[9] 韩俊生. 薏苡仁"缓和拘挛"与"除痹"之功效考释[J]. 中华中医药学刊,2004,22(10):1937-1938.

[10] 张涛. 重用薏苡仁治疗四肢拘挛[J]. 中医杂志,2011,52(23):2057.

七、川 芎

味辛,温。主中风入脑,头痛,寒痹,筋挛缓急,金创,妇人血闭无子。(《神农本草经》)

(一) 名家治痹

张学文 活用川芎祛顽痹。张学文[1]善于使用川芎治疗痹病,通过药物配伍,扩大应用范围,提高临床疗效。川芎配伍细辛,活血行气,散寒止痛。川芎活血行气,善于搜风通络,上行头目颠顶,能助清阳之气而利窍镇痛;细辛辛烈窜动,善通利耳鼻诸窍,散寒止痛。两药配伍,止痛作用增强。张氏常将此药对用于治疗各种头痛,也常配伍独活、羌活、威灵仙等祛风利湿药,用于治疗肢体关节疼痛、屈伸不利等风寒湿痹证。川芎配伍川牛膝,活血化瘀,引血下行。川芎能活血化瘀,行气止痛;川牛膝能活血通经,引血下行,二药配伍,可使活血化瘀止痛之力增强,常用于治疗肢体麻木等证。川芎配伍葛根,活血化瘀,通脉生津。川芎入血分,具活血化瘀、行气止痛之功;葛根入气分,能通脉舒筋,生津止渴。二者配伍既能治血,又能治气,使瘀血除,筋脉通。川芎配伍三七,活血化瘀,消肿止痛。川芎可活血化瘀,入血行气;三七可止血消肿止痛,又可活血化瘀生新。张氏强调此处三七应冲服,不与他药煎服,以保证药效。两药配伍,可增强川芎行气化瘀止痛作用。

颜德馨 重剂川芎疗痹奏奇功。颜德馨[2]善于运用川芎从气血辨治疑难病症,其用药经验总结为:川芎,血药中用之,能行血生血;气药中用之,能调气生气;风药中用之,能祛风息风。颜氏认为单用川芎,行滞动血,不能生血,必配以当归补血之品而发挥生血之效。川芎能"调一切气",常与柴胡等理气药配伍,治在气分为主的病症。川芎单用只能散气不能生气,唯与黄芪等补气药配伍,方能显示生气之效。川芎配伍祛风药、息风药、搜风药治疗诸般疼痛,尤以治头痛为佳,川芎用量少则 15g,多则 30g,甚者 60g,可奏奇功。

张佩青 川芎擅疗腰痛。张佩青[3]善用川芎治疗风寒湿夹瘀血之腰痛,尤以感受寒湿,腰痛不能转侧,两胁搐急作痛者为宜。选用川芎肉桂汤,出自《兰室秘藏》酒汉防己、防风(以上各三分),炒神曲、独活(以上各五分),川芎、柴胡、肉桂、当归梢、炙甘草、苍术(以上各一钱),羌活(一钱五分),桃仁(五个,去皮尖,研如泥)。张氏认为肾虚是腰痛发病的关键所在,风寒湿热痹阻不行,常因肾虚而客,否则虽感外邪,亦不致出现腰痛。故临证治疗腰痛,应分清标本缓急,攻中兼补,补中兼攻,权衡施治。方中川芎为少阳经本经药,入血分,治瘀通经络,为本方之君药。临证时当随证治之,寒甚加附子、巴戟天补阳之药;湿甚加薏苡仁、茯苓、土茯苓健脾祛湿之药;肾虚加熟地黄、杜仲、狗脊、续断、桑寄生补肾强腰药;阳虚加仙茅、锁阳、乌药温补肾阳药;脾虚加益智仁、白术、太子参益气健脾药;肝郁加白芍、柴胡疏肝解郁行气药。

宋绍亮 川芎配伍独活疗痹痛。宋绍亮[4]运用川芎配伍独活治疗风湿免疫性疾病的关节疼痛,临床疗效良好。宋氏体会到风湿免疫性疾病大都缠绵难愈,病程较长,多为本虚标实,虚实夹杂。其邪热多处于气分、营分、血分阶段,且多相兼为病,或气营同病,或营血同病,或气血同病。此时当以卫气营血辨证为基础,以三焦辨证为指导进行辨证论治。故在治疗上常采取甘温益气为主,佐以祛邪止痛。临证时在辨证论治的基础上,常加川芎、独活,疼痛明显缓解。身体上部痛重配伍羌活、川芎;下部痛重加独活、牛膝,验之于临床,疗效颇佳。

刘敏勇 川芎外用治疗足跟痛症。刘敏勇[5]运用川芎治疗跟骨骨刺症疗效显著。取患者病侧的绝骨穴进行常规消毒,用 28 号 1.5 寸毫针直刺,并捻转、提插 3~5 次,要求"针感"至足跟部,留针 20 分钟。拔针后,用一块已在川芎醋浸液中浸泡过处于半干湿状态的敷料,敷在病变足跟部,然后用特定电磁波谱治疗仪进行温烤,每次 20 分钟,每日 1 次,10 天为一疗程。跟骨骨刺症,中医学认为是肝肾亏虚、筋脉失养所致。川芎能活血行气,祛风止痛,用醋浸泡后,能够软坚散瘀,消肿止痛。"肾主骨生髓",绝骨穴属足少阳胆经腧穴,八脉交会的髓会穴,故针刺绝骨穴即可补髓壮骨,又能通经活络,三者合用,疗效显著。

(二)治痹体悟

川芎可祛风除痹,通利关节,缓和拘挛,尤适宜风寒湿邪留滞皮肉筋脉的痹痛治疗。诚如《本经》所言"川芎主寒痹,筋挛缓急"。后世治痹诸方皆用川芎,如三痹汤(《医门法律》)、薏苡仁汤(《类证治裁》)、独活寄生汤(《千金要方》)等。《珍珠囊》总结川芎功用有四:"为少阳引一也,治诸经头痛二也,助清阳之气三也,去湿气在头四也。"川芎"似有升有降,先升而后降"诸多功效,可上行头目祛风止痛,下入血海活血祛瘀,治疗诸般疼痛,被称为血中之气药,治疗之良药。川芎的用量对其疗效发挥影响甚大。笔者体会,川芎用于祛风止痛时剂量一般较小,用量3~6g。《得配本草》提到"川芎上行少用,下行多用"。秦伯未在《谦斋医学讲稿》中指出"川芎治头痛的用量以3g为宜,若用9g服后反增头晕欲吐"。用于行气活血止痛安神时,川芎多取6~9g。大剂量(15g以上)使用时可通络止痛,用于头风或血瘀头痛。川芎的药物配伍非常重要,特别是大剂量使用时,不仅要注意药物配伍,更要严格辨证。正如《本草纲目》云:"川芎易耗散真气,不可久服,多服令人暴亡。若以他药佐使,又不久服,药备五味,具四气君臣佐使配合得宜,岂有害哉?"前文中张学文及颜德馨二老的药物配伍经验非常丰富,值得学习借鉴。灵活的药物配伍,不仅能提高临床疗效,而且可以减少药物的不良反应。临床常用川芎配伍防风,一燥一散,祛风散寒,活血通络,对于风寒痹痛,风邪尤胜者疗效较好。川芎配伍羌活,表里兼顾,除湿通痹,祛风止痛,用于后项部或上半身风湿疼痛为宜。正如徐大椿所言"川芎入血海以升阳,羌活通经络以散风。水煎酒下,使风邪外解,则经气清和,而筋脉得养"。

参考文献

[1] 严亚锋,白海侠,李军,等.国医大师张学文运用川芎药对经验拾萃[J].世界中西医结合杂志,2015,10(11):1501-1503.

[2] 邢斌,虞曙东,赵昊龙,等.颜德馨教授运用川芎心法[J].四川中医,2002,20(7):6-7.

[3] 陈明,王海艳,李莲花,等.张佩青教授应用川芎肉桂汤治疗腰痛经验举隅[J].中国中西医结合肾病杂志,2017,18(1):4-5.

[4] 张好元.宋绍亮教授运用川芎、独活治疗风湿免疫性疾病中关节痛的经验[J].健康必读(旬刊),2012,11(6):119-120.

[5] 刘敏勇,张琴,褚祖芝.针刺绝骨加川芎醋浸液治疗跟骨骨刺症50例[J].江西中医药,2004,35(11):56.

第二章　中　品

一、芍　药

味苦,平,主治邪气腹痛,除血痹,破坚积寒热,疝瘕,止痛,利小便,益气。(《神农本草经》)

（一）名家治痹

史淑莉　白芍治疗关节肿痛效果好。史淑莉[1]观察到部分风湿病患者,虽按风寒湿热痹证辨证治疗,但肢体关节疼痛却不易解除。但当在原方中加白芍30g、甘草12g,止痛效果可明显提高。白芍一般用量20~30g,必要时可达45~60g,以充分发挥其止痛作用。白芍性酸,能泻肝之急,甘草性甘平,能缓肝之急,二药相配,酸甘化阴以润养止痛。对于瘀血阻滞、脉络不通所致的腰痛、身痛、胁肋、胸腹诸般疼痛以及月经不调、痛经等疼痛类病症均有佳效,特别是对痉挛性疼痛尤为适宜。

王之术　白芍擅疗骨痹。王之术[2]在治疗骨质增生疾患时常重用白芍,一般用量30g,效果不显时逐渐增至60g。对于颈胸椎骨质增生患者分别加葛根和狗脊,腰椎及膝关节以下骨关节病加杜仲、怀牛膝。根据《本草纲目》记载,白芍可"除血痹,破坚积,止疼益气,通顺血脉,散恶血逐贼血,消痈肿"。大剂量服用白芍后,若有腹泻等症状,常加炒白术、茯苓,可缓解白芍所致的腹泻。

张志远　白芍药对疗痹好。张志远[3]善于白芍配伍,组成药对,扩大应用范围,提高临床疗效。白芍配甘草缓急止痛。治疗小腿腓肠肌痉挛,常用白芍20~40g、炙甘草15~30g。张氏自拟芍药甘草附子加参味救急汤,用于治疗以小腿转筋最为明显表现的热痉挛。药用白芍30g、甘草20g、附子30g、人参10g、五味子30g,水煎分3次服用,6小时1次,日夜不休,一般不超过4剂即可解除病症。白芍配桂枝调和营阴。白芍配伍桂枝,可治疗风寒湿痹。桂枝活血通络,白芍养血止痛。桂枝15~30g,白芍20~40g,大剂量组方,临床效果益佳。白芍配柴胡疏利肝气。四逆散即有此配伍,用于阳郁厥逆、肝脾不和之证,应用于腰肌劳损、腰肌纤维炎、腰椎间盘突出症等风湿痹痛治疗,临床疗效显著。张氏注重二药的用量,一般是等量齐观。取其升散行滞时,以柴胡为重,超过白芍用量三分之一。取其滋阴养血、缓急止痛时,则以白芍为主,超过柴胡用量三分之一。白芍配附子阴阳双调。《菊仙医案》将其列为缓解疼痛之圣品。张氏常予附子30~60g、白芍30~60g,用于缓解风寒外感所致肢体疼痛。二药一阴一阳,相互配伍,可以寒热双向调节。对于类风湿关节炎、痛风所致关节疼痛者,以芍药附子生姜汤加减,效果甚好。白芍配熟地黄滋阴养血。因其功能甚似半个四物汤,临床广泛应用于妇科,收效甚佳。又因其能滋补肝肾,壮水制火,对诸如精神亢奋,烦躁易怒,失眠多梦,便干尿黄者,皆宜遣用。白芍配乌头温经通络。尤适用于关节、筋骨、肌肉剧烈疼痛者,白芍与乌头的量不可随意减少,需量大方有疗效。常用白芍30g、乌头20g。

张鸣鹤 重剂芍药治燥痹。张鸣鹤[4]擅长运用清热解毒法治疗风湿病,自拟经验方(金银花20g,连翘20g,玄参12g,生地黄15g,麦冬10g,北沙参15g,白芍15g,乌梅10g,石斛10g,当归12g,甘草6g)治疗燥痹疗效显著。张氏认为养阴作为燥痹治疗中的重要一环,应贯穿治疗始终。在辨证用药的基础上,运用芍药可以明显提高疗效。急性炎性期,加白芍30g、雷公藤10g以调节机体免疫;发热者,加赤芍20g、羚羊角粉1g(冲服)以清热凉血;眼干痒痛甚者,加白芍30g、夏枯草15g、菊花10g、枸杞子12g以清肝火、养肝阴;口干甚者,加白芍30g、五味子10g、山楂10g酸甘敛阴以生津止渴。临床发现干燥综合征患者的外分泌腺并非完全受到破坏,此时配伍养阴生津药可使腺体得到保护和增殖,正如《内经》所述"燥胜则干""燥者濡之"之意。一则生津润燥以除燥热之标;一则以阴制阳,水旺则火潭,热清则毒自散。

汪悦 白芍擅疗尪痹。汪悦[5]在类风湿关节炎的治疗中,无论寒证热证均可配伍使用白芍。痹证由风寒湿热痰瘀之邪伏留筋骨所致,临床上常将其大致分为三型施治。风寒湿型,治拟祛风散寒、通络止痛,多以麻黄、桂枝、附子等辛燥发散之品,疏风散寒,祛湿化痰,消瘀通络治疗。此类药物其性多热,且易伤阴液,故伍以白芍以滋养阴液。白芍用量常为20~30g,润燥而不伤,滋阴而不腻。风湿热型,治拟清热燥湿,祛风通络,化痰逐瘀。因热为阳邪,易生风动血,煎灼津液,津伤筋脉失养则拘急疼痛,白芍用量常为20~30g,同时与赤芍合用,敛阴凉血,缓急止痛而不恋邪。寒热错杂型,治拟温经散寒,清热除湿,蠲痹通络。常以桂枝和白芍相配合使用,根据寒热的多少确定桂枝与白芍的比例,白芍用量多为10~15g,寒温并用,既可调和营卫,又可敛阴止痛。

（二）治痹体悟

白芍是缓急止痛的良药,广泛应用于各种痛症的治疗,尤其对于肌肉痉挛性疼痛效果较好。在风湿痹病中,这类疼痛常可因受凉或阴液不足导致。颈项酸胀疼痛,后背肌肉牵掣不适,低头活动欠利,腰痛仰俯不能,小腿抽筋,挛急疼痛,芍药均可治之。临床证实白芍的用量与缓急止痛效果有量效关系,一般性的疼痛白芍用量在 30g 左右,病情严重者需要用到 60~120g 方能见效。白芍用量过大时,需注意消化道症状,不可腹泻过甚。芍药与乌头附子的配伍,在治疗寒湿痹证中广泛运用。代表性方剂有乌头汤、附子汤、真武汤和芍药甘草附子汤等。白芍有除血痹的作用,配合乌附以后,不仅可以缓解其燥烈之性,更能助其祛风除湿之功,对于消除寒湿类疼痛效果较好。

参 考 文 献

[1] 史淑莉.浅谈白芍的止痛作用[J].北京中医,1989,8(3):48-49.

[2] 王之术.白芍木瓜汤治疗骨质增生症的体会(附160例疗效分析)[J].新中医,1980,12(1):18-20.

[3] 郭继臻,刘桂荣.张志远先生应用白芍药对经验举隅[J].四川中医,2017,35(5):14-16.

[4] 娄俊东,张立亭.张鸣鹤教授治疗干燥综合征经验[J].风湿病与关节炎,2014,3(2):34-36.

[5] 张宇成,汪悦.汪悦运用白芍治疗类风湿关节炎经验[J].山东中医杂志,2016,35(4):339-340.

二、当 归

味甘,温,主咳逆上气,温疟寒热,洗洗在皮肤中。妇人漏下绝子,诸恶疮疡金疮,煮汁饮之。(《神农本草经》)

（一）名家治痹

娄多峰 当归疗痹三姐妹。娄多峰[1]认为当归补血活血,可治疗各类痹病,常与丹参、鸡血藤配伍,称之为"补血活血疗痹三姐妹"。该组药物配伍补中有活,针对病机为气血闭阻的各期痹病均可运用,尤以血虚血瘀者为首选。一般剂量为 6~15g,大剂量可用至 30g。当归气轻味浓,能走能守,入心肝能生阴化阳,养血活血,走脾经能行滞气,散精微,化生补血。当归辛散通行,散瘀止痛,血虚寒凝的肢体疼痛,配伍桂枝、甘草、生姜、羊肉。瘀血痹病,配伍桃仁、红花、川芎等。但是脾虚湿滞、便溏者需要慎用。

张炳厚　当归养血活血疗痹疾。张炳厚[2]善用当归治疗痹病,其经验方"疼痛三两三方"(当归 30g,川芎 30g,炒穿山甲 10g,三七粉 1g)可治疗各类痹痛,对于治疗寒痹则用"和血祛风三两三方"(即疼痛三两三方另加黄芪、桂枝和白芍),有和血祛风、通络蠲痹功用。张氏体会,疼痛三两三方中首选当归,其性甘温而润,辛香善走,即能补血行血,且重用 30g,功效倍矣。诚如《本草求真》云"补血行血无如当归""行血散血无如川芎"。方中血分药之多,用量之大,充分体现了"治风先治血,血行风自灭"的要旨。临床中可随证加减,寒重加草乌、细辛;风胜加防风、秦艽;湿胜加白术、苍术、防己和木瓜;上肢痛加桂枝、羌活、姜黄;下肢痛加牛膝、独活;下肢外侧痛加细辛、木通;下肢内侧痛加川芎、牛膝;肩痛加伸筋草、麻黄;腰背痛加杜仲、寄生、鹿角;足跟痛加桑寄生;新病加羌活、独活;久病加地龙、水蛭、炮穿山甲;久病体壮无热象,加重附子、草乌,佐甘草。

屠庆年　大剂当归疗痹痛。屠庆年[3]喜用大剂量当归治疗关节痹痛,常用量为 20~30g。痹证多由风、寒、湿邪侵入人体,闭阻经络,气血运行不畅所致,多表现为关节肿痛,屈伸不利。屠氏认为风湿痹痛日久,久病而正虚,气血不足,故治宜养血活血。当归既养血,又能活血,且辛温散寒,诚为治痹之妙药。故以当归为君药,拟蠲痹汤加味治疗四肢关节疼痛,疗效颇佳,处方为:当归 20g,鸡血藤 20g,黄芪、白芍、姜黄、威灵仙各 15g,防风、甘草、川芎各 10g,羌活、独活各 12g,乳香、没药各 5g,桂枝 6g。屠氏体会当归用量宜大方可建功。

孙建华　当归治脉痹效佳。孙建华[4]善于运用大剂量当归治疗血栓闭塞性脉管炎。方用活络效灵丹与四妙勇安汤合方:当归 30~120g,丹参 50~100g,乳香、没药各 10~15g,金银花 30~120g,玄参 20~60g,川牛膝 15~30g,甘草 15~60g。加减:红肿热痛明显,舌红苔黄,脉数者,重用金银花、玄参;局部疼痛难忍者,重用乳香、没药;局部紫黯者,加土鳖虫、桃仁、红花、苏木;坏疽型者,加蜈蚣、全蝎;上肢患病去川牛膝,加桂枝或桑枝。药物分析,血栓闭塞性脉管炎多由火毒内蕴,血行不畅,络脉瘀阻所致。故以两方合用活血化瘀、通络止痛、清热解毒。方中重用丹参、当归、金银花活血化瘀、清热解毒为主。当归对血管平滑肌有扩张作用，能增加末梢动脉的血流量，改善血液循环，并有抗菌消炎镇痛之功，非重用不为功。实践证明，活络效灵丹活血止痛作用较优，而清热解毒之力不足，四妙勇安汤清热解毒之力较强，而活血止痛之功显得不足。因此，治疗血栓闭塞性脉管炎属于热毒内蕴、络脉瘀阻型者，两方有互补作用，药效相得益彰。

丁履伸 当归可治皮痹。丁履伸[5]重用当归，采用滋肾疏肝、活血舒筋法，治疗局限性硬皮病获得佳效。方药：熟地黄 30g，当归 30g，赤芍 9g，鸡血藤 15g，怀牛膝 15g，柴胡 6g，荔枝核 9g，橘核 9g，宣木瓜 9g，水煎服，药渣煎洗患处。丁氏治疗一例 7 岁男孩，左额角局限性硬化，服上药 107 付后，患儿皮肤正常，睑裂大小一致，刀砍样凹陷消失。丁氏认为皮肤硬化系肌肤失其气血濡养，营卫不和，气滞血瘀而致，故治宜活血化滞，行气散积，通络消肿，予重用当归以活血舒筋利痹，药渣煎汤烫洗，取其疏通经络、调和气血之用。

朱春庐 当归治血痹。朱春庐[6]善用当归治疗血痹，尤以营阴不足，卫阳不固，寒盛血虚，不能荣于四末所致者为宜。痹病之成因，《内经》早有"风寒湿三气杂至，合而成痹"之说，唯血痹之病与《内经》所论又有不同，《金匮要略·血痹虚劳病脉证并治》云："血痹……外证身体不仁，如风痹状，黄芪桂枝五物汤主之。"朱氏认为此处所指血痹之症，其外症只是身体不仁，麻木而不疼痛，并无一般风湿病关节障碍肿痛之症状，这是其主要区别所在。《金匮要略》治血痹本以黄芪桂枝五物汤为主方，但朱氏体会到黄芪桂枝五物汤和当归四逆汤均为桂枝汤之变法，故在临证时对于面容苍白、口唇及爪甲色淡不华、经少色淡等偏于血虚肝阴不足之证，常用当归四逆汤加黄芪表里气血两顾，温经行痹并治。当归四逆汤所治为血衰营卫皆虚、经脉痹阻之证，以"细涩"脉为主要辨证依据。

沈维增 当归拈痛治痛风。沈维增[7]在临证中发现当归对痛风有较好的疗效，对急性痛风性关节炎尤为适宜。当归拈痛汤系"金元四大家"之张元素所创的经典方剂，功善分消湿热，宣通气血，和畅经脉，被清代张石顽称为治"湿热疼痛之圣方"。取其原方：羌活 15g，防风 9g，升麻 3g，葛根 6g，白术 3g，苍术 9g，当归 9g，人参 6g，炙甘草 15g，茵陈 15g，苦参 6g，黄芩 3g，知母 9g，猪苓 9g，泽泻 9g。病患上肢者加桑枝，下肢加川牛膝，病程长关节变形加海风藤、天仙藤、威灵仙。急性痛风性关节炎属中医学"痹证""历节病"等范畴，本病多由平素过食膏粱厚味，以致湿热内蕴，兼因外感风邪，侵袭经络，气血不能畅通,以致局部灼热红肿,功能障碍,甚则气滞血瘀,络道阻塞,而致关节畸形,故治宜祛风通络,清热利湿。方中羌活、防风为祛风胜湿之要药;升麻、葛根引药上行;白术、苍术去皮肤腠理之湿;当归辛温以散之,使气血各有所归;人参、炙甘草补益脾胃,使苦药不伤胃;苦参、黄芩、知母、茵陈味苦以泄热;猪苓、泽泻利湿。所有药物气味相合,上下分消其湿,使壅滞之气得以宣通。

张子琳 轻煎当归止痛好。张子琳[8]在当归的煎煮法上颇有心得,认为应随病情的不同而采取相应的煎煮方法。如用于活血止痛,宜短煎,不可久熬;对于补血、养血、通便,则当久煎。特别是取其活血止痛的功效时,滚数沸即可,久煎容易适得其反。张氏临证运用当归治疗痛经患者时观察到,由于患者煎煮时间过久,导致腹痛增剧。张氏认为药后疼痛加重的原因为当归久煎,芳香止痛之力丧失,只剩补血收敛之效,因气血壅滞,故疼痛更甚。

(二) 治痹体悟

当归可补血活血,温经通络,散瘀消肿,尤适宜于血瘀、血虚所致的痹证。以当归为主组成的治痹方剂有《太平圣惠方》的当归散、《医学发明》的当归拈痛汤、《医学衷中参西录》的活络效灵丹等。久痹多瘀,久瘀必虚,当归既养血又活血,通补兼备,实为补虚祛瘀的理想之药。特别是风湿痹病患者长期使用虫类破瘀之药,易导致气伤血破,故在治疗时尤应注意配伍当归、地黄、芍药等养血滋阴的药物,以缓解虫类药物造成的血虚风燥的症状。临床有"归身主守,补固有功,归尾主通,逐瘀自验"之说,补血用归身,活血用归尾,攻补并施可用全当归。常用量为6~12g。对于顽痹痼痛,可以使用20~30g,以提高临床疗效。不过当归性润易滑肠,用量不宜过大,脾虚者尤应慎用。

当归既能补又能通,关键在于配伍。与不同的药物配伍,可发挥不同的功效。当归和川芎配伍,成为活血剂;当归和地黄配伍,则成为补血剂;当归和芍药配伍,则成缓和止痛剂。根据形成瘀血原因的不同,当归可通过药物配伍发挥不同功效,如配伍香附、乌药可治气滞血瘀证;与桂枝、干姜、细辛配伍可治寒凝血瘀证;与地黄、丹参、赤芍、郁金配伍,可治血热瘀阻证;与黄芪、人参配伍,可治气血两虚证。

当归的炮制很重要。补血润肠宜生用,活血祛瘀宜酒制。《本草纲目》云"当归有润肠胃筋骨皮肤之功",故临证使用时,必须注重药物的炮制,方可提高用药准确性,确保临床疗效。

参 考 文 献

[1] 娄多峰. 娄多峰论治痹病精华[M]. 天津:天津科技翻译出版社,1994:306-307.

[2] 张炳厚. 神医怪杰张炳厚[M]. 北京:中国中医药出版社,2007:112-114.

[3] 屠庆年,刘沛霖. 临床用药拾零[J]. 新中医,2000,32(12):49.

[4] 孙建华,陶镇岗. 活络效灵丹合四妙勇安汤治疗血栓闭塞性脉管炎17例[J]. 山东中医杂志,1991,10(5):24.

[5] 丁履伸. 中药治疗硬皮病2例报告[J]. 山东医药,1990,30(3):54.

[6] 朱春庐,盛燮荪. 当归四逆汤临床应用经验[J]. 中医杂志,1964,14(5):31.

[7] 沈维增,吕红梅,谢峥伟,等. 当归拈痛汤治疗急性痛风性关节炎临床观察[J]. 中国中医急症,2009,18(7):1072-1074.

[8] 赵尚华,张俊卿. 张子琳医疗经验选辑[M]. 太原:山西人民出版社,1978:311.

三、防 己

味辛,平。主风寒温疟,热气诸痫,除邪,利大小便。通腠理,利九窍。(《神农本草经》)

治痹体悟

防己功在祛湿止痛,治疗湿邪偏盛,肢体酸重,关节肿痛,活动不利等症,为祛风湿要药。防己性寒,辛宣苦降,药力迅猛,善走下行,治疗湿热痹病颇为适宜,可以配伍四妙散、土茯苓、萆薢、络石藤、忍冬藤等,清热利湿,宣通经络。治疗寒湿痹痛时,可取其利湿之性,配伍温经止痛之品,共奏温经散寒除湿之功效,最常用的药物是桂枝、乌头、细辛等辛温药物。防己配伍乌附治疗痹病是该药配伍的一个特色,二药均可祛湿,但一热一寒,冰火并见,非常契合痹病病机。痹病日久,多诸邪夹杂,寒邪郁久可化热,热邪炽盛会留寒,寒热错杂难以厘分,故治寒痹不忌防己之苦寒,治热痹无虑附子之辛温,二药相伍颇得治痹之妙。《本草拾遗》载"汉防己主水气,木防己主风气宣通",后世医家多用其祛风除湿、利水消肿之功效治疗风湿痹病。在使用中要注意区分其作用的差别,汉防己偏于利水消肿,木防己功擅祛风除湿。针对病邪的偏盛,用药对证,当疗效倍增。防己苦寒之性较强,易伤正气,损伤脾胃,常用量为5~10g,不必过剂。对于顽疾久痹者,确为防己适应证者,可适当增加其用量,但一般不超过 30g,应严格遵循"中病即止"原则,避免长时间连续给药。

四、葛 根

味甘,平。主消渴,身大热,呕吐,诸痹,起阴气,解诸毒。(《神农本草经》)

(一)名家治痹

阎小萍 葛根升阳治大偻。阎小萍[1]在治疗强直性脊柱炎时,注重葛根的用量及配伍。补肝肾、强筋骨、祛风湿为治疗本病常规的用药思路,阎氏体会如在此基础上配伍葛根疗效可更加显著。葛根可发散足太阳膀胱经表邪,解阳明经肌肉之郁热,以缓解项背拘急,直接治疗项背疼痛;并能升发脾胃清阳之气,起阴气而生津液,升津舒筋,濡养经脉,以解筋脉之挛急;而且葛根入足太阳膀胱经,引诸药入颈背,兼有佐使之意。随着治疗的延续,葛根用量亦需不断增加,至 30g 以上,可促使补肾强督药物作用温和持久发挥,有利于疾病的长期缓解。阎氏临证观察到强直性脊柱炎好发于青年男性,患者多有潜在阳盛体质的倾向,易于发热,且本病有从骶髂关节开始沿脊柱向上直至颈椎的发展趋势。临床大量使用桑寄生、川续断、骨碎补、补骨脂、鹿角、独活等补肝肾祛风湿多为向下作用方向的药物,如同时配伍具有升发脾胃阳气向上作用的葛根,就恰到好处。但是阎氏强调若以外周关节表现为主,或未配伍补肝肾祛风湿药物时,大量运用葛根则有助阳化热或助疾病向上传变之虞,临床应予以注意。

阎氏在治疗类风湿关节炎患者出现肢体屈伸不利(以上肢为主)或麻木不仁时,多以葛根配伍片姜黄、羌活、防风,或加鸡血藤。此时葛根用量不在于大,重在药物配伍。葛根入脾胃经,辛甘性凉清热,轻扬升发,尤擅长解阳明经肌肉之邪,透解肌肤间郁热,升发脾胃清阳之气,起阴气而生津液,用葛根透解阳明经邪,升津舒筋,濡养经脉。配伍上药,则可入阳明肌肉,搜剔阳明风寒湿、瘀血诸邪,而使麻木不仁得到缓解。类风湿关节炎多为本虚标实,寒热错杂,病邪深侵,久病入血,血属阴,寒湿之邪亦属阴,正如《神农本草经》所言葛根主"诸痹,起阴气"。

仝小林 项背不舒及口渴治以葛根。仝小林[2]总结临床应用葛根的主要指征,一为项肩背部的拘紧不舒,一为口渴。正如《本草疏证》言:"葛根之用,妙非在徒如瓜蒌但泄阴津,亦非徒如升麻但升阳气,而能兼擅二者之长。"故口渴者不论津伤与否,皆可用之。仝氏善用葛根舒筋解肌、升发清阳以治疗疾病,认为葛根味辛,能解经气之壅遏,尤长于治疗身体上部之外邪郁阻、经气不利、筋脉失养之证。葛根通过舒利经气而使津液得以敷布,筋脉得以濡润,从而筋舒阳展,痉痛自止。仝氏重用葛根治疗头痛及斜颈病疗效显著。用葛根舒筋解肌时,需重用至 60g,甚则 120g。兼有卫气闭塞者宜加麻黄、桂枝;血虚不濡者宜加白芍、当归;病久入络者宜加全蝎、蜈蚣;有瘀血者宜加川芎、三七;寒湿痹阻者宜加松节、羌活。用葛根升发脾胃清气者,可运用中剂量葛根 15~30g。其中湿热郁阻者宜加黄芩、黄连、秦皮;寒湿困脾者宜加苍术、白术、茯苓、干姜;脾胃气虚者宜加党参、人参、升麻、白术;寒热错杂、中焦不通者宜加半夏、黄连、干姜、人参。葛根功用良多,须结合临床,辨证论治,合理配伍,把握剂量,方可收功。

贾跃进 葛根可起阴气可升阳气。贾跃进[3]认为"起阴气"是指葛根辛甘发散,鼓舞胃气,升发胃阳,脾主升清,使阳升阴起,气上津生,将阳气、阴津上承入肺,以达到主消渴、止泻痢、润经脉的作用,因为只有"升阳气"作用,才能有"起阴气"反应。"起阴气"侧重葛根作用于人体所产生的效应和最终目的,"升阳气"则强调葛根的功能和其作用于人体的过程。贾氏认为葛根"起阴气",起的是营血、津液等水谷精微物质,起阴气、生津液是胃气升腾、气能生津之故,所以葛根不是一个地地道道的滋阴药,而是一个间接生津药,即葛根"升津而不生津"。葛根存在伤阴的可能,故在治疗阴液不足患者时,常须与养阴药配合使用,往往取得更好的疗效。贾氏体会桂枝加葛根汤及葛根汤皆治项背强,故言葛根为项强之特效药,常用之治疗颈椎病引起的项紧不适、上肢疼痛以及失眠眩晕等病症。并认为葛根治疗痹病有三方面作用:一是诸痹起于气血不通,葛根辛甘和散,气血活,诸痹自愈也。二是《素问·痿论》曰"阳明者,五脏六腑之海,主润宗筋,宗筋主束骨而利机关也"。葛根入阳明,能够舒筋活络,条达气血。三是葛根发散而升,风药之性也,故主治诸痹。

张胜 葛根配伍生地黄善于疗痹。张胜[4]通过文献研究发现,葛根与生地黄配伍在唐代及以前多用于痹证的治疗,如《外台秘要》引《古今录验》杜仲独活汤(独活、生姜、麻黄、桂心、芍药、甘草、葛根、瓜蒌仁、防风、杜仲、附子、杏仁、生地黄)治疗腰痛即是明例。《神农本草经》指出地黄能"除痹",但不同于祛风湿药治疗痹证的机制,诚如《本经疏证》所言:"地黄之用,在其脂液,能荣养筋骸血络,干者枯者,能使之润泽矣。进乎此,则因干枯而断者,得润泽而仍能续。故地黄之用,不在能通而在能养,盖经脉筋络干则收引,润则弛长,是养之即所以续之。"葛根亦能治"诸痹",其升腾发散,能窜达上下,故使气血通畅,脉络得开。故葛根与生地黄配伍,一内一外,相辅相成,针对痹证治疗,可收良效。但在宋代以后特别是明清时期,葛根与生地黄配伍越来越多地转向热病烦渴的治疗。故通过对葛根与地黄配伍的历史沿革研究,扩大该药对的运用范围,更有效地治疗痹病。

陈治恒 葛根可缓筋脉拘挛。陈治恒[5]认为葛根尤其适用于以拘挛强急掣痛为主要症状,发生在人体上部痹证的治疗。葛根一方面可舒筋脉,通经络,解除痉挛,柔痉缓急,故对于肌肉紧张拘急、活动不利有效,另一方面葛根能升津液,舒经脉,引清阳之气上达,协诸药上行至病所,故治痹在上者尤宜。陈氏喜用葛根,发表解肌,治疗项背强急、头身疼痛诸症。风寒之邪郁闭经表,轻则项背不舒,一身拘紧;重则项背强痛,不能转侧。风寒表实重证,多配伍麻、桂;风寒轻证,多配伍葱白、苏叶、荆芥;寒湿为患者,配伍羌、独活、细辛;深入骨骱者,配伍威灵仙、蚂蚁、乌梢蛇。

陈双四 葛根生用治痛风。陈双四[6]善于运用生葛根治疗痛风。在痛风性关节炎急性发作期,重用葛根联合四妙丸加味治疗,可快速消除关节肿痛,葛根用量不少于50g。在疾病缓解期,可用葛根50~100g煎水,嘱病人代茶饮,可预防痛风性关节炎的复发,效果良好。

(二)治痹体悟

葛根主要针对项背上肢及腰部肌肉挛急疼痛的治疗,即《伤寒论》中所描述"项背强几几""刚痉"和"柔痉"等肌肉挛急类病症。而且无论患者有无外感或病程新久长短,都可适当选用葛根治疗。葛根,其气味皆薄,能升发脾胃清阳之气;其轻扬升散,可宣通太阳经脉之气,故善解痉舒筋,温经通络。太阳中风证,汗出项强者,可用桂枝加葛根汤;太阳伤寒证,无汗筋急者,当予葛根汤。故临床但见项背不舒、拘急疼痛时,无论中风伤寒,均可用葛根治之。对于拘挛不适较为显著者,可配伍芍药甘草汤;寒凝较甚者,予芍药甘草附子汤;对于疼痛明显或病程较长者,兼以虫类药通络逐瘀,疗效益增,全蝎、蜈蚣之属尤宜。葛根不仅治疗颈项部肌肉拘急疼痛,还可治疗腰部酸痛,尤以循膀胱经疼痛为主。足太阳膀胱经"其直者,从巅入络脑,还出别下项,循肩髆内,夹脊抵腰中,入循膂,络肾,属膀胱。"入循膂,即为脊柱两旁的肌肉,故葛根对于上述部位的肌肉拘急疼痛均可有效缓解。

葛根治痹用量需大。现代多篇文献均报道常规剂量运用葛根时,疗效并不显著,但当原方不变,仅仅加大葛根用量时,临床见效较速。葛根常规剂量为15~30g,较大剂量为30~90g,有的医家报道葛根用90~120g时疗效最好。由于葛根为食药两用药材,故安全性相对较高。笔者体会,葛根重在升津而不是生津,所以对于津液不足、脾阴亏虚的患者,超大剂量运用葛根是不合适的。《伤暑全书》中提出"柴胡劫肝阴,葛根竭胃汁"之说就是针对这些人群而言。葛根毕竟为升散之品,表散汗出过多,胃津更显不足,患者容易出现头昏、作闷和汗出的症状,所以脾胃虚弱、心气不足的患者服用葛根尤需慎重。

葛根的煎煮法非常重要,如果没有足够重视这个最后环节,前面辨证配方可能就均归徒劳。葛根为多淀粉类药物,在高温煎煮时,外层淀粉容易凝固,导致水分难以渗透到药物内层,药效难以发挥。故葛根在煎煮前,需要长时间彻底浸泡,让水分充分渗透药物,这样才能更好地发挥药效。如果浸泡不足,一味增加葛根的用量也不能达到预期效果。郭腾[7]指出煎煮葛根"应多时浸泡,少时火煎"的经验,确为心得之言。

参 考 文 献

[1] 陶庆文,阎小萍.葛根在风湿病中的配伍应用[J].中医杂志,2010,51(10):73-74.

[2] 陈弘东,郭敬,周强.浅谈全小林运用葛根经验[J].上海中医药杂志,2015,49(6):12-13.

[3] 武萌萌,刘博文,刘扬,等.贾跃进老中医谈葛根[J].中医药临床杂志,2016,28(9):1246-1248.

[4] 张胜,秦竹,熊洪艳,等.葛根与生地黄配伍探析[J].中国中医药信息杂志,2009,16(7):93-94.

[5] 杨殿兴.陈治恒教授运用葛根的临床经验[J].陕西中医,1992,13(4):168-169.

[6] 陈双四.葛根治疗痛风性关节炎[J].中医杂志,1999,40(6):325-325.

[7] 郭腾,宫文秀.升降对药的应用(葛根与厚朴)[J].中医药研究,1995,2(4):43.

五、麻 黄

味苦,温。主中风伤寒,头痛,温疟,发表出汗,去邪热气,止咳逆上气,除寒热,破癥坚积聚。(《神农本草经》)

（一）名家治痹

高体三 麻黄擅除深部寒邪。高体三[1]认为麻黄以轻扬之味，而兼辛温之性，故善达肌表，走经络，表散风邪，祛除寒毒。若寒邪深入少阴、厥阴筋骨之间，非用麻黄不能逐也。洁古云："去荣中寒邪，泄卫中风热。"张景岳则认为"若寒邪深入少阴、厥阴筋骨之间，非用麻黄、官桂不能逐也。但用此之法，自有微妙，则在佐使之间，或兼气药以助力，可得卫中之汗"。临证用药时，佐入麻黄以通散在内之郁滞。正如张景岳之论述"凡宜用散者，惟斯为最。然柴胡、麻黄俱为散邪要药，但阳邪宜柴胡，阴邪宜麻黄，不可不察也"。

代云波 麻黄重剂逐寒湿。代云波[2]认为较重的风寒湿痹，非用其大量，则不能活络通筋，逐寒除湿，故运用大量的乌附麻辛桂姜等辛温药物治疗痹病，疗效显著。代云波运用麻黄的常用量为 12~15g，并且用淡盐水或醋炒麻黄加以炮制（依病位而定），并认为盐炒入肾，醋炒入肝。肾主骨，肝主筋，麻黄可随乌附入里，共祛筋骨间寒湿。

邓晋丰 麻黄合理配伍疗顽痹。邓晋丰[3]用麻黄治疗风湿痹证，专取其宣、散、升、开、泄、发汗之功，以散寒祛湿，常与桂枝相须为用。邓氏认为岭南之人因气候关系，皮肤腠理疏松，体质偏弱，阳气不足，所患膝关节炎多寒湿缠绵，经久不愈。患者表现为寒象明显，冬春加重，尤以妇人为多见，因此主张温阳散寒。温阳散寒非麻黄、桂枝、附子、细辛之类莫属，邓氏喜用麻附细辛汤、桂枝汤加味、乌头汤或四逆汤等治疗，以期恢复阳气，逼走阴霾寒湿，每获良效。治疗表里同寒时，邓氏喜用大剂量麻黄、附子、细辛，通常麻黄 10~20g，附子 20~30g，细辛 15~20g，并同时加入熟地黄 10~30g，以缓麻黄辛燥发散之性，使寒散而正不伤。

范伏元 麻黄宣肺疗尪痹。范伏元[4]善用麻黄治疗早期类风湿关节炎风寒湿痹证，自拟"麻桂宣肺除痹汤"治疗该病疗效显著，其组成为麻黄、桂枝、防风、白芷、羌活、牛膝、当归、苍术、川芎、白芍、甘草。方中麻黄为君药，归肺与膀胱经，《药性论》载其"治身上毒风顽痹，皮肉不仁"，用于宣肺发汗解表，祛在表之风寒。范氏认为类风湿早期阶段，病位趋于肌表、经脉，病因以风寒湿外邪侵袭为主，此时邪气盛而正气未虚，以实证为主，治当祛实邪，并根据肺的生理病理特点提出"从肺论治"的独特观点。肺为娇脏，邪气外侵，首先犯肺，当以"治上焦如羽，非轻不举"，故其用药以轻清、宣散为贵。外邪郁闭，肺经壅塞，肺主宣发的功能不能正常发挥，故麻黄等解表药可发汗解表，达到宣肺的作用。范伏元提出了"从肺论治"早期类风湿关节炎的独特观点,由于肺功能失常而致"肺气失宣致痹""营卫失和致痹"和"肺经受邪致痹",故宜先治肺,以宣肺祛风、除湿通络为法,当选用麻黄以开腠理,宣肺气,祛风疗痹。

宋欣伟 阳和汤可疗硬皮病。宋欣伟[5]喜用阳和汤加减温肾补阳治疗硬皮病。该方首载于清代王洪绪的《外科证治全生集》,由熟地黄、鹿角胶、肉桂、姜炭、麻黄、白芥子、甘草等组成。主治鹤膝风、贴骨疽及一切阴疽,具有温阳补血、散寒通络之功效。宋氏认为痹证以"风寒湿"三气合而为痹,治疗上用温阳之法为重。《素问·痹论》云:"骨痹不已……内舍于肾;筋痹不已……内舍于肝。"故痹证不已,邪伏筋骨,内舍脏腑,脏腑功能失调,而致肝肾亏虚,阴阳不足。痹证后期若一味用祛邪之品,则只可取一时之效,而且温燥之药易耗津伤液,长期使用则易伤阴血,而阳和汤中重用熟地黄、鹿角胶,熟地黄属于甘温滋润之品,善于温补营血;鹿角胶属于咸温柔润之品,长于填精益髓,两药合用共奏补益肝肾、强筋壮骨之功,兼用麻黄、肉桂、炮姜、白芥子等温燥之性,令本方温补而不恋邪,祛邪而不伤阴血。方中熟地黄得麻黄相伍,有补而不腻之功;麻黄与熟地黄相配则功用重在通络。正如谢观在《中国医学大辞典》中所言:"熟地得麻黄则补血而不腻膈;麻黄得熟地则通络而不发表。"全方攻补兼备,刚柔相济,为治痹之良方。

王庆其 麻黄配伍白术疗痹效更佳。王庆其[6]善用药对(麻黄、白术)治疗痹病。该药对功能温阳健脾祛湿,代表方麻黄加术汤,主治湿家烦痛的湿痹证。配伍特点:适合于表实湿证,麻黄得术,虽发汗而不致过汗,术得麻黄,能行表里之湿,不仅适合于寒湿病情,还是湿病解表的良方。麻黄解表利水气,白术渗湿,同时白术也是很好的祛风湿药物。王氏根据风寒湿痹的偏胜不同,湿重白术易苍术,风胜加防风,寒胜加细辛。

沈万生 寒温并用治痹病。沈万生[7]体会到,临床治疗寒热杂陈之痹,当是外寒里热、搏结气血使然,对此常以麻黄、苍术、生石膏寒温并用,屡收卓效。临床体验麻黄发表宜小量,治痹则非大剂无以为功,常用量为 20~30g,断无汗出如水淋漓之弊,其功类乌附,又无燥烈偏性。配等量苍术、生石膏,一则祛湿散风,一则清宣里热,兼以监制麻黄过于发散走表。三药合用,散寒祛风,除湿清热。师法越婢方意,别开治痹门径。

肖子忠 麻黄配伍活血药可疗尪痹。肖子忠[8]擅长运用麻黄、红花及威灵仙配伍,通滞活血治疗类风湿关节炎。该病多因机体正气亏虚,感受风寒湿热等邪气,致使肌肉、关节、筋脉痹阻而成,正如《类证治裁·痹症》云"诸痹……良由营卫先虚,腠理不密,风寒湿乘虚内袭……因而留滞,气血凝涩,久而成痹"。肖氏推崇李中梓"治风先治血,血行风自灭"之论,运用麻黄、红花及威灵仙等药治疗本病,取得良好疗效。《药性论》云:"麻黄,治身上毒风顽痹,皮肉不仁。"《日华子诸家本草》谓:"麻黄能调血脉,开毛孔皮肤。"《金匮要略》中治疗"病历节不可屈伸疼痛"的乌头汤和治疗"诸肢节疼痛"的桂枝芍药知母汤均用麻黄通滞。《现代实用中药》亦认为该药"对关节疼痛有效"。肖氏用麻黄治疗类风湿关节炎时剂量一般 3~6g,取其小剂量可走肌肉筋络以活络通滞;对于红花则取其活血通滞之意,即"通则不痛"也,常用剂量为 10~15g。威灵仙为治关节疼痛之常用药,朱丹溪在其著作《格致余论》亦称"治痛风之要药也,在上下者皆宜,服之尤效,其性好走……通十二经脉,朝服暮效"。肖氏认为本药治疗类风湿关节炎时剂量宜重,30~40g 以上才有效,否则"杯水车薪,难救烈焰",三药合用,功能通滞活血而止痛,正合"治风先治血""通则不痛"之意。同时佐以透骨草、鸡血藤、桑枝、独活等通络、活血之药可提高疗效。

(二)治痹体悟

麻黄为发汗之主药,是"轻以去实"代表性药物,其"辛以发阳,温以去寒",取其轻扬之性,能使肌肉间郁积之邪透达皮外。诚如张锡纯所言"于全身之脏腑经络,莫不透达"。故麻黄有升发郁塞、宣通痹阻、散寒通滞而达止痹痛之效。《景岳全书·本草正》亦言"麻黄以轻扬之味,而兼辛温之性,故善达肌表、走经络……祛除寒毒……若寒邪深入少阴、厥阴筋骨之间,非用麻黄、官桂不能逐也"。故麻黄以散为通,以发为升,通达诸经,温阳止痛。仲景善用麻黄治疗风寒痹病,如桂枝芍药知母汤治疗"肢节疼痛",侯氏黑散治"大风肢烦重",乌头汤治疗"历节不得屈伸疼痛",麻黄用量宜大。《张氏医通》曰"乌头汤治历节不可屈伸疼痛,复治脚疼痛不可屈伸,二者之病,皆是风寒伤于筋,麻黄开汗孔,通腠理,散寒邪,解风邪。"湿家肤痒或身体痛,麻黄用量则宜小,如麻黄加术汤之治"湿家身烦痛"。对于寒湿较盛、阴寒痼疾的痹病患者,非予大热之川乌不能除,非投辛热之麻黄不能散。乌头汤、阳和汤都是临床较为应手的方剂,麻黄起始用量可投 6g,渐增至 9~12g,疗效会逐渐凸显。

麻黄善散肺与膀胱经风寒,临床须注重配伍,以期提高疗效,减少不良反应。如《景岳全书·本草正》概言,麻黄"或兼气药以助力,可得卫中之汗;或兼血药以助液,可得营中之汗;或兼温药以助阳,可逐阴凝之寒毒;或兼寒药以助阴,可解炎热之瘟邪;此实伤寒阴疟家第一要药,故仲景诸方,以此为首,实千古之独得者也。"麻黄配伍羌活,除发汗散寒外,并治头痛及全身疼痛。麻黄配伍术,用于风湿腰痛治疗。麻黄配伍桂枝,麻黄泄营卫之邪,桂枝调营卫之气。桂枝得麻黄,不至羁汗;麻黄得桂枝,即能节汗,二者合而正不受伤。麻黄配伍葛根,葛根起阴气以润泽之,则变强为柔,与麻黄治无汗恶风,可称伯仲,治疗颈项僵硬疼痛不适诸症效佳。麻黄配伍细辛,细辛佐麻黄而直行,祛阴邪发阳气。细辛与麻黄,同能彻上彻下,第麻黄中空轻扬,用以下行,非借他药之力不可。细辛无发表出汗之能(《本经》麻黄发表出汗,细辛无之),而于风寒之在上在下附于骨节、九窍者,则专力以去之。

临床在使用麻黄时,须辨证准确,否则容易出现心悸、气促、烦躁、汗出等不良反应。仲景辨别麻黄使用的标准是"有汗用桂枝,无汗用麻黄"。黄煌教授归纳麻黄适用人群的特征为体格多粗壮,面色黄黯,皮肤干燥且较粗糙。恶寒喜热,易于着凉,着凉后多肌肉酸痛,无汗发热;易于鼻塞、气喘;易于水肿,小便少,口渴而饮水不多。身体沉重,反应不敏感。舌体较胖,苔白较厚,脉浮有力。多见于体格壮实的中青年和体力劳动者。呼吸道疾病、骨关节痛、寒冷、疲劳等常是这种体质患者患病的主要诱因。对具有麻黄体质的风湿痹病患者,可选用含有麻黄的方剂治疗,方药当更中肯綮。麻黄为祛邪之峻药,中病即止,不可久服。

参 考 文 献

[1]高天旭,韦大文,徐江雁,等.高体三教授治疗痹症临床对药运用之阐微[J].中华中医药杂志,2012,27(7):1829-1832.

[2]单书健,陈子华.古今名医临证金鉴[M].北京:中国中医药出版社,1999:202.

[3]王君鳌.邓晋丰教授治疗膝骨性关节炎用药经验总结[J].新中医,2016,48(6):214-217.

[4]田英,柳玉佳,范伏元,等.范伏元从肺论治早期类风湿关节炎风寒湿痹证经验[J].湖南中医杂志,2016,32(5):25-26.

[5]陶茂灿,关天容,曹毅,等.宋欣伟教授治疗硬皮病的临床经验[J].中华中医药杂志,2015,30(7):2389-2392.

[6]王少墨,王秀薇,柳涛,等.王庆其运用麻黄的临床经验介绍[J].江苏中医药,2016,48(6):22-24.

[7]沈万生.用药新伍拾零——学习范中明用药特色的体会[J].上海中医药杂志,1986

(9):29.

[8] 公培强.肖子忠老中医运用麻黄经验撷英[J].中医药学报,2012,40(1):104-105.

六、石 膏

味辛,微寒。主中风寒热,心下逆气,惊喘,口干舌焦,不能息,腹中坚痛,除邪鬼,产乳,金创。(《神农本草经》)

(一)名家治痹

张琪 痹病发热用石膏。张琪[1]善于运用石膏治疗急性风湿热关节炎、类风湿关节炎之发热。《素问·四时刺逆从论》谓之热痹,病机为热毒流注关节,或内有蕴热,复感风寒湿邪与热邪搏结。临床表现关节红肿热痛,伴有发热口渴、脉数、舌苔燥等症。张氏常用生石膏50~70g、防己、秦艽、穿山龙、地龙、牡丹皮等,治以清热、祛风、活络,疗效颇佳。张氏用上方治疗一例27岁女性患者,发烧一年余伴关节肿痛,久治无效,服药近百剂,热退肿消,足证石膏为治疗急性风湿发热之良药。

周超凡 石膏善治尪痹。周超凡[2]认为类风湿关节炎如伴有身热兼大烦渴症状时,适合使用石膏治疗。类风湿关节炎患者出现壮热,关节突起肿痛,转侧失利,活动受限,口渴烦闷,皮肤潮红,局部肿胀,舌苔黄,脉滑数。周氏予以生石膏30g,炙麻黄10g,苍术10g,忍冬藤15g,海桐皮10g,车前草10g,生姜6g,生甘草3g,治疗效果较好。周氏认为当类风湿关节炎患者出现"大烦渴"症,说明病邪可能由局部向全身发展,也就是热邪夹风夹湿,流注攻窜,以致病情多变,此时非用生石膏不可。《本草害利》称"石膏……止渴除烦之要药"。常配伍知母、竹叶以增强石膏退热之功效。周氏使用石膏的常用量为30g,不宜超过40g,最多不超过60g。如患者出现腹痛、腹泻和呕吐之症,必须停药,需要排除砷中毒的可能。

朱步先 寒热并用治热痹。朱步先[3]认为石膏辛甘大寒,为清热解肌之良药。桂枝与石膏相伍,寒温化合,泄卫和营,功擅清热达邪,宣痹通络,为治疗热痹的常用药对。桂枝常用5~10g,石膏常用30~60g。石膏擅清肺胃大热,并可解肌,但无和营之功;桂枝内行营气,外解肺卫之风寒,与石膏同用,不仅清热之功著,且有调和营卫之意。热痹患者常见筋脉拘急,发热,口渴,心烦,舌质红,苔黄而干,脉浮数或滑数。当清热通络,再辨夹风、夹湿、夹瘀之异,分别加入祛风、化湿、化瘀之品,此为大法。若证见阳明热盛,用白虎加桂枝汤为宜。盖非白虎不能清阳明之热,非桂枝不能开经络之痹闭。

俞慎初 石膏治疗湿热痹。湿热痹多因素体脾虚湿盛,复感湿热外邪,内外湿热互结,流注关节,经络闭阻,气血运行不畅所致。其证多见患病关节或肢体疼痛,局部灼热红肿,痛不可近,舌苔黄燥,脉滑数。俞慎初[4]治此证强调清热利湿,常重用石膏并配合宣痹通络之品治疗。俞氏指出石膏寒凉辛散,为解肌透表、清热泻火之圣药,运用石膏治疗湿热痹证、关节红肿热痛确有良效。常用药物有石膏、知母、黄柏、桑枝、忍冬藤、连翘、威灵仙、豨莶草、薏苡仁、海桐皮等。如湿热下注,以两膝关节红肿疼痛为甚,即以石膏配四妙散治之。临床又常有风寒湿痹日久蕴邪化热的寒热错杂之证,此类痹证关节疼痛多无红肿,但可见舌红苔黄、脉沉数、小便黄的内热之象,俞氏常寒热药物并用,运用石膏及知母、黄柏清解里热,并配疏风散寒除湿的川草乌、桂枝、羌活、秦艽、威灵仙、豨莶草,临床每获佳效。

郭笑萍 石膏治疗结节性红斑。结节性红斑属于中医"瓜藤缠"范畴,多由湿热阻滞经络,血行不畅,瘀而发斑所致。郭笑萍[5]以加味苍柏石膏汤治疗该病疗效显著,该方即《医宗金鉴·杂病心法要诀》之"加味苍柏散"加生石膏而成,组成:苍术10g,黄柏15g,羌活12g,独活7.5g,白术10g,生地黄20g,知母15g,当归15g,赤芍20g,牛膝10g,甘草10g,木通10g,防己20g,木瓜10g,槟榔10g,生石膏25g。此方具有清热祛湿、活血化瘀之功效。方中二活疏散风邪;二术健脾燥湿;当归、赤芍活血通络,散瘀消肿;生地黄、甘草清热解毒;知母、黄柏滋阴清热泻火;木通、防己、木瓜下行除湿;牛膝活血散瘀,引药下行;槟榔破其里气之壅闭;加入生石膏可清热泻火,解肌达表,使邪气外透。

何锦添 重剂石膏治热痹。何锦添[6]运用白虎加桂枝汤治疗热痹时,体会到如主药石膏的用量为30g,则收不到预期疗效,但凡将石膏用量提高到60~120g,或以上更大剂量时,则疗效较为显著。何氏运用重剂石膏治疗10例热痹患者,5~6剂后,患者症状体征均明显改善。方药为:石膏120g,知母30g,薏苡仁10g,甘草6g,海桐皮15g,忍冬藤30g,牛膝10g,桂枝6g。热痹多起病急、来势猛,起病即见关节红肿热痛、屈伸不利、汗出烦渴、舌红苔黄和脉洪数等热重偏风的症候。大剂的白虎加桂枝汤能直折其势,透邪外达。方证合拍,故效如桴鼓。而取效的关键,就是重用辛甘大寒、清热泻火、除烦止渴的石膏,正如吴鞠通云"(治痹)六脉洪大已极,石膏少用,万不见效,命且难保"。何氏治疗的10例患者均内服石膏400g以上,都能有效控制病情,减轻痛苦,而未发现有任何不良反应。

董建华 石膏配川乌治顽痹。董建华[7]观察到临床有一类痹证,既不同于寒痹,亦不同于热痹,为外寒里热、寒热错杂之证。热痹局部红肿灼热,此类痹证局部并无红肿,外观与风寒湿痹无甚差别,局部亦喜温熨。但有舌红苔黄、溲黄便干、脉象有力等内热之象。这是外有寒束,内有热蕴,寒热相互搏结,故疼痛甚剧。董氏对此类痹证,采用外散里清之法,常将散外寒、清里热之川乌、石膏合用,屡见卓效。常用处方:川乌15g,石膏15g,桂枝5g,知母10g,黄柏10g,生地黄10g,苍术10g,秦艽10g,威灵仙10g,赤芍10g,川芎10g。方中川乌祛逐外寒,以解内热被郁之势,石膏清解里热,以除寒热互结之机。王文明[8]受川乌石膏相伍之启发,认为上热下寒者,附子优于川乌,但里热外寒者,附子宣通逊于川乌,适当配伍辛温解表之品则疗效较为满意。

赵利君 石膏配伍生地黄治疗风湿热。赵利君[9]重用石膏生地黄治疗风湿热28例收效显著。自拟生地石膏汤:生地黄120g,生石膏240g,知母45g,山药30g,制川乌9g,乳香6g,没药6g,甘草6g,三七6g(冲服)。热毒蕴盛者加生大黄15g(先煎)、金银花30g;便秘者加生大黄15g(后下);舌苔黄腻者加黄连、黄柏各10g;关节不利者加松节6g、威灵仙12g、地龙12g;舌质鲜红,脉弦细数,口干甚者,加石斛、玄参、枸杞子各15g;恶风者加桂枝、白芍各9g;气虚自汗者加黄芪30g。赵氏体会大剂量生地黄与适量制川乌相配,对减慢血沉极为显著。

(二)治痹体悟

石膏性寒,味辛而淡,气味俱薄,体重而沉,乃治疗热在阳明经之药。石膏是治疗热痹的有效药物,如识证得当,配伍精良,确可起沉疴,挽狂澜。张锡纯赞誉"石膏之质,中含硫氧,是以凉而能散,有透表解肌之力。外感有实热者,放胆用之直胜金丹"。石膏"性非大寒""性尤纯良",实为经验之谈。治疗湿热痹证关节红肿热痛时,需大剂量使用石膏,常用60~120g,可直折热势,清热止痛。白虎加桂枝汤是治疗热痹的效方。白虎汤虽可清热,但易使热邪冰伏,不易外出,故佐以桂枝,温通经络,使得痹邪以散,肿痛得消,此亦遵循张景岳"然痹本阴邪,故惟寒者多而热者少"的论断,清热之中稍佐热药,以针对寒湿蕴热的发病基础。生石膏寒凉辛散,为解肌透表、清热泻火之圣药,对于重症顽症,必须多用重用,否则难见功效。如患者表现为口渴舌燥、脉实有力时,则是使用石膏的指征,可以放胆用之,对于热痹治疗确实"直胜金丹"。盛国荣[10]教授的经验是"里有蕴热,脾胃无虚寒"就可以使用石膏,值得临床借鉴。如患者恶寒无汗,或发热而不烦渴,或汗出虽多,面色㿠白,脉细弱者,或平素胃弱,中寒,血虚,湿盛,或真寒假热、阴盛阳虚之疾,不可单独妄用石膏,以免造成坏病。

参考文献

[1] 张琪.谈临床运用石膏治疗急性热病的经验[J].黑龙江中医药,1983,12(3):1-5.

[2] 周超凡.周超凡临证用药经验集锦[M].北京:人民军医出版社,2013:75.

[3] 朱步先.寒热并用药对串解[M].北京:人民卫生出版社,2013:27-28.

[4] 刘德荣.俞慎初教授治疗痹证的经验[J].福建中医药,1993,24(6):2.

[5] 李春林.加味苍柏石膏汤治疗结节性红斑[J].中医杂志,1984,25(11):16.

[6] 何锦添.白虎加桂枝汤治疗热痹体会[J].广州医药,1994,25(2):45-46.

[7] 王长洪,陈光新.董建华治疗痹证的临床经验[J].中医杂志,1982,23(2):15-18.

[8] 王文明.学习董老治痹一得[J].黑龙江中医药,1986,15(3):45.

[9] 赵利君.生地石膏汤治疗急性风湿热28例[J].河北中医,1989,11(4):21.

[10] 柯联才,盛云鹤,陈炳焜,等.盛国荣教授运用白虎汤的经验[J].辽宁中医杂志,1983,11(7):7.

七、土　鳖　虫

味咸,寒。主治心腹寒热洗洗,血积癥瘕,破坚,下血闭,生子大良。(《神农本草经》)

(一)名家治痹

朱良春　土鳖虫治疗风湿病。朱良春[1]擅用虫类药治疗风湿类疾病。朱氏强调痹证日久,邪气久羁,深入经隧骨骱,气血凝滞不行,湿痰瘀浊胶固,经络闭塞不通,非草木之品所能宣透,必借虫蚁之类搜剔窜透,方能使浊去凝开,经行络畅,邪除正复。根据临床不同症候表现,朱氏选用不同的虫类药以提高临床疗效。关节肿痛病程较久,寒热不显者,常用炙蜂房、土鳖虫;寒湿盛者以川、草乌或附片,薏苡仁伍乌梢蛇,蚕沙祛风渗湿;久郁化热者,以地龙伍寒水石、萆草、虎杖等泄热通络;夹痰者,用僵蚕加胆南星、白芥子或山慈菇、皂角刺;夹瘀者,用土鳖虫、水蛭、桃仁、红花破瘀散结;关节肿胀变形者,加蜂房、僵蚕、蛰螂虫透节散肿;四肢关节痛甚者,用全蝎或蜈蚣(研末服)或服蜈蚣胶囊;病在腰脊为主者,用蜂房、乌梢蛇、土鳖虫;久病体虚者用紫河车;久病阳虚,气血不足者用鹿角胶。

严世芸 土鳖虫治疗类风湿关节炎。严世芸[2]认为类风湿关节炎乃本虚标实,本虚是气血不足,肾气虚弱,标实为湿邪、络瘀血痹,瘀毒交结、痹阻脉络贯穿疾病的过程。故扶正祛邪、祛痰化瘀解毒为治疗大法,常加入虫类药物,如土鳖虫、全蝎、蜈蚣、乌梢蛇等性善走窜、搜剔通络止痛之品,使气血流通,营卫复常,络脉通利,使风湿顽痹所致关节拘挛、肿胀变形得以明显缓解。严氏非常注重虫类药的用法及适应证。虫类药虽为血肉有情之品,主要以祛邪为主,但不宜久服,中病即止,体虚慎用。针对不同病情及虚实状况,采用攻补兼施之法。配补气药,如人参、黄芪、白术等以加强益气活血,扶养正气以治夹虚。配温药,如附片、桂枝、川乌等,温通阴络以治寒凝。虫类药多性燥,当配以养血滋阴的白芍、生地黄、熟地黄、枸杞子、丹参等以制偏胜。另外,由于虫类药富含异体蛋白,过敏体质者和孕妇切忌使用。再者,大多数虫类药物均具有毒性,故需严格控制各种虫类药的使用剂量,注意炮制方法和服用方法,以免中毒。

李映淮 土鳖虫可疗顽痹。李映淮[3]善用虫类药治疗顽痹,屡起沉疴。李氏认为各类痹证,或因年老,或因体衰,或因误诊误治,或久病不愈,后期皆导致痰湿气血凝滞,血行不畅,脉络不通,瘀血内停。轻则疼痛不移,重则关节僵硬变形。治此非草木之剂所能宣达,须借透骨搜络之虫类药,搜剔络道之瘀,方可收效。舌紫黯或有瘀点瘀斑者,加土鳖虫,身半以上加酒土鳖虫。土鳖虫生用活血逐瘀,通经活络,酒制引药上行。痛甚者加全蝎、蜈蚣研末吞服;湿甚者加乌梢蛇、蚕沙。乌梢蛇甘咸温,无毒,功用祛风活血通络,量小缓不济于事,常用30g左右,甚者亦可以白花蛇代之,但毒性较大,用量宜10g以下。虫类药大多属破气耗血伤阴之品,不可过量、久服。且虫类药多性燥,须配以养血滋阴的白芍、女贞子、枸杞子、丹参、生地黄之品以制偏胜。体弱经来量多,血虚肾亏者须慎用。

(二)治痹体悟

土鳖虫可破血逐瘀,续筋接骨,是活血化瘀药中力专效速的常用药之一,常用于伤科跌打损伤痹痛的治疗,尤适宜顽痹。久痹入络入血,凡新邪宜急散,宿邪宜缓攻。关节疼痛反复发作,常见关节变形、肿痛,或入夜刺痛,或掣痛难忍。治疗以散寒祛风利湿之品外,还应投以虫蚁搜剔之品。前人所谓风湿之邪侵入骨骱,如油入面,非用虫蚁搜剔不足为功。《本草经疏》称虫类药性走窜,善行而无处不到,故能引诸风药至病所,自脏腑而达皮毛也。土鳖虫常用于老年性腰背疼痛患者的治疗,这类患者多表现为骨质增生及骨质疏松同时并存,疼痛缠绵难愈,土鳖虫既可续筋接骨又可化瘀通络止痛,对于上述病证颇为合适。临床尤需注意土鳖虫的用量,汤剂多在 6~10g,散剂多在 3~6g。土鳖虫药性尚平和,价格不高,故临床常用,但该药毕竟为破血化瘀攻积之品,且有毒,当中病即止,勿过量常服,以免损伤正气。

参考文献

[1] 孟庆良,周子朋,谷慧敏,等.朱良春国医大师治疗经验临床运用体会[J].辽宁中医杂志,2012,39(5):791-792.

[2] 廖志山.严世芸教授运用虫类药治疗疑难病经验[J].中国中医药现代远程教育,2012,10(13):95-96.

[3] 安俊义,郭妙风.李映淮用虫类药治顽痹经验简介[J].山西中医,2003,19(2):6.

第三章 下   品

一、附子、乌头

味甘，辛、温，有大毒。主风寒咳逆邪气，温中，金疮，破癥坚积聚，血瘕，寒湿踒躄，拘挛膝痛，不能行步。(《神农本草经·附子》)

味辛，温，有大毒。主中风恶风，洗洗出汗，除寒湿痹，咳逆上气，破积聚寒热。(《神农本草经·乌头》)

(一) 名家治痹

朱良春 乌头生用治痹效佳。朱良春[1]治疗风寒湿痹常用川乌、草乌配伍桂枝、细辛、独活、淫羊藿之类药物。朱氏认为川乌温经定痛之力量较强，寒邪重者用生川乌，寒邪较轻而体弱者用制川乌。对于寒湿痹重证，则生川草乌同用，草乌开痹止痛之功较川乌尤著。风湿疼痛难忍的患者，宜服用许叔微的"麝香丸"(生川乌、全蝎、黑豆、地龙、麝香)，可在数日内迅速消肿止痛。慢性顽固性痹痛患者，坚持服用，也有一定效果。方中生川乌也可以改为生草乌，止痛作用增强。虽然二药毒性较大，但由于该方用量较小，朱氏使用多年，而未见中毒者。生乌头亦可煮粥治疗风湿寒痹，麻木不仁，痛重不举诸症。

张志远 治疗痛痹须乌附。张志远[2]拟"愈寒汤"治疗肌肉、关节疾病，无论风湿或类风湿，只要疼痛不已，均可运用，疗效确切。组方为：附子30g(先煎1小时)，桂枝15g，白芍15g，老鹳草30g，生姜3片。如将方中附子换为乌头，药效更佳。白芍能防热伤阴也可镇痛，故不能删去。张氏归纳张仲景运用附子的三种用途：一是扶阳、救阳、回阳；二是温里祛寒；三是治疗身体、关节疼痛，严重者改换乌头、天雄。张氏强调临床掌握这一要点，遣药方可层次分明。

李济仁 乌头治痹寒热皆疗。李济仁[3]临床体会，对于以疼痛为主的痹证，不论其病性属寒或属热，均可加用乌头治疗，止痛作用强大而迅速。即使热毒性痹证，在大队清热解毒方药中配伍乌头，去其性而存其用，亦无助热之弊。李氏使用乌头的常用剂量是3~9g，并认为乌头与秦艽配伍可以增强镇痛效果。

王士福 二乌除痹大剂暂服。王士福[4]善用二乌治疗寒痹,常用乌头汤加四物汤治疗下肢疼痛等病证。患者常见一侧下肢疼痛剧烈,不能屈伸着地,睡眠时不能卧于痛侧,其痛处多由环跳穴经委中、承山下至昆仑穴。发病的原因多由受寒凉而起,寒凝血滞于阴络,营气不通而致下肢疼痛。王氏常川乌和草乌各30g同用,温经定痛,疗效显著。王氏观察到该方可快速缓解疼痛,患者常常服用一剂而剧痛缓解,三剂而痛止大半,甚至疼痛消失,或只感痛处微麻,此时可停用二乌,加薏苡仁30g、泽泻20g、通草10g,以甘淡渗泄其毒,防止逐渐蓄积为害,服用二三剂后再加原二乌各30g,如此反复10余剂,使寒痹散疼痛止而不伤正,多可获愈。

代云波 乌附重剂疗顽痹。代云波[5]整合乌头汤、乌头桂枝汤、麻黄细辛附子汤等三方,提取川乌、附子、麻黄、细辛、桂枝、干姜、甘草等七味药,组成"乌附麻辛桂姜草汤"治疗顽痹疗效显著。行痹,以祛风通络为主,佐以散寒除湿,乌附可选其一,加荆芥、防风、薄荷、羌活、独活、秦艽、威灵仙等。痛痹,以散寒温阳为主,佐以祛风胜湿,加肉桂、鹿角或鹿角霜、吴茱萸等。着痹,以利湿健脾为主,佐以祛风散寒,去甘草,加柴胡、葛根、藁本、羌活、萆薢、茯苓皮、五加皮等。代氏习用制乌头、附子各30~120g,鲜发现有中毒者,并指出乌附仅用30g时,疗效不佳;如将乌附加至60~90g,或者将乌头或附子加至120g时,疗效大显。说明乌附的使用剂量与疗效有密切的关系。

周超凡 附子走窜疗尪痹。周超凡[6]认为尪痹难治的原因在于寒湿等外邪已经不只是入经的问题,而是病邪已经入络,故必须截邪于络。附子为大辛之品,气雄性悍,功善走窜,走而不守,温通经络,无处不敌,药力直达络脉,故可治疗尪痹。诚如《本草正义》所言"附子,本是辛温大热……里则达下元而温痼冷,彻内彻外,凡三焦经络,诸脏诸腑,果有真寒,无不可治"。故拟治疗尪痹的基础方:制附子10g(先煎),骨碎补10g,赤芍10g,麻黄6g,威灵仙12g,炮穿山甲10g,生姜10g,甘草6g。结合患者病情,辨证论治加减用之,可收良效。周氏运用附子的辨证要点有三:背恶寒,小便利,脉沉细。

朱步先 膏附并用治痹证。朱步先[7]善于寒温并用治疗风湿痹证。朱氏从《金匮要略》越婢汤得到启示,条文中记载"风水恶风,一身悉肿,脉浮不渴,续自汗出,无大热"之证,方后注云:"恶风者,加附子一枚(炮),风水加术四两。"这是最早将附子与石膏并用的例子,这时非凉散不足以祛风清热,非温阳不足以实表固卫,这就有了越婢汤加附子法。在治疗寒热夹杂、络脉痹阻的痹证时，朱氏取膏附调和阴阳，以镇痛痹。附子与石膏，一为回阳救逆之要药，一具清热泻火之妙用。附子搜风，石膏清热，兼制附子之热，相反相激，赞助成功。热痹用白虎加桂枝汤，关节痛甚者加附子，膏附并用，起到良好的镇痛作用。

金实 配伍乌附疗诸痹。乌头附子虽为温药，但通过合理的配伍，可以治疗各类风湿痹证。金实[8]临床常用的配伍药对如下：①乌附配肉桂，用于治疗肾阳不足之腰膝酸软、形寒足冷、肢体厥逆等症。②乌附配细辛，用于治疗阳虚外感，形寒肢冷，头身疼痛，骨节疼痛难忍，屈伸不利之症。③乌附配鹿茸，有温命门填精髓、壮阳散寒止痛之功，用于治疗畏寒肢冷，腰膝酸痛。④乌附配生地黄，温阳以生阴，滋阴以化阳，刚柔相济，阴阳两调，尤其适合类风湿关节炎的治疗。⑤乌附配薏苡仁，温阳化湿，除痹止痛，用于治疗寒湿痹痛、关节痛甚及腓肠肌痉挛疼痛。⑥乌附配苍术，散寒除湿，用于急慢性关节炎、痛风的治疗。⑦乌附配全蝎，治疗阳虚寒湿痹痛顽麻。⑧乌附配龙胆草，治疗类风湿关节炎属阳虚而兼有肝阳上亢者，其降血沉效果亦佳。

赫军 附子配伍半夏治疗顽痹。赫军[9]运用此配伍治疗类风湿关节炎、强直性脊柱炎、炎性肠病性关节炎疗效明显，且未见明显不良反应。各病证均包括畏寒、怕冷等症状，其核心病机为"阳虚""寒湿"和"痰浊痹阻"。附子配伍半夏虽为十八反之禁，但仍见于《金匮要略》的附子粳米汤，且疗效显著。附子温阳散寒，半夏燥湿化痰，两者配伍，辛开燥降，相辅相成，可散脏腑经络、肌表上下的寒痰水饮，使阴寒得散，脾肾得温，水湿得化，痰饮得消，则阳虚寒凝痰浊等诸症自除。附子与半夏配伍"相反"不是绝对禁忌，临床运用若辨证准确、煎煮得当，亦安全无毒，且疗效显。赫氏认为二药的使用剂量开始宜小，为稳妥起见，多从 6g 开始，再根据具体情况逐渐加量。如配伍生姜、炙甘草以调和药性，减少毒副作用。

（二）治痹体悟

《景岳全书·风痹》曰："然痹本阴邪，故惟寒者多而热者少。"乌头、附子性热走窜，诚为治疗痹病的良药与利器。先贤名家，凡以治痹而名世者，无不谙熟乌附之性，游刃于毒药之间，眼明手辣，立起沉疴。然乌附为虎狼之剂，不可孟浪，诸多医家总结了大量使用乌附的指征，如吴佩衡[10]的十六字诀"身重恶寒，目瞑蜷卧，声低息短，少气懒言"，张志远[11]总结为"脉微，口淡，舌苔白滑，恶寒，出汗，肢冷，疼痛，神呆，便稀，呼吸薄弱"。归纳其规律，我们可以发现，乌附使用的适应证均为患者功能下降所出现的一系列症状，诚如章次公[12]心得"附子之用既在振起功能之衰沉,此为用附子之必要条件;若病人任何器官之功能,并不衰减,则无用附子之必要,勉强用之,其祸立见"。乌头附子虽为同一植物来源,但其作用仍稍有差异。乌头祛风燥湿、温经散寒止痛之力强,长于治疗风寒湿痹之关节疼痛,仲景之乌头汤即是明证。张寿颐则要言不烦,谓乌头为"祛除外风外寒之向导者。散外邪,是其本性"。附子偏于温补肾阳,回阳救逆,四逆汤、附子汤可证。《本草汇言》则称"附子乃命门主药",可谓一语中的。在治疗寒湿痹证时,合理配伍乌附之剂确实能提高疗效,减轻患者形寒肢冷、关节畏风寒、精神委靡的症状。诸多医家常常强调重用乌附治疗顽痹,使用剂量少则数十克,多则百克以上,其中不乏名家大家,如吴佩衡、代云波和李可等。临床使用乌附之剂治疗痹证时,必须结合当地的地理环境、人文特点,并准确辨识患者体质,抓住乌附使用的适应证,从小剂量逐渐加量使用,以便观察疗效及不良反应。为了减少乌附中毒的概率,前贤们总结了乌附久煎和乌附与甘草、生姜、蜂蜜、防风同煎等方法,可供临床参考使用。

参考文献

[1] 朱良春. 朱良春医集[M]. 长沙:中南大学出版社,2006:304.

[2] 张志远. 国医大师张志远用药手记[M]. 北京:中国医药科技出版社,2017:133.

[3] 李济仁,仝小林. 痹证痿病通论[M]. 北京:中国医药科技出版社,2014:84.

[4] 单书健,陈子华. 古今名医临证金鉴·痹证卷[M]. 北京:中国中医药出版社,2000:191.

[5] 单书健,陈子华. 古今名医临证金鉴·痹证卷[M]. 北京:中国中医药出版社,2000:197-201.

[6] 周超凡. 周超凡临证用药经验集锦[M]. 北京:人民军医出版社,2013:268.

[7] 朱步先. 寒热并用药对串解[M]. 北京:人民卫生出版社,2013:117-119.

[8] 金实,钱先. 金实风湿免疫疾病证治经验荟萃[M]. 北京:人民卫生出版社,2014:54-55.

[9] 赫军,李丽华,余文宝,等. 半夏配附子治疗顽痹3则[J]. 新中医,2012,44(9):151-152.

[10] 傅文录. 吴佩衡应用附子的经验[J]. 河南中医,2011,31(4):340.

[11] 岳娜,刘桂荣,李明轩. 张志远应用附子经验[J]. 山东中医药大学学报,2015,39(6):538-539.

[12] 朱良春. 章次公医术经验集[M]. 长沙:湖南科学技术出版社,2002:125.

二、水 蛭

味咸,平。主逐恶血瘀血,月闭,破血瘕积聚,无子,利水道。(《神农本草经》)

(一)名家治痹

王为兰 水蛭治疗结节性红斑。王为兰[1]认为结节性红斑多因热毒迫血妄行、离经溢于皮下瘀滞而成,运用清热凉血解毒药加水蛭治疗,对结节性红斑有活血祛瘀、软坚散结之效。王氏指出如果只用清热解毒凉血散瘀药,疗效虽佳,但复发率较高,若在原方基础上加用水蛭粉,则少有复发。王氏共治 10 例该病患者,随访 1 年,无 1 例复发。王氏水蛭用量的经验为,从小剂量开始,如每次 1.5g、3g、5g、10g、12g、15g、20g,直至增到 30g,均未见任何不良反应。因此他认为,水蛭破血祛瘀之力平和,可根据病情需要,在 1.5~30g 之间选择运用。王氏应用水蛭的指征有四点:一是久病舌质黯,或无身热而舌绛,或舌有瘀斑、瘀点者;二是疼痛日久,为阵发性刺痛或拒按,或触之有硬块,或昼轻夜重者;三是妇女经闭,或经血不断、色紫黑有血块者;四是风湿性关节炎,发生结节性红斑,此起彼伏不绝者。

仝小林 水蛭剂量关系疗效。仝小林[2]善用水蛭治疗络病,常用水蛭 3~6g 粉剂冲服,患者长期服用,未发生明显不良反应。依据病情病势的不同随证施量,络瘀者,取其逐瘀通经之用,1~3g 即可;络闭者,取其破血之用,则用至 4.5~6g。对于肝癌患者,水蛭粉用量可达 9g,收得较好的临床效果,且未出现明显的不良反应。水蛭为虫类药,早期络病多不使用,如使用,亦注意小剂量使用,不可量大以致破血之力太过而伤络。虫类药有剔邪搜络之功,多用于络病中晚期。

韩青科 重用水蛭治脉痹。韩青科[3]自拟"五虫活血逐瘀汤"治疗血栓性闭塞性脉管炎疗效显著,处方:水蛭 10~60g,土鳖虫 10~30g,地龙 10~30g,全蝎 10~30g,蜈蚣 3~5 条,毛冬青 20~60g。虚寒型:用基础方药合阳和通瘀汤加减,熟地黄 60g,鹿角胶 30g,附子、干姜、肉桂、三棱、莪术、麻黄各 10g,桃仁、红花各 15g。气血瘀滞型:基础方药合活血逐瘀汤加减,当归、金银花、丹参、鸡血藤各 30g,桃仁、红花、昆布、海藻各 15g,赤芍 20g,三棱、莪术各 10g。湿热型:基础方药合利湿化瘀汤加减,当归、金银花、赤小豆、薏苡仁各 30g,玄参 60g,黄芩、黄柏、栀子、泽泻各 10g,赤芍、桃仁、红花各 15g。热毒型:基础方药合黄连解毒活血汤加减,当归、玄参各60g,金银花、蒲公英、地丁各30g,黄芩、黄连、黄柏、栀子、甘草各10g,赤小豆15g。气血双虚型:基础方药合人参养荣活血汤加减,党参、黄芪各60g,当归、丹参、赤白芍、鸡血藤各30g,白术、肉桂、熟地黄、牛膝、茯苓各15g。5型中有疼痛甚者皆可加乳香、没药、枳壳,重用五虫量至30g。其中水蛭量可加重到60g左右,分2次服完。瘀血重者除重用五虫之外,尚可倍赤芍、丹参、三棱、莪术、桃仁、红花,其用量可达30g左右。若肢体发凉者加附子、干姜、肉桂;消化不良者加山楂、建曲、麦芽等;伤口长期不愈者,加大参芪用量;湿热盛者加土茯苓、泽泻;热盛者倍用金银花、蒲公英、连翘。

王勇 水蛭治疗老年类风湿关节炎。王勇[4]认为老年人发作类风湿关节炎,其病因除风、寒、湿之邪袭于外,更以肾气不足亏于内,致使经络阻滞,筋骨失养为著。治疗当以祛风除湿、补肾活血为法,早期宜以活血祛瘀为主,晚期则当补肾活血为法。王氏临床观察到活血之法,非破血之物不可为之,故常用水蛭取其破血之功。水蛭的用量一般从大剂量开始,以破其瘀结,引他药直达病所,然老年正气亏虚,用量宜逐渐减小,同时配伍其他药物,以免损伤正气。王氏强调对于老年类风湿关节炎病人,水蛭的量须把握得当,用之不当,部分老年病人可出现乏力、气紧等症状,水蛭量不超过9g。

周虎林 水蛭善疗骨痹。周虎林[5]积多年临床治疗股骨头无菌性坏死经验,自拟"水蛭独活汤",疗效颇佳。方药:水蛭10g,鹿角胶10g(烊化服),炮甲片8g,独活、桑寄生各20g,淫羊藿10g,骨碎补10g,续断10g,狗脊10g,熟地黄20g,补骨脂10g,川牛膝10g,千年健10g,血竭1g(研末装胶囊服)。肝肾亏虚型:加生地黄30g,地骨皮20g,龟甲30g,枸杞子10g;风寒湿痹型:加茯苓、藿香、佩兰、姜半夏各10g,薏苡仁30g;络脉瘀阻型:加酒延胡索、徐长卿、白芷各10g。方中水蛭、血竭活血化瘀,祛瘀生新;独活、千年健祛风止痛,通经络利关节;鹿角胶、淫羊藿、熟地黄补精益髓,养血壮阳,强筋壮骨;补骨脂、骨碎补、狗脊、续断、牛膝滋补肝肾续骨。

(二)治痹体悟

名医张锡纯谓水蛭"破瘀血而不伤新血,专入血分而不伤气分",诚可谓要言不烦,颇中肯綮。水蛭具破血逐瘀之功效,各种瘀血所致病证无论久暂均可用之,特别对瘀血时间久、症状较重者疗效确切。该药入煎剂则腥臭难闻,服用不易,且疗效较差。诸贤一致认为水蛭生用研磨吞服为最佳服用方法,起始用量1~2g为宜,依据病情及患者的适应情况,逐渐增加剂量,以达到较好的疗效。痹病日久,可内合五脏,形成五脏痹。临床所见类风湿关节炎、皮肌炎、系统性硬化、系统性红斑狼疮、混合性结缔组织病等风湿免疫类疾病的晚期,可合并肺间质病变,严重影响肺功能。中医认为由于毒邪闭阻于肺,肺络不通,肺失宣降,失于主气,故而出现呼吸困难、气短动则加重、干咳、喘憋等症状。所以治疗要以扶正祛邪为主导,在辨证的基础上使用虫类活血通络药物。临床常用水蛭1.5g研磨冲服,每日2次,配合中药汤剂服用,可改善肺部症状。对于痹病日久,皮肤出现瘀斑、结节者,水蛭粉冲服有效。张锡纯论水蛭"破瘀血者乃此物之良能,非其性之猛烈也"。该药确为活血通痹之良药,药性尚平和,如能在辨证的基础上,合理运用水蛭,确实可以显著提高临床疗效。但运用水蛭时当审慎,有瘀则用,无瘀勿滥施。气血亏虚、脉软无力的患者,如兼有血瘀证,可在服用水蛭时,辨证予以补益气血的中药,避免水蛭攻逐太过,出现面色萎黄、神疲乏力的不良反应,水蛭用量亦须以小量为宜。痹病日久,血瘀多伴有气滞,故水蛭配伍行气的药物可以提高疗效。

参考文献

[1] 李文芳,李桂玲.王为兰运用水蛭的经验[J].中医杂志,1993,34(6):343-344.

[2] 顾成娟,何莉莎,王涵.仝小林教授运用水蛭经验[J].环球中医药,2017,10(5):579-580.

[3] 韩生先,狄爱兰.重用水蛭一得[J].时珍国医国药,1994,5(1):12-13.

[4] 廉南,曹均告,曾晓蓉.王勇老中医运用水蛭治疗老年病症的经验[J].甘肃中医,1998,11(3):8.

[5] 周虎林.水蛭独活汤治疗股骨头无菌性坏死116例[J].浙江中西医结合杂志,1996,6(4):218-219.

45根